Ingo F. Rittmeyer und Therapeuten

So befreite ich mich von Fuß- und Nagelpilz, Darm- und Genital-Mykosen, Warzen

Senden Sie Ihren Heilbericht bitte an:

Ingo F. Rittmeyer
Bio-Rittergut Rittmeyer
D-04509 Zschortau, OT Kreuma
Telefon 034294-73 110, Fax 73 112
www.bio-rittergut.de

Titelbild zum Kapitel „Diagnose und Therapie", Seite 167: Resistenz- bzw. Sensibilitätsprüfung von Candida albicans gegenüber 12 verschiedenen Antimykotika.

Wichtig:
Die in diesem Buch dargestellten Empfehlungen und Therapien sollten nur aufgrund einer abgesicherten und präzisen ärztlichen oder naturheilpraktischen Diagnose und unter Beratung und Begleitung eines erfahrenen naturheilkundigen Arztes oder Heilpraktikers auf den einzelnen Fall individuell angewandt werden. Deshalb lehnen Autoren und Verlag die Verantwortung für die Folgen einer falsch angewandten Verfahrensweise ab.

Ingo F. Rittmeyer und Therapeuten

So befreite ich mich von Fuß- und Nagelpilz, Darm- und Genital-Mykosen, Warzen

Naturheilkundliche Therapiestrategien
mit Berichten über 40 Heilerfahrungen
von 9 Therapeuten und Patienten
Mit leckeren Anti-Pilz-Rezepten

Unikat-Verlag
im Bio-Rittergut Rittmeyer mit Versand
D-04509 Zschortau, OT Kreuma,
Tel. 034294-73 110, Fax 034294-73 112
www.bio-rittergut.de

Die Deutsche Bibliothek - CIP-Einheitsaufnahme

So befreite ich mich von Fuß- und Nagelpilz, Darm- und Genital-Mykosen: naturheilkundliche Therapiestrategien mit Berichten über 40 Heilerfahrungen von 9 Therapeuten und Patienten; mit leckeren Anti-Pilz-Rezepten /Ingo F. Rittmeyer und Therapeuten. - 1. Aufl. -
Kreuma; Weilrod/Taunus: Unikat-Verl., 1998
ISBN 3-930634-10-4

2. Auflage 2002

Unikat-Verlag
im Bio-Rittergut Rittmeyer mit Versand
D-04509 Zschortau, OT Kreuma,
Tel. 034294-73 110, Fax 034294-73 112
www.bio-rittergut.de

Satz: V. Karpenkiel

Gedruckt auf „Resaoffset" aus 100 % Altpapier.

Druck und Buchbinderei: Druckerei Lokay, Reinheim

ISBN 3-930634-10-4

Inhalt

Stichwortverzeichnis

Geordnet nach Heilerfahrungen und Patientenberichten, Problemlösungen, mit Rubrik Hausmittel

In dem Maße, wie wir in unserem Körper den Erregern eines Infektes ein für dessen Entwicklung günstiges Milieu bereiten, ist der Körper nicht in der Lage, einen Infekt abzuwehren. Demzufolge ist ein Infekt immer das Symptom einer geschwächten Immunkraft, die wir selbst verursacht haben, nämlich durch eine nicht der Natur des Menschen gemäße Lebensweise. Eine Therapie des infizierten Körpers bleibt deshalb immer nur Symptombehandlung mit Rezidiven (Rückfällen), solange wir unsere die Immunkraft schwächende Lebensweise nicht in eine der Natur des Menschen gemäße ändern. Informationen dazu in diesem Buch.

Hausmittel

Nehmen Sie Ihr Gesundheitsproblem in die eigene Hand

Während ich mein letztes Mykosen-Problem endgültig löste, kam mir der Gedanke, meine Heilerfahrungen und die während meiner Eigentherapie gesammelten Kenntnisse zusammengefaßt als Anleitung zur Selbsthilfe in dieses Buch einzubringen. Zuvor war ich doch selbst jahrelang erfolglos von Arzt zu Arzt gelaufen, bis ich schließlich die Informationen fand, mit deren Hilfe ich mich von Mykosen befreite.

Seminare zum Thema „Frei werden von Mykosen" begann ich in den Jahren 1992 und 1993 unter meiner Seminarorganisation „Naturheil-Forum" zu organisieren. Diese Seminare waren sehr gut besucht, so daß die Teilnehmer den Wunsch äußerten, ich solle eine „Selbsthilfegruppe Mykosen" bilden. Bei meinen Seminaren funktionierte der Erfahrungsaustausch unter den Teilnehmern wie bei einer guten Selbsthilfegruppe. Erfreulich war auch für mich, daß den Teilnehmern bis zu 80 Prozent der Seminargebühren von verschiedenen Krankenkassen erstattet wurden. Das Seminarprogramm können Sie gegen Rückporto gerne bei mir anfordern.

Aus dem großen Interesse meiner Seminarteilnehmer an diesen Seminaren wurde mir das Mykosen-Problem immer deutlicher. Ärzte schätzen einen Pilzbefall der Bevölkerung von 80 bis 90 Prozent, wobei eine große Anzahl von Allergiefällen als pilzbedingt angenommen wird. Glaubt man den mit Mykosen erfahrenen Ärzten, so sterben pro Jahr etwa 7.000 bis 9.000 Menschen an Mykosen, mit zunehmender Tendenz.
Die Mehrzahl meiner Seminarteilnehmer berichtete, daß sie schon seit vielen Jahren von Arzt zu Arzt wandern, ohne jedoch für ihr Mykosen-Problem entscheidende Hilfe zu finden. Dieses Buch kann jetzt eine Wende bedeuten, denn in diesem Buch berichten verschiedene Therapeuten, zum Teil mit zahlreichen Patientenberichten, welche Möglichkeiten von Pilzinfektionen in der Praxis auftreten und wie man sich davon befreien kann. Diesen Therapeuten danke ich herzlich für ihre Bereitschaft, ihre Therapiestrategien nebst über 40 Patientenberichten in diesem Buch einer breite-

ren Öffentlichkeit zugänglich zu machen und damit die vielseitigen Möglichkeiten der Therapie von Mykosen aufzuzeigen.

Ich empfehle Ihnen dringend, vor der Anwendung einer Therapie die einzelnen Schritte und die dabei angewandten Mittel mit einem Therapeuten Ihres Vertrauens zu besprechen und sich beraten zu lassen. Wie Sie bei meinen Erfahrungsberichten lesen können, habe auch ich vor jeder Selbsttherapie einen Therapeuten konsultiert.

Denken Sie aber daran, daß Sie kein Arzt oder Heilpraktiker gesund machen kann. Therapeuten können nur die Funktion des Beraters übernehmen. Wollen Sie gesunden, so müssen Sie selbst ganz persönlich Verantwortung für Ihren Weg zur Gesundheit übernehmen und die erforderlichen Entscheidungen treffen. Das ist nur möglich, indem Sie sich die erforderliche Sachkunde in Ihrem Gesundheitsproblem aneignen. Dazu soll dieses Buch einen Beitrag leisten.

Ergänzend zu den ärztlich empfohlenen Maßnahmen ist es in jedem Falle ratsam, bewährte Verhaltensweisen zur Stärkung der Immunkraft zu praktizieren. Diese Verhaltensweisen schließen ein: Ernährung mit reinen und naturbelassenen Lebensmitteln, Bewegung an der frischen Luft, Förderung aller Ausscheidungsvorgänge zur Entgiftung des Organismus, besondere Hygienemaßnahmen und Meiden aller Genußgifte und anderer künstlicher und naturfremder Stoffe. In diesem Zusammenhang empfehle ich das als Reprint von 1907 im Unikat-Verlag erschienene Büchlein von Alfred Bilz „Bilz Goldene Lebens Regeln". Es enthält die seit Generationen bewährten Grundsätze für die Steigerung und Erhaltung der Immunkraft.

Kreuma, im März 1998 *Ingo F. Rittmeyer*

Teil 1

Grundlagen-Informationen

Das Leben ist nicht keimfrei

Der Ursprung des Lebens auf der Erde ist bei den einfachstenEntwicklungsstadien der Mikroorganismen zu suchen. Deshalb ist die Entwicklung des Lebens auf der Erde und speziell des Menschen ohne Mikroben nicht denkbar. Wie alle anderen Lebewesen, so lebt auch der Mensch in inniger Lebensgemeinschaft mit den Mikroben. Oder anders ausgedrückt: Der Mensch ist der Nährboden und der Wirt für die zahllosen Arten von Mikroben, die ihn insbesondere auf der Haut und den Schleimhäuten besiedeln. So gesehen ist jeder Mensch für seine Mikroben ein Universum für sich. Nach Prof. Dr. M. Knoke von der Universität Greifswald leben allein im Magen-Darm-Trakt des Menschen schätzungsweise 100.000 Milliarden Mikroben. Das sind zehn mal mehr als ihr Wirt selbst Körperzellen hat.

Schon kurz nach der Geburt des Menschen entwickelt sich aus zunächst chaotischen Anfängen heraus die Darmflora und die Besiedelung der übrigen Häute und Schleimhäute. Deshalb ist es so wichtig, daß Säuglinge schon als erste Mahlzeit die Milch ihrer Mutter bekommen und auf keinen Fall mit den leider üblich gewordenen und für die Entwicklung des Babys schädlichen künstlichen Babyfertigmahlzeiten gefüttert werden, mögen diese den Elterrn noch so warm und ärztlich empfohlen werden.

Schon in den ersten sechs Lebenswochen bildet sich mit der Mikrobenflora das gesamte Immunsystem des Menschen. Deshalb ist besonders während dieser Entwicklungsphase eine möglichst naturbelassene Nahrung so wichtig. Die Darmflora bildet sich nämlich immer entsprechend der aufgenommenen Nahrung aus. Deshalb ist jeder Mensch für die Art und Zusammensetzung seiner Darmflora selbst verantwortlich.
Die individuelle Bakterienflora jedes Menschen schützt ihn vor den Einflüssen schädlicher und krankmachender Keime, die überall auf alles lauern, was schwach und hinfällig ist.
Besonders im Darm steht der Mensch durch die aufgenommene Nahrung ständig mit der Außenwelt in Kontakt. Die dem Men-

schen eigene Mikrobenflora im Darm steht demzufolge in ständiger Auseinandersetzung mit den über den Verdauungsweg eindringenden fremden Bakterien, Viren und Pilzen. Damit erweitert sich das „Gedächtnis" des menschlichen Immunsystems und erhält dauernd ein Training, das es für neue Angriffe von außen fit und gerüstet hält. Durch dic damit immer wache Abwehrbereitschaft des Immunsystems, zu dem auch die Mikroflora des Verdauungstraktes gehört, können Krankheitserreger abgewehrt, vernichtet oder zumindest an der Ausbreitung gehemmt werden.

Die Aufgaben der Mikroben im menschlichen Darm sind vielfältig, denn viele befassen sich mit der Umwandlung von Nahrungsstoffen und deren Aufschluß, um sie für den Menschen verfügbar zu machen. So bauen einige Mikrobenarten komplizierte Zuckermoleküle (Polysaccaride) wie etwa Halbzellulosen in Karbonsäuren um, wodurch sich für den Menschen ein Energiegewinn ergibt. Die dabei entstehende Buttersäure ist ein Nährstoff, den die Dickdarmzellen direkt aufnehmen und verwerten können. Andere Mikroben haben Entgiftungsaufgaben, sie sind am Eiweißstoffwechsel beteiligt oder sie setzen Vitamine und andere Vitalstoffe frei und bilden Vitamine wie beispielsweise das Vitamin B 12, das Vitamin K und weitere.

Die verschiedenen Mikroben sind über den gesamten Verdauungskanal, je nach dessen unterschiedlichem Milieu und pH-Wert unterschiedlich, verteilt. Beispielsweise leben im sauren Milieu des Magens ganz andere Mikroben als im Dünn- oder Dickdarm. Jedoch kann man davon ausgehen, daß die Mikrobenbevölkerung in den verschiedenen Abschnitten des Verdauungstraktes im gesunden Menschen stabil ist, wenn auch von Mensch zu Mensch hier individuell unterschiedliche Lebensverhältnisse für die Mikroben bestehen können.

So ist verständlich, daß sich die Art der Mikroben und deren Abwehrbereitschaft und Abwehrstärke im Rahmen des gesamten menschlichen Immunsystems je nach aufgenommener Nahrung verändert. Bei einem Säugling, der neben der Muttermilch langsam an naturbelassene feste Nahrung gewöhnt wird, entwickelt sich das Immunsystem normal. Wenn Säuglinge mit Babyfertignahrung aufgezogen werden, dann enthält das sich entwickelnde

Immunsystem zwangsläufig Defizite, die sich auf die spätere natürliche Abwehrkraft des Menschen auswirken. Auf diese Weise werden gesundheitliche Problemkinder aufgezogen. Deshalb lohnt es sich, für die Ernährung der Säuglinge und Kinder von vornherein vollwertige frische und naturbelassene Lebensmittel aus dem kontrolliert ökologischen Landbau auszuwählen, denn diese sind zudem weniger mit Pestiziden und anderen Agrarchemikalien belastet. Diese Fremdstoffe wirken sich nämlich schädigend auf die Mikrobenflora und damit auf das Immunsystem des Menschen aus. Die in weiten Bevölkerungskreisen zunehmende Abwehrschwäche mag auch in der Aufnahme von Pestiziden, Agrarchemikalien, Konservierungsstoffen und Lebensmittel-Zusatzstoffen in der Nahrung eine wesentliche Ursache haben. Eine unrühmliche Rolle spielen dabei die durch industrielle Produktionsprozesse entwerteten Fertignahrungsmittel.

So, wie eine naturgegebene Gesetzmäßigkeit, das „Urprinzip des Lebens", die Entwicklung allen Lebens auf unserer Erde und im Universum steuert, so unterliegt unsere Gesundheit ebenso einem „Urprinzip der Gesundheit". In dem Maße, wie wir in unserer Lebensführung von diesen Urprinzipien abweichen, werden wir zwangsläufig früher oder später erkranken. Die Notsignale zeigen sich dann in Form von Beschwerden. Kehren wir in unserer Lebensführung zu den Grundsätzen dieser Urprinzipien zurück, so können wir Gesundheit und optimale Entwicklung erfahren, sofern sich noch keine bleibenden Schäden manifestiert haben.

Daß ein Mensch heute erst einen Arzt fragen muß, was er essen soll ... der es ebensowenig weiß, solche Instinktlosigkeit kommt ja in der ganzen Natur höchstens bei einigen degenerierten Raubameisen vor, die nicht einmal ihr Futter selber finden können und sich von Sklaven füttern lassen müssen.
Der Arzt versteht in besten Fall etwas von der Krankheit, aber nichts von Gesundheit.

Prentice Mulford

Eßbare Pilze und andere

Wohl jeder von uns hat schon Pilze gegessen und viele von uns haben schon von „Hexenringen" gehört, ringförmig gewachsene Pilzgruppen, die sich im Wald oder auf der Wiese bilden. Bekanntlich entwickeln die Pilze dicht unter der Erdoberfläche ein unterirdischen Myzel, ihr Wurzelwerk, aus dem dann bei günstigem Pilzwetter die oberirdisch sichtbaren Pilze mit ihren Köpfchen hervorwachsen. Unter den Pilzhauben verbergen sich die Lamellen, die die winzigen Pilzsporen beherbergen, mit denen sich die Pilze vermehren.

Wir kennen auch die Hefepilze, mit denen wir Kuchenteig oder Brot backen, die eßbaren Schimmelpilze am Käse oder den Schimmelrasen, der sich beispielsweise auf verdorbenem Brot bildet, auf verdorbenem Obst oder auf geschwächten Pflanzen. Daran erkennen wir die Aufgabe auch der Pilze, nämlich krankhaftes und schwaches Leben zu einem Nährboden zu zersetzen, damit sich daraus neues Leben bilden kann.

Von diesen Pilzen in Feld, Wald und Garten oder den Schimmelpilzen in der Speisekammer soll hier nicht die Rede sein, sondern von den Pilzen, mit denen der Mensch seit Millionen von Jahren in Symbiose lebt und die sich offenbar jetzt, in den letzten 30 bis 50 Jahren aufgemacht haben, um den Menschen zu vernichten. Auffällig dabei ist, daß diese Pilzinvasion in den menschlichen Körpern vor allem bei den Menschen in den hochzivilisierten Industrieländern stattfindet. Hängt diese Entwicklung mit der alten Weißheit zusammen, daß sich die Natur zurückholt, was ihr untreu geworden ist? Oder wird hier das Naturgesetz wirksam, nach dem die natürlichen Feinde wie Raubtiere über ein Lebewesen herfallen, wenn sie erkennen, daß es geschwächt ist? Erkennen wir Menschen in den Industrieländern, daß wir der Natur nicht nur untreu geworden sind, sondern unserer ureigenen menschlichen Natur durch Umweltverschmutzung, sauren Regen und naturferne Lebensweise in den Rücken fallen, so daß wir uns selbst schwächen? Sind die zunehmenden Allergien, die Unfruchtbarkeit bei Männern und Frauen, die sich beschleunigenden Zuwachsraten bei Krebs und die jährlich ca. 7.000 bis 9.000 Todesfälle durch Mykosen als Antwort der Natur auf unsere überhebliche Naturentfremdung zu werten? Es scheint so zu sein, denn wir lesen und hören immer wieder, daß Menschen gesunden, wenn sie ihr Leben grundsätzlich umstellen und so leben, wie es der Natur des Menschen gemäß ist, nämlich mit naturbelassenen Lebensmitteln, die ohne Pestizide und Agrarchemikalien gewachsen sind, durch Bewegung in der frischen Luft, in Häusern aus Lehm und Holz, ohne Wohngifte, in Kleidern ohne chemische Ausrüstung usw.

Schon an anderer Stelle in diesem Buch wird berichtet, daß Pilze zu den pflanzenartigen Mikroben gehören, die neben Bakterien und anderen Mikroben schon immer mit dem Menschen, an und in ihm, eine Symbiose (Lebensgemeinschaft) bilden. Beispielsweise wäre das vor allem im Bereich des Darmes beherbergte menschliche Immunsystem ohne Mikroben garnicht denkbar. Zu diesen Mikroben haben schon immer auch verschiedene Spezies von Pilzen gehört, die allerdings durch die naturkonforme Lebensweise des betreffenden Menschen und damit gleichzeitig durch die Masse der im menschlichen Körper hausenden gutartigen Mikroben in einem natürlichen Gleichgewicht gehalten wurden. Erst wenn der Mensch grobe Fehler in der Lebensführung begeht, die sich auch auf die Darmflora auswirken, dann bekommen die bisher in der Minderheit befindlichen Mikroben plötzlich Entwicklungschancen, vergleichbar mit der korrupten Mafia in einem Land, dessen Ordnungssystem außer Kontrolle geraten ist.
Um die krankmachenden Pilzgruppen zu benennen, von denen bei Mykosen die Rede ist: Es sind dies die Hefen, zu denen auch Candida albicans, Candida krusei und Candida glabrata gehören, die sich gerne auf den Schleimhäuten einnisten, beispielsweise im Darm. Eine zweite Gruppe sind die Schimmelpilze (beispielsweise Aspergillus niger) und als dritte Gruppe die Dermatophyten (Hautpilze).
Es geht darum, die Zusammenhänge zu verstehen und zu erkennen, daß wir selbst sehr viel oder sogar alles tun können, um mit den natürlichen Bewohnern unseres Körpers in Frieden zu leben, daß wir alles tun können, damit sie nicht über uns herfallen wie ein Raubtier über ein krankes Stück Wild. Wir selbst sind dafür verantwortlich.

Wie stark verbreitet sind Mykosen?

Zunächst müssen wir davon ausgehen, daß es für jeden Menschen einen normalen Mikrobenbesatz gibt, weil auch der gesunde menschliche Körper von Natur her als Wirt für alle möglichen Mikroben dient, die mit ihm in Symbiose leben. Dazu gehören auch verschiedene Arten von Pilzen.
Deshalb bedeutet das Ergebnis einer Stuhlprobe mit Pilzbefall noch keine Aussage darüber, ob der Befund krankhaft ist. Entscheidend ist dabei vielmehr die Art und Anzahl der diagnostizierten Pilze. Dabei ist zu berücksichtigen, daß auf der menschlichen Darmoberfläche von ca. 250 bis 300 m^2 sich ca. 100.000 Milliarden Mikroben aufhalten (Prof. Knoke), gegliedert in mehr als 1.000 Spezies. Natürlich sind darunter immer auch Spezies, die pathogen (krankmachend) werden, wenn sich das Milieu im menschlichen Körper zugunsten dieser pathogenen Mikroben verändert.

In den medizinischen Veröffentlichungen werden hohe Befallsquoten für Mykosen genannt. Manche Ärzte sprechen von 80 bis 90 Prozent der Bevölkerung, die von Mykosen befallen sein sollen. Dr. med. Werner Mendling, Klinikum/Frankfurt/Oder geht im „Journal für Umweltmedizin“ 1/96 davon aus, daß „bei gesunden, postmenopausalen Frauen fünf bis zehn Prozent und bei Schwangeren bis zu 30 Prozent pathogene Hefen gefunden werden, ebenso viele bei abwehrgeschwächten Frauen. Bei Kindern drei bis fünf Prozent.

Die von den Medizinern genannten Mykosen-Befallsquoten der Bevölkerung sind sehr unterschiedlich. Diese Unterschiede in der Feststellung zahlenmäßiger Mykosenfälle mögen auch in der unterschiedlichen Art des Patientenstammes liegen. Ein Hautarzt, zu dem speziell Mykosenpatienten kommen, wird einen weit höheren Anteil an Mykosenfällen zählen als ein praktischer Arzt, dessen Patientenstamm sich aus einem nahezu normalen Bevölkerungsquerschnitt zusammensetzt.
Festzustellen ist aber, daß fast alle Ärzte, die sich mit Mykosen befassen, von einer in den letzten 20 bis 30 Jahren stark zugenom-

menen Zahl der Mykosenfälle sprechen. Diese Häufung von Mykosenfällen wird auf die zunehmend unnatürliche und die Immunkraft schwächende Lebensweise der Menschen zurückgeführt.

In der medizinischen Publikation „Physiologie der Darmflora und die Immunität des intestinalen Bereiches" von K. H. Hölzel/Schöngeising bei München, lese ich: „Unerfreulicherweise stehen die iatrogenen Ursachen an erster Stelle: Antibiotika, Sulfonamide, Kortikoide, Laxantien und Immunsupressiva, aber auch – besonders bei Mykosen – Ovulationshemmer. Weitere klassische Auslösemechanismen, die Störungen der Darmkeimbesiedelung im Gefolge haben, sind z. B. der Ernährungsabusus, Anazidität, Darminfektionen, Umwelt-Toxine, Nahrungsmittelvergiftungen usw." Dr. Veronica Carstens schreibt in Heft 6/94 von „Natur und Medizin" unter anderem: „Die Pille enthält Hormone, die als Nebeneffekt die Scheidenschleimhaut so verändern, daß Candidapilze üppig wachsen können." Und weiter: „Auch alle anderen Chemikalien, die wir mit unserer Nahrung aufnehmen (Konservierungs-, Aroma- und Farbstoffe, Insektizide, Pestizide, Geschmacksverstärker, naturidentische Stoffe, Backtriebmittel etc.) schwächen im Laufe der Jahre unsere Darmflora – ebenso wie chemische Medikamente, die oft über Jahre eingenommen werden müssen. Ebenso belastend sind die Chemikalien in der Luft (Schwefel, Blei, Cadmium, Arsen und die zahllosen chemischen Verbindungen aus Industrieabgasen)."

Der Trend zum Verzehr von Nahrungsmitteln, die völlig unnatürlich sind, beispielsweise Fertiggerichte, Kunstnahrungs- und Genußmittel, dürfte den Mykosen weiteren Auftrieb geben. Da die Mykotoxine allergieauslösend wirken, werden mit den Mykosen zwangsläufig auch die Allergien weiter stark zunehmen.

Wer ist besonders durch Pilzinfektonen gefährdet?

Warum trifft es gerade mich? Diese Frage stellen sich Menschen dann, wenn sie ihrer Meinung nach ohne erkennbare Ursache erkranken. Aber keine Ursache ohne Wirkung und keine Wirkung ohne Ursache. Wer also an einer Mykose erkrankt, hat die Voraussetzungen dazu – meist unwissentlich – geschaffen. Der gesund lebende Mensch kann zwar einen Mykosen-Infekt bekommen, seine Immunkraft ist aber normalerweise stark genug, um den Infekt abzuwehren. Daraus folgt: Menschen mit geschwächter Immunkraft sind im besonderen Maße durch Mykosen und andere Erreger gefährdet. Welches sind die Voraussetzungen für die Schwächung der Immunkraft und wer ist besonders gefährdet?

1. Menschen mit einer chronischen Erkrankung, die fast immer auf falscher Lebensweise beruht. Demzufolge sind vor allem Aids- und Krebspatienten besonders gefährdet, ebenso alle an einer auf Übersäuerung beruhenden Erkrankung Leidenden.
2. Personen, die schon mit einem anderen Infekt belastet sind.
3. Sucht- und Drogenabhängige Personen (Alkohol, Kaffee, Nikotin).
4. Personen, die sich einer Chemotherapie, insbesondere mit Antibiotika, Kortikoiden oder Hormonen unterzogen haben.
5. Personen, die Immunsuppressoren (Abwehrkraft schwächende Medikamente) einnehmen.
6. Personen mit Stoffwechselstörungen, auch Diabetes.
7. Patienten, die die in Krankenhäusern oft noch übliche „Krankmacherkost“ (keine Vollwertkost, zu wenig Rohkost) einnehmen oder auf Intensivstationen liegen.
8. Menschen, die häufiger die durch industrielle Prozesse denaturierte Nahrung zu sich nehmen (Fertiggerichte, Trocken- und Naßkonserven, Süßwaren, Auszugsmehlprodukte wie Weiß- und Graubrot, Weißmehlgebäck) und sich durch diese Mangel- und Fehlernährung schädigen.
9. Personen, die mit der Nahrung häufig Lebensmittel-Zusatzstoffe aufnehmen, beispielsweise Konservierungsstoffe, Farbstoffe und andere Chemikalien.

10. Menschen, die über das Trinkwasser oder über die tägliche Nahrung Pestizide und andere Agrar- und Industriechemikalien aufnehmen.
11. Personen, die Umweltgiften und Wohngiften ausgesetzt sind.
12. Menschen, die die aufgenommenen Gifte nicht genügend ausscheiden.
13. Frauen, die die Pille oder andere Hormonpräparate einnehmen, durch die der Hormonhaushalt und damit das Milieu auf Haut und Schleimhäuten verändert wird.

Gesund = abwehrstark
ungesund = hinfällig = Opfer anderer Lebewesen

Die Kornkäfer haben es bei diesen Kostproben gelassen; offensichtlich scheint den Schädlingen Gesundheit nicht zu schmecken. Die Natur will durch Krankheiten und Parasiten nicht das gesunde Leben, sondern die nicht voll lebensfähigen Kümmerlinge ausmerzen.

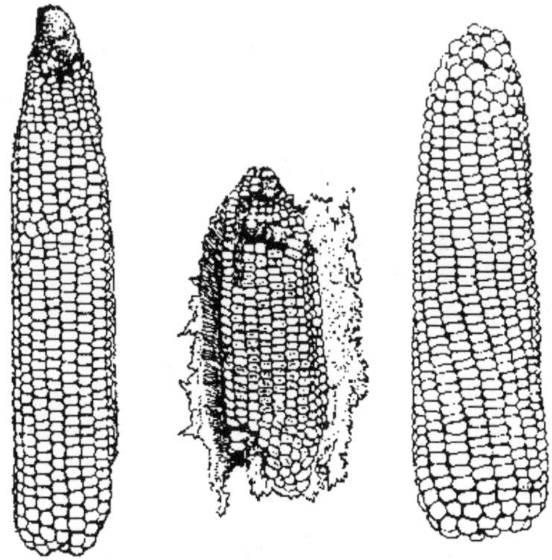

Maiskolben, die zusammen aufbewahrt wurden.

Quelle: A. v. Haller, Macht und Geheimnis der Nahrung, Unikat-Verlag

Der mittlere Kolben, auf unfruchtbarem Boden gewachsen, ist schwer vom Kornkäfer mitgenommen. Die beiden anderen Kolben von fruchtbarem Boden zeigen nur dort geringe Fraßstellen, wo sie mit dem mittleren Kolben in Berührung waren. (Nach Prof. Albrecht.)

Bin ich von Mykosen infiziert?

Verschiedene Symptome können auf eine akute Pilzinfektion hinweisen, vor allem, wenn verschiedene der folgenden Symptome gemeinsam auftreten. Solche Symptome sind beispielsweise:

Infektanfälligkeit, die auf eine Abwehrschwäche hinweist.

Entzündungen, die sich beispielsweise bemerkbar machen durch Jucken am Darmausgang oder an den behaarten und schweißfeuchten Stellen des Körpers.
Chronische Blasenentzündung und Scheidenentzündung.

Verdauungsbeschwerden, die sich bemerkbar machen durch Bauchschmerzen, Blähungen, Durchfall oder Verstopfung.

Nahrungsmittel-Unverträglichkeiten bei bestimmten Nahrungsmitteln.

Müdigkeit, die sich übermäßig häufig bemerkbar macht.

Unwohlgefühl bei feuchtem Wetter oder in feuchten Räumen und Plätzen.

Niedergeschlagenheit, Depressionen, Gefühle der Lebensunlust.

Konzentrationsschwäche.

Kopfschmerzen oder Migräne.

Heißhunger, vor allem auf Süßigkeiten, denn Pilze lieben es süß.

Schmerzen in Gelenken und Muskeln, verursacht durch Mykotoxine.

Pilzgefährdet sind Sie auch, wenn Sie eine Chemotherapie mit Antibiotika oder Kortisonpräparaten hinter sich haben oder die Pille nehmen.

Mykosen: Wie bekommt man/frau die?

Pilzsporen sind immer um uns, auf unserer Haut, auf unseren Schleimhäuten, in unserem Körper, in der Luft die wir atmen, auf den Pflanzen in unserem Haus und Garten, auf den Speisen die wir essen. Auch hier gilt das Wort von Louis Pasteur: „Das Bakterium ist nichts, das Milieu ist alles."

Pilze sind zwar keine Bakterien, aber die Erkenntnis von Louis Pasteur gilt für alle Arten von Keimen (Bakterien, Viren, Pilze und andere Mikroben). Diese gedeihen und vermehren sich dann mehr oder weniger spontan und explosiv, wenn sie ein besonders günstiges Lebens-Umfeld, ein günstiges Milieu, geboten bekommen. Mikroben, zu denen auch die Mykosen gehören, haben von Natur her die Aufgabe, alles Kranke und Schwache anzugreifen und sozusagen in einen Nährboden für neues Leben zu verwandlen. Das geschieht beispielsweise auch auf einem Acker oder in einem Komposthaufen, in dem Mikroben alle organischen Substanzen zersetzen, so daß daraus Humus wird, auf dem neues pflanzliches Leben gedeihen kann. Ein gesunder Organismus ist normalerweise von den verschiedensten Mikroben in einer Lebensgemeinschaft besiedelt, so auch der Mensch. Unter diesen Mikroben befinden sich immer auch Keime, die sich sozusagen immer in Lauerstellung befinden und sich explosiv vermehrend über den Wirts-Organismus herfallen, sobald dieser Schwächen signalisiert.

Schwächen können durch eine naturfremde Lebensweise entstehen, durch alle die Faktoren, die im Kapitel „Was tun gegen Pilze?" als pilzfördernd genannt sind. Beispielsweise auch durch die Dauereinnahme von Medikamenten, die ja normalerweise immer körperfremde Giftstoffe enthalten, kommt es zwangsläufig zu Nebenwirkungen, die sich in iatrogenen (durch ärztliche Maßnahmen oder Medikamente verursachten) neuen Erkrankungen äußern. Das Ergebnis ist ein schwer geschädigter und geschwächter und chronisch kranker und im schlimmen Fall kaum noch heilbarer Mensch.

Mykosen sind bisher allerdings ohne den Einsatz von Medikamenten nur schwer unter Kontrolle zu bringen. Doch sollten wir uns nicht gleich die giftigsten und dabei möglicherweise schädlichsten Medikamente verschreiben lassen und anwenden, sondern zunächst unsere Lebensführung analysieren, denn immer sind es die Fehler in der Lebensführung, die einer Erkrankung zugrunde liegen.

Gehen wir noch weiter, so finden wir, daß die Ursache einer Erkrankung immer geistiger Art ist, nämlich geistige Fehlhaltung, Informationsmangel oder selbstverschuldetes Unwissen, Fehlinformation und daraus resultierende zum Teil gesundheitsschädliche Verhaltensweisen die die Art der Lebensführung bestimmen.

Ursachen für Mykosen bei Frau und Mann

Bei beiden Geschlechtern kann eine Mykose durch folgende übersäuernd wirkende Faktoren gefördert werden, die durch die Übersäuerung des gesamten Stoffwechsels das gesamte Immunsystem schwächen und damit die Anfälligkeit gegenüber allen Infektionen steigern, auch gegenüber Pilzinfektionen der Haut, der Schleimhäute, der Genitalorgane und des Darmes.

1. Übertriebene Hygiene, wenn z. B. das auf natürliche Weise schützende Milieu des Hautmantels durch Reinigungschemikalien (Duschgel, Seife usw.) immer wieder zerstört wird.
2. Fehl- und Mangelernährung mit einseitig säurebildender Zivilisationskost (Fleisch, andere Tierprodukte, Zucker und auszugsmehlhaltige Nahrungsmittel, Fertiggerichte und alle anderen durch industrielle Prozesse denaturierte Nahrungsmittel).
3. Aufnahme von Umwelt- und Nahrungsgiften, Medikamentengiften und Genußmittelgiften.
4. Mangelhafte Ausscheidung der aufgenommenen Gifte und von Stoffwechsel-Abfällen.
5. Negative Geisteshaltung (Es heißt „er ist sauer"), Kritiksucht, Angst, Geiz, Neid, Haß.
6. Übersäuerung des gesamten Stoffwechsels, des Bindegewebes und der Organe, ausgelöst durch die vorgenannten Fehler der Lebensführung.
7. Immunschwäche, hervorgerufen durch die unter 1 bis 6 genannten Faktoren.

In der obenstehenden Aufzählung von Mykosen-Ursachen ist die Möglichkeit einer Ansteckung nicht genannt, weil davon auszugehen ist, daß ein abwehrstarker Organismus mit einem Infekt fertig wird, auch wenn es sich um Pilze handelt. Wie an anderer Stelle schon erwähnt, ist der Mensch in eine Umwelt voller Mikroben hineingeboren und selbst ist er von den vielfältigsten Mikroben besiedelt, er bildet mit vielen Mikrobenarten eine innige Symbiose. Erst wenn unser Immunsystem entgleist, bilden sich die Voraussetzungen, in denen sich die bisher nur lauernden feindlichen Mikrobenarten explosiv vermehren. Dieses Wissen sollte uns zu einer die Immunkraft stärkenden und trainierenden Lebensführung anhalten.

So kann es also durch eine vorübergehende Immunschwäche geschehen, daß bei einem Ehepaar plötzlich Genitalpilze auftreten, ohne daß einer der Partner „fremd" gegangen ist.

Pilze bei der Frau

Auch bei Personen, die ohne Partner allein leben, insbesondere bei Frauen, können Genitalmykosen plötzlich auftreten. Der amerikanische Mykosen-Spezialist W. G. Crook gibt dafür in seinem Buch „The Yeast Connection" folgende Gründe an:

1. Veränderungen des Hormonhaushaltes im normalen Menstruationszyklus können Pilzbesiedelungen genau so fördern wie während der Jugendentwicklung einer Frau.
2. Junge Frauen, die zu Hautunreinheiten neigen, werden oft mit Antibiotika behandelt. Diese wirken störend auf das natürliche Gleichgewicht der Bakterienflora aller Körperschleimhäute und so auch in der Scheide. Damit wird der Entwicklung von Pilzen Vorschub geleistet.
3. Die Höhlenartige Gestaltung der Vagina erleichtert die Entwicklung von Pilzen sowie die Besiedelung mit anderen Keimen.
4. Frauen werden aufgrund ihrer Anfälligkeit für Infektionen von Harnröhre und Blase entsprechend häufig mit Antibiotika behandelt. Durch die Schädigung der natürlichen Bakterienflora des Darmes wird die Besiedelung von Pilzen gefördert.
5. Auch die durch eine Schwangerschaft verursachte Veränderung des Hormonhaushaltes kann eine Pilzbesiedelung der Scheide provozieren.
6. Weitere Ursachen für Verpilzungen können durch Verschiebungen des Hormonhaushaltes geschehen, beispielsweise auch durch die Einnahme der Pille.

Übertriebene Hygiene und Hautschäden

Vor einiger Zeit erhielt ich von der folgenden Erfahrung eines Zeitgenossen Kenntnis, die ich Ihnen nicht vorenthalten möchte, denn sie kann jeden von uns betreffen: Ein Lehrer erzählte mir: Er stellte plötzlich fest, daß er kleine, rote, juckende Hautstellen bekommen hatte, die sich über verschiedene Stellen seines Körpers ausbreiteten. Diese roten Flecken hatten die Größe eines Daumennagels und vergrößerten sich bis zur Größe eines Fünfmark-Stückes.

Die Ursache dieser Hauterkrankungen konnte er sich nicht erklären. Deshalb suchte er einen Hautarzt auf. Dieser wußte keinen Rat, sondern verschrieb auf Verdacht eine Salbe. Inzwischen wurden die roten Flecken größer. Deshalb besuchte unser Zeitgenosse zwei weitere Hautärzte, die allerdings keinen besseren Rat wußten, als etwas Haut für eine Pilzkultur abzuschürfen. Diese Pilzkulturen brachten aber auch kein Ergebnis. Deshalb beriet sich unser Lehrer mit einem Heilpraktiker, der sich auf Hautprobleme spezialisiert hatte. Dieser sagte dem Lehrer dann: „Durch die tägliche Duschwäsche, mit Duschgel und Seife, wird die Haut ihres natürlichen Schutzfilmes, des Fett- und Säuremantels beraubt, in dem viele gutartige Hautmikroben leben und die Haut vor schädlichen Keimen schützen. Die Haut kann diesen Schutzfilm nicht in dem Maße produzieren, wie dieser durch die tägliche Hautwäsche entfernt wird. Zusätzlich wird das natürliche Hautfett durch die Kleiderstoffe aufgesaugt und abgerieben. Cremes und Öle können den natürlichen Hautfilm nicht ersetzen. Die Haut wird zusätzlich durch künstliche Waschmittel geschädigt, diese sind Duschgele, Seife, Lotions und dergleichen. In dieser Situation werden die gutartigen Hautbakterien vernichtet und die hautschädigenden Bakterien entwickeln sich. Das ist so, obwohl die Kosmetikindustrie auf den Packungen allerlei verspricht.“ – Der Heilpraktiker gab dem Lehrer folgenden Rat:

1. Nicht heiß, sondern warm duschen und dies nur ein bis zweimal pro Woche, dabei möglichst keine künstlichen Reinigungs- oder „Hautpflegemittel“ verwenden.

2. Beim täglichen Waschen nur klares Wasser verwenden, ohne Zusätze.
3. Unterwäsche, wenn nicht verschmutzt, statt sie zu waschen, über Nacht an die frische Luft hängen und so selten wie möglich wechseln. Die Wäsche selbst mit möglichst wenig und dann nur mit biologisch abbaubaren Waschmitteln waschen.

Diese einfachen Maßnahmen führten schon nach wenigen Tagen zum Abklingen und nach vier Wochen zum völligen Verschwinden der roten, juckenden Hautstellen. Also war seine Hauterkrankung nur durch unnatürliche und übertriebene Hygiene hervorgerufen, wie sie uns von einer mächtigen Kosmetik-Industie als tägliches Erfordernis aufsuggeriert wird. Übrigens benutze ich selbst seit 15 Jahren Seife nur in bestimmten Fällen, beispielsweise um nach schmutzender Arbeit meine Hände zu waschen oder Haarwaschmittel gelegentlich. Für mich ist verständlich, daß ich mit der reinen Wasserwäsche meine natürliche Abwehrkraft stärke.

Merken wir uns: Hygienemaßnahmen, die der Natur des Menschen nicht gemäß sind, schwächen unsere Immunkraft. Wir erreichen dann das Gegenteil von dem, was unser Ziel war. So werden oft Infekte durch übertriebene Hygienemaßnahmen begünstigt. So können beispielsweise Scheideninfektionen entstehen, weil Frauen glauben, sie müßten ihren Intimbereich möglichst häufig mit desinfizierenden Waschmitteln waschen. Daß sie dabei aber die gutartigen Bakterien ihres Hautschutzmantels zerstören, die normalerweise die Pilze unter Kontrolle halten, erklärt ihnen dann frühestens der nächste Arzt oder Heilpraktiker.

Leben wir einfacher, so leben wir mit weniger künstlichen Giftstoffen gesünder, wasser- und energiesparender. So schonen wir nicht nur unsere Gesundheit, sondern auch das Leben auf unserer Erde.

Menschliche Haut bildet Antibiotika

Auch menschliche Haut vermag Antibiotika zu bilden, wenn Mikroorganismen die Integrität des Organismus gefährden. Bei den Wirkstoffen handelt es sich um in der Natur weit verbreitete Eiweißkörper, die als Defensine bezeichnet werden. Sie kommen sowohl bei Insekten als auch bei einer ganzen Reihe von Säugetie-

ren vor. Sie heften sich an die Mikroorganismen und durchlöchern sie. Beim Rind werden beispielsweise bei Infektionen der Luftröhre oder der Zunge als Beta-Defensine bezeichnete Stoffe gebildet. Ein solches Defensin hat die Arbeitsgruppe um J.-M. Schröder von der Hautklinik der Universität Kiel jetzt beim Menschen aufgespürt. Die Wissenschaftler isolierten geringe Mengen des Antibiotikums aus den Läsionen von Patienten mit Schuppenflechte, die seltener als sonst üblich unter Hautinfektionen leiden. Die Ermittlung der chemischen Struktur des Eiweißstoffes ermöglichte die Konstruktion von Gensonden, mit deren Hilfe die Produktion des Antibiotikums in anderen Hautarealen nachgwiesen werden konnte. Der als Beta-Defensin 2 bezeichnete Wirkstoff tötet im Reagenzglas eine ganze Reihe von Bakterien und Hefepilzen ab. Die Kieler Wissenschaftler halten es für möglich, daß sich die Defensine auch therapeutisch nutzen lassen.
Vor einiger Zeit ist beim Menschen in den Harnwegen und in der Blase, aber auch in der Lunge und in der Luftröhre bereits ein Defensin entdeckt worden. Es wird offensichtlich ständig in kleinen Mengen gebildet. (FAZ, 2. 7. 1997)

Die oben erläuterte Entdeckung der Kieler Wissenschaftler läßt erkennen, daß der Mensch während seiner über mehrere Millionen Jahre dauernden Entwicklung ein wunderbares Immunsystem entwickelt hat. Dieses Immunsystem umfaßt alle Flächen und Organbezirke des menschlichen Körpers, die irgendwie mit der Außenwelt in Kontakt kommen. Dazu gehören die Lungenschleimhäute (Kontaktmedium Atemluft) ebenso wie die Schleimhäute des Verdauungstraktes (Kontaktmedium Speisebrei) und die Schleimhäute des Urogenitalsystems (Kontaktmedium Speiseflüssigkeiten) sowie die äußere Haut. Ist ein feindlicher Keim bestrebt, in das Innere des menschlichen Körpers einzudringen, so muß er erst die Barriere des Immunsystems der Schleimhäute und der äußeren Haut überwinden.

Wir erkennen, wie wichtig es für unsere Gesundheit ist, den sogenannten Säureschutzmantel der Haut nicht durch Wasch- und Pflegemittel zu zerstören. Ebenso wichtig ist es, die Schleimhäute des Verdauunstraktes nebst Urogenitalsystemes sowie des Atemsystemes nicht durch Antibiotika, Nikotin oder andere Genußgifte lahmzulegen.

Verhalten, pflegen und ernähren wir uns der Natur des Menschen gemäß, so wird das Immnsystem unseres Körpers normalerweise in die Lage versetzt, eindringende Fremdkeime abzuwehren. Zu diesen gehören auch Mykosen. AIDS-Forscher stellen immer wieder fest, daß vor allem solche Menschen einer AIDS-Infektion erliegen, die einem Milieu angehören, in dem sie sich mit Junk-Food (denaturierte Nahrungsmittel insbesondere an Imbißbuden) ernähren und Genußgifte (Kaffee, Schwarztee, Alkohol, Nikotin usw.) zu sich nehmen.
Dagegen ist in den verschiedenen Vegetarierstudien nachgewiesen, daß Vegetarier über ein wesentlich stabileres Immunsystem verfügen als beispielsweise Zivilisationsköstler bzw. „Mischköstler". Auch Vollwertköstler berichten immer wieder, daß sich ihre Widerstandsfähigkeit gegen Infekte und ihr gesamter Gesundheitszustand verbesserte, nachdem sie neben ihrer Ernährungsumstellung begonnen hatten, eine gesundheitsbewußtere Lebensweise zu praktizieren. Dazu gehört die Ernährung mit einem hohen Anteil Rohkost und dabei auf geregelte Ausscheidung und körperliche Bewegung an der frischen Luft zu achten. Nicht unterschätzt werden darf eine bewußt positive Geisteshaltung, auch Psychohygiene genannt. Die Grundsätze einer gesunden Lebensweise hat schon vor rund 100 Jahren Alfred Bilz in seinem Buch „Bilz Goldene Lebens Regeln" mit rund 80 zum Teil mehrfarbigen Illustrationen und Fotos sehr anschaulich dargestellt und zusammengefaßt. Das Buch erschien als goldgeprägter und originalgetreuer Reprint kürzlich im Unikat-Verlag (Preis DM 29,80).

Wenn Du nicht bereit bist, Dein Leben zu ändern,
kann Dir nicht geholfen werden.

Hippokrates (460-377 v. Chr.)

Mund- und Zahnpflege ohne Chemikalien

An den Lippen beginnt unser Verdauungskanal. Schon die an den Innenseiten der Lippen befindlichen Mundschleimhäute sind mit gutartigen Bakterien besiedelt. Sie bilden die Mundflora und mit unserem Organismus eine Symbiose (Lebensgemeinschaft).

Ob sich die Mundflora wirklich ausschließlich aus gutartigen Bakterienstämmen zusammensetzt, bestimmen wir selbst mit der Nahrung, die wir uns zu Munde führen, auch mit den Fremdstoffen, Chemikalien, Medikamenten und Zahnputzmitteln, die die natürliche Mundflora arg schädigen können. Dem Mund zugeführte und geschluckte Fremdstoffe kommen natürlich zwangsläufig mit allen Schleimhäuten des Verdauungskanales in Berührung und können auch unsere Darmflora schädigen und zu Fehlbesiedelungen mit feindlichen Mikroben führen. Solche Fehlbesiedelungen der Mundflora sind beispielsweise die Bakterien, die unsere Zähne durch Karies und Parodontose zerstören oder die Pilze, die den Mundsoor bilden. In der westlichen Zivilisation sind die Zähne von rund 98 Prozent der Bevölkerung mit diesen Erkrankungen geschädigt. Oft schon sorgen die Mütter mit gezuckertem Kindertee unbewußt dafür, daß ihre Babys nicht nur eine gestörte Mundflora, sondern auch eine fehlbesiedelte Darmflora bekommen. Über die Gefahren des Zuckerkonsums schreibt Albert von Haller wissenschaftlich begründet und spannend in dem Buch „Zucker: Wie gefährlich ist dieser Verführer?".

Mund- und Zahnpflegemittel schädigen die Mund- und Darmflora

Eine riesige Industrie produziert Mund- und Zahnpflegemittel, wobei in der Regel nur die keimtötende Wirkung dieser Mittel bei Karies erprobt wurde, nicht aber, in welchem Umfang deren Anwendung die natürliche Mundflora und Darmflora beeinflussen. Hier ist Vorsicht angebracht. Chemikalien, seien es nun Mundwasser oder Zahnpasten, die die Karies verursachenden Bakterien töten, werden natürlich den gleichen Einfluß auch auf unsere Mundflora ausüben und die Darmflora ebenso schädigen, wenn wir nur

kleinste Mengen der bakterientötenden Chemikalien in unseren Mund bringen oder schlucken. Wir wissen außerdem, daß Ärzte sehr häufig schon bei leichten Infekten durch leichtfertige Verordnung von Antibiotika Einfluß auf die Darmflora nehmen und durch deren Zerstörung der Fehlbesiedlung des Darmes mit Mykosen den Weg bereiten.
Die keimtötende Wirkung sogenannter Mund- und Zahnpflegemittel können Sie erproben, indem Sie nach dem Zähneputzen in eine mit Mikroben besiedelte Tonne mit Regenwasser spucken und das Wasser danach unter dem Mikroskop auf Lebewesen untersuchen. Sie werden feststellen, daß bei der vorausgegangenen Wasser-Untersuchung viel mehr Lebewesen lebendig waren als bei der Untersuchung, die Sie nach dem Zusatz von Mund- und Zahnpflegemitteln vorgenommen haben. Bei der Anwendung dieser Mund- und Zahnpflegemittel in unserem Körper ist die Schadkonzentration noch viel höher, damit auch die Schadwirkung auf unsere Mund- und Darmflora größer.

Chemikalien meiden

Nachdem ich durch Unwissen und Fehlernährung meine Zähne so geschädigt hatte, daß ich zwei Backenzähne überkronen lassen mußte, praktiziere ich seit etwa 20 Jahren eine völlig natürliche Art der Zahnpflege und mein Zahnverfall ist glücklicherweise zum Stillstand gekommen. Dabei beachte ich:
Entscheidend ist die richtige Auswahl naturbelassener Lebensmittel aus kontrolliert ökologischer Erzeugung und ein möglichst hoher Rohkostanteil an der täglichen Ernährung. Rohkost ist nicht nur wegen des hohen Vitalstoffgehaltes wichtig, sondern vor allem auch, damit die Zähne durch intensives Kauen ihrer natürlichen Funktion gemäß trainiert werden. Dadurch geschieht gleichzeitig eine intensive Massage und Durchblutung des Zahnfleisches. Zahnfleischbluten hört auf. Selbstverständlich meide ich möglichst alle Industrienahrungsmittel, insbesondere Zucker und Weißmehlprodukte. Habe ich doch Kuchen, Brot oder Kochkost gegessen, dann esse ich sofort danach zur Reinigung der Zähne möglichst eine oder zwei rohe Möhren, Topinamburknollen oder notfalls Äpfel oder ich schneide mir eine Scheibe vom Weißkohl, Wirsing oder Rotkohl ab. Neben dem Reinigungseffekt dieser Rohkost erziele ich damit auch ein natürliches Säure-Basen-Gleichgewicht im Mundspeichel.

Für die Zahngesundheit und Zahnerhaltung ist die Art der Ernährung viel wichtiger als die Zahnpflege. Es dürfte wohl kaum ein Volk mehr Zahnpasta und Mundwasser verbrauchen als das deutsche. Dennoch sind bei uns kaum noch zahngesunde Menschen anzutreffen.

Naturgemäße Zahnpflege

Nach der Mahlzeit putze ich mir die Zähne mit einer Zahnbürste der Größe 30, das heißt, die Bürste ist 30 mm lang. Größer sollte die Zahnbürste nicht sein, weil man sonst nicht so leicht überall hinkommt. Die Bewegung der Zahnbürste geht dann immer vom Zahnfleisch zur Zahnspitze, also in Richtung der Zähne, man nennt es auch: von Rot nach Weiß. Ein Zahnputzmittel oder Mundwasser verwende ich aus den eingangs erwähnten Gründen natürlich nicht, denn ich muß ja keinen Belag von meinen Zähnen abschrubben, sondern nur eine Reinigung von Speiseresten vornehmen. Dazu genügen Zahnbürste und Leitungswasser. Anschließend spüle ich den Mund, indem ich Wasser mehrmals durch die Zähne ziehe, etwa wie beim Ölsaugen. Bei dieser Zahnpflege habe ich den Zahnarzt während der letzten 20 Jahre sehr selten besucht, vor allem aber nie Zahnstein entfernen lassen müssen, der sich bei Verzehr von Zivilisationskost unweigerlich bilden würde und hinter dem sich Pilznester verstecken könnten, etwa wie in einem hohlen Zahn, den der Zahnarzt schließen sollte. Der überwiegende Genuß von Rohkost wirkt sich günstig auf die Pflege und Erhaltung der Zähne aus.

Mit dieser ökologischen Zahnpflege schone ich meine Zähne und ebenso die Mund- und Darmflora.

Was tun zur Stärkung der Immunkraft?

Die auf Dauer wirksamsten und deshalb besten Maßnahmen gegen Mykosen sind nicht pilztötende Medikamente, sondern der Aufbau und die Stärkung des menschlichen Immunsystems mit natürlichen Mitteln, die Sie selbst anwenden können. Bevorzugen Sie eine der Natur des Menschen gemäße Lebensweise, mit der Sie Ihre Immunkraft fördern. Ihr Körper wird dann leichter und ohne künstliche, körperfremde Mittel mit einem Infekt fertig. Denken Sie dabei an den Ausspruch von Louis Pasteur: „Das Bakterium ist nichts, das Milieu ist alles."

Hier kurz und knapp die bewährten Regeln für eine Immunkraft stärkende Lebensweise:

1. Ernährung mit möglichst reinen, vollwertigen, das heißt naturbelassenen Lebensmitteln aus kontrolliert ökologischer Erzeugung. Diese sollten zu 60 bis 100 Prozent der täglichen Mahlzeiten roh verzehrt werden. Lassen Sie sich von einem Gesundheitsberater beraten. Adressen finden Sie im „Gesundheitsberater- und Therapeuten-Adreßbuch", Unikat-Verlag.
2. Treffen Sie Ihre Lebensmittel-Auswahl nach dem Säuren-Basen-Gleichgewicht. Der Mensch sollte 80 Prozent basenreiche Lebensmittel (dies sind vor allem Wurzelgemüse) verzehren und nur 20 Prozent Säurebildner.
3. Meiden Sie Nahrungsmittel, die durch industrielle Prozesse „veredelt", das heißt entwertet worden sind. Dazu zählen besonders: Fabrikzucker, Zuckerwaren, gezuckerte Getränke, alle Backwaren aus Auszugsmehlen wie Grau- und Weißbrot, die durch industrielle Prozesse ihrer Vitalstoffe beraubt worden sind.
4. Achten Sie auf regelmäßigen Stuhlgang und Entgiftung durch Schweißabsonderung, tiefes Atmen und reichliche Zufuhr von Flüssigkeiten, die die Ausscheidung über den Urin fördern.
5. Meiden Sie Genußgifte und Drogen wie Alkohol, Bohnenkaffee, Schwarztee, Süßigkeiten, Nikotin und andere, die Immunkraft schwächende Gifte.

6. Meiden Sie Pestizide, Hormone und Agrarchemikalien, die sich normalerweise in konventionell erzeugten Lebensmitteln befinden und unseren Organismus schädigen.
7. Meiden Sie Lebensmittel-Zusatzstoffe, Konserven und andere Nahrungschemikalien.
8. Praktizieren Sie Hygiene, aber meiden Sie übertriebene Hygiene mit Wasch-, Reinigungs- und „Pflege-"mitteln.
9. Meiden Sie Umweltgifte, wie sie leider noch allzuhäufig in Industrieluft, Auspuffgasen und Wohngiften anzutreffen sind.
10. Meiden Sie Immunkraft zerstörende Medikamente, beispielsweise Antibiotika, Kortison und andere Immunsupressoren (Medikamente, die die Immunkraft schwächen).
11. Sorgen Sie für geregelte Ausscheidung von Stuhl, Urin und Schweiß.
12. In besonderen Fällen sprechen Sie mit Ihrem Arzt über Giftausleitung, Amalgamsanierung.
13. Nutzen Sie reichlich Bewegung im Freien bei frischer Luft, Sonnenlicht, in Wasser, auch bei Schnee und Regen.
14. Nutzen Sie Immunkraft stärkende wassertherapeutische Maßnahmen nach Kneipp und Prießnitz. Dazu gehört beispielsweise der morgendliche kalte Knie- oder Schenkelguß sofort im Anschluß an die warme Dusche.
15. Nur gemeinsam mit den vorstehenden Immunkraft stärkenden Maßnahmen ist eine medikamentöse Therapie in die Zukunft hinein dauerhaft wirksam. Verläßt sich der Patient allein auf die Maßnahmen des Arztes oder Heilpraktikers, ohne die zur Mykose führenden Fehler in seiner Lebensführung auszuschalten, so wird es nach Absetzen der Therapie zwangsläufig und naturgemäß immer wieder zu Rückfällen kommen. In diesem Zusammenhang empfehle ich das Kapitel „Grundsätze im Urprinzip des Lebens" in Band II meines Buches „So besiegte ich Arthrose, Gicht, Rheuma, Infekte und Verstopfung".
16. Seien Sie sich bewußt, daß die Kraft zur Heilung in jede unserer Körperzellen von Natur aus einprogrammiert ist. Wir brauchen unserer naturgegebenen Heilkraft nur alle Blockaden aus dem Weg zu räumen und sie damit zu fördern.
17. Setzen wir uns ein gesundheitliches Ziel und glauben wir daran.

Wie können Sie sich vor Fuß- und Nagelpilz schützen?

Natürlich ist in erster Linie eine intakte Immunkraft für die Abwehr von Infektionen auch der Füße und Nägel Voraussetzung. Außerdem können Infektionen durch äüßere Bedingungen begünstigt werden. Deshalb sind unter anderem zusätzlich zu den vorgenannten Punkten folgende Vorbeugemaßnahmen zu empfehlen:

1. Zerstören Sie den natürlichen Fett- und Säureschutzmantel Ihrer Haut nicht durch übertriebene Hygienemaßnahmen, denn auch diese sind unnatürlich und daher langfristig gesundheitlich nachteilig. Keimtötende Zahncremes und Mundwasser schädigen die Mund- und Darmflora. Waschmittel schädigen die Hautflora. Auch die Reinigung mit angeblich schonendsten Seifen und Waschlotionen ist unnatürlich. Waschen mit warmem Wasser genügt normalerweise völlig.
2. Gehen Sie möglichst viel barfuß, weil dies die natürlichste Fußpflege bedeutet.
3. Falls Sie Schuhwerk tragen, dann möglichst offene Sandalen, die genügend Luft an die Füße lassen. Schuhe sollten den Füßen genügend Raum lassen. Meiden Sie Socken aus synthetischen Materialien. Bevorzugen Sie Naturfasern wie Wolle, Baumwolle und Seide.
4. Schneiden Sie Ihre Nägel immer kurz. Seien Sie vorsichtig bei Maniküre und Pediküre. Vermeiden Sie Verletzungen und desinfizieren Sie diese sofort beispielsweise mit Teebaumöl oder Propolis-Tinktur.
5. Säubern sie Ihre Nägel regelmäßig, so daß sich unter den Nagelrändern keine Nester bilden können.
6. Nach dem Besuch öffentlicher Saunen oder Badeanstalten nutzen Sie die dortigen Desinfektionsmöglichkeiten für die Füße oder noch besser: nehmen Sie sich Teebaumöl mit und ölen Sie Ihre Füße nach dem Bad ein, denn oft sind die Desinfektionsmittel in öffentlichen Anstalten zu aggressiv für die menschliche Haut.
7. Im heimischen Badezimmer benutzen Sie möglichst keine Waschlappen, vor allem nicht mit anderen Familienmitgliedern

gemeinsam. Letzteres ist auch beim Umgang mit Handtüchern zu beachten.

8. Trocknen Sie Ihre Füße, insbesondere die Zehen-Zwischenräume und alle anderen Hautfalten, gründlich.
9. Nach bzw. während der Phase einer Mykosenbehandlung desinfizieren Sie auch Ihre Schuhe von innen mit geeigneten Mitteln, die man Ihnen in der Apotheke oder Drogerie empfehlen kann.
10. Wechseln Sie die Unterwäsche bei einem Infekt täglich und waschen Sie diese gründlich. Kochwäsche wäre ideal.

Lasset Euch ja nicht lässig machen durch das Verlassen auf andere oder irgend etwas, das außerhalb unsres Selbst liegt.

Fichte

Rezeptschwindel und Infektionskrankheiten

Noch heute gilt, was man schon vor 100 Jahren wußte:

Im Mittelalter und bis etwa um 1900 hatte man sich noch intensiver mit der Bekämpfung von Seuchen zu befassen. Es waren unter anderem Cholera, Typhus und Tuberkulose, die die Menschen in Europa heimsuchten, so wie heute in den Tierbeständen der Landwirtschaft immer noch die Schweinepest und die Maul- und Klauenseuche auftreten, *trotz* aller Impfungen.

Schon damals hatte man die Erkenntnisse gewonnen, die heute noch gültig sind, diese beschrieb M. Platen in seinem Buch „Die neue Naturheilmethode" schon 1898, also vor rund 100 Jahren. Daraus sind folgende Auszüge und Zitate lehrreich und noch heute so gültig, wie damals:

Zum Ausbruch einer Krankheit gehören zwei Faktoren: erstens das auslösende Moment und zweitens eine individuelle Disposition oder persönliche Empfänglichkeit. Die Empfänglichkeit für eine Ansteckung ist, wie die für eine jede Erkältung oder sonstige Krankheit, auf den gleichen Umstand zurückzuführen, nämlich auf die Anwesenheit von Selbst- und Fremdgiften im Körperinneren.
Ist der Körper frei von Fremdstoffen, fehlt die Empfänglichkeit, ist das physiologische Getriebe in Ordnung, mit anderen Worten, sind die normalen körperlichen Verrichtungen ungestört, so werden die eingedrungenen Fremdgifte unter allen Umständen unmerklich oder nur unter ganz geringen Befindensveränderungen von einem dispositionsfreien Körper wieder ausgeschieden.

Professor Pettenkofers Demonstration
Um den Beweis zu erbringen, daß der Bazillus nicht die Hauptrolle bei einer Infektion oder einem Durchseuchungsprozeß spielt, nahm Professor Dr. von Pettenkofer in München in der Choleraepidemie des Jahres 1892, und zwar am 7. Oktober, vor Zeugen, unter Vermeidung aller derjenigen Bedingungen, welche dem

Fortleben der Bazillen hinderlich sein könnten, eine „Cholera-Bouillon-Kultur" zu sich, die in einem Gramm wohl ungefähr eine Milliarde der gefürchteten Pilze, der Kommabazillen, enthielt, also jedenfalls eine viel größere Menge, als man sie „genießt", wenn man mit ungewaschenen Fingern zufällig seine Lippen berührt. Vor dem Einnehmen dieses „Choleratrankes" wurde sogar noch die Magensäure, welche nach Ansicht des „großen Koch" den Kommabazillus unter Umständen ums Leben bringt, mittels doppeltsaurem Natron umwirksam gemacht, um auf jeden Fall der „Bazillenbrut" einen geeigneten Entwicklungsherd zu verschaffen.

Jetzt wurde der „Zaubertrank" eingenommen. Nach Angabe des berühmten Hygienikers schmeckte er wie das „reinste Wasser". „Fiat experimentum in corpore vili", d. h., „der Versuch werde an einem wertlosen Körper angestellt", sagte der Herr Professor. „Ich habe das Recht, mich als ein corpus vile zu betrachten. Ich bin 74 Jahre alt, leide seit Jahren an Glykosurie (Zuckerharnruhr), habe keinen einzigen Zahn mehr im Munde, gebrauche beim Essen zum Kauen mein künstliches Gebiß nicht, dessen ich mich nur bediene, wenn ich längere Zeit und vernehmlich zu sprechen habe und spüre auch sonstige Lasten des hohen Alters. Selbst wenn ich mich täuschte und der Versuch lebensgefährlich wäre, würde ich dem Tode ruhig ins Auge sehen, denn es wäre kein leichtsinniger oder feiger Selbstmord; ich stürbe im Dienste der Wissenschaft, wie ein Soldat auf dem Felde der Ehre. Gesundheit und Leben sind, wie ich schon oft gesagt habe, allerdings sehr hohe irdische Güter, aber doch nicht die höchsten für den Menschen. Der Mensch, der höher stehen will, als das Tier, muß bereit sein, auch Leben und Gesundheit für höhere ideale Güter zu opfern."

Professor Pettenkofers Allgemeinbefinden blieb ungestört, obschon sich in seinen Entleerungen massenhaft Kommabazillen vorfanden. Ganz abgesehen von dem Umstande, daß bei der Belastung des Herrn Professors mit Krankheitserregern, bei der offenbaren Empfänglichkeit desselben, der Kommabazillus als auslösendes Moment in diesem Falle seinen Dienst versagte, bewies der Versuch auch zur Evidenz, daß die Cholerabazillen durch ihre Anwesenheit in den menschlichen Darmwerkzeugen das spezifische Choleragift daselbst nicht zu erzeugen vermögen.

Solange die Welt besteht, haben stets kleinste tierische, wie vor allem pflanzliche Lebewesen ihr „Dasein genossen". Sie haben stets die absterbende, chemisch veränderte organische Substanz (Mauserstoffe, Müdigkeitsstoffe, Auswurfprodukte, Stoffwechselüberreste usw.) dem Kreislauf zurückgegeben. Sie sind unschuldig daran, daß ihnen lauter „belastete" Individuen, mit Selbstgiften, Fremd- und Auswurfstoffen überladene Menschen in den Weg kommen, daß durch und durch naturwidrige Verhältnisse, bewußte Unvernunft, Gleichgültigkeit, Trägheit usw. ihnen ein „gemachtes Bett" zu Brutstätten anweisen. Durch den Mund und die Nase, durch Verschlucken mit Speisen und Getränken, durch Einatmen von Luft und Staub, durch die zahlreichen natürlichen Öffnungen der Haut (Schweißporen, Talgdrüsen und Haarbälge), durch offene Stellen der Haut (Wunden) gelangen die Infektions- oder Ansteckungsstoffe in unseren Körper, ohne daß wir deswegen jedesmal Folgen in Form einer Infektionskrankheit zu gewärtigen haben. An allen Gegenständen, die wir tagsüber berühren und benutzen, befinden sich diese kleinsten Lebewesen (Mikroorganismen). Der Staub der Luft, welcher teils aus Schmutz, teils aus verwesten Tier- und Pflanzenteilen besteht, enthält unendlich viele lebende pflanzliche Mikroorganismen. In jedem Liter Luft, den wir einatmen, befinden sich durchschnittlich mindestens fünf bis zehn verschiedene Pilzarten, die aber nicht alle eine vergiftende Wirkung ausüben, denn es gibt auch nützliche Pilze.

Mikroben sind überall

Zwei Mediziner in Habana, Acosta und Grand-Rossi haben eine große Anzahl von Banknoten der spanischen Bank in Habana nach ihrem Gewichte, sowie chemisch und mikroskopisch untersucht. Sie fanden, daß sich bei einigen im Verkehr befindlichen Banknoten in einer gewissen Zeit die daran haftenden Mikroben um ungefähr 19.000 vermehrten. Der Bazillus der Tuberkulose, Diphtherie, des Typhus, Scharlachs, der Pocken usw. wurde unter den verschiedenen Pilzsorten aufgefunden. Mit diesen Mikroben wurden Tiere geimpft, welche dann krepierten. Die üble Gewohnheit, beim Abzählen von Papiergeld die Fingerspitzen mit der Zunge zu befeuchten, kann daher unter Umständen zu einer Ansteckung führen. Ich rate Dir, lieber Leser, wenn Du Deine „Tausendmarkscheine" (?!) zählst, zur Vorsicht. Vergiß niemals, Dir nach Beendigung des Zählgeschäftes die Hände sorgfältig zu waschen!

Untersuchungen über Zahl, Lebensfähigkeit und Giftigkeit der an Kleidungsstücken vorkommenden Bakterien sind von E. Seitz angestellt worden. So fanden sich in einem getragenen Baumwollstrumpfe 956 Kolonien von Bakterien, einem getragenen wollenen Strumpfe dagegen 712, in einem wollenen Handschuh 33, in ungetragenem Leinen 9, in acht Tage getragenem Leinen dagegen 23, in getragenem Sammetzeuge 26, in ungetragenem Seidenstoff 22, in getragenem Seidenstoffe 32 Bakterienkeime, wobei zu bemerken ist, daß diese hier angeführten Zahlen für ein kreisrundes Stück von nur drei Millimeter Durchmesser gelten, so daß man berechnen kann, welche gewaltige Anzahl von Bakterienkeimen je nach der Größe auf einen Strumpf, einen Handschuh, ein Hemd, einen Rock oder ein Kleid kommen. Außerordentlich wichtig ist das Ergebnis dieser Untersuchungen, daß pathogene (krankheitserzeugende) Mikroorganismen in den betreffenden Kleidungsstücken nur selten angetroffen worden sind, und zwar nur pyogene Staphylokokken (eitererzeugende, zäpfchenförmige, pflanzliche, kleinste Lebewesen, Eiterbakterien). Der Typhusbazillus ließ sich in Kleidungsstücken noch nach 21 bis 26 Tagen nachweisen, dagegen die Erisypelasmikrokokken (Rotlaufpilze), die Bakterien der Rose, schon nicht mehr nach 18 Stunden, dagegen der Staphylococcus pyogenus albus (ein weißer, eitererzeugender, zäpfchenartiger Pilz), der etwas weniger giftig als der Staphylococcus pyogenes aureus (ein goldfarbener, eitererzeugender, zäpfchenartiger Pilz), der in den verschiedensten Abszessen, Eiterungen, in Furunkeln und Karbunkeln usw. vorkommende Bazillus ist noch nach 19 Tagen, der Bazillus der Cholera auf Leinen noch nach einem Tage, nicht mehr nach drei Tagen, der Milzbrandbazillus aber noch nach einem Jahre; dieser bildet bekanntlich Sporen, die sich lange ansteckungsfähig und giftig zu erhalten vermögen.

Wir ersehen also hieraus, daß auch in epidemiefreien Zeiten die Bazillen unausgesetzt in Tätigkeit sind, unseren Körper, jede Zelle desselben durchdringen, ohne daß es deshalb zu einer Krankheit von seuchenartigem Charakter kommt.
Bei einem Organismus, der noch einen relativ gesunden Magen besitzt und nicht allzuviel Gärungsmasse, d. h. Fremdstoffe in seinen Geweben und Säften aufgespeichert hat, wird der Seuchenbazillus durch den sauren Magensaft bald vernichtet. Er gelangt dann nicht mehr in den Darm, von wo aus er auf den Gesamtorga-

nismus erst eine ungünstige Wirkung ausüben kann. Aber selbst im Darm ist sein Aufenthaltsgebiet noch sehr beschränkt. So befinden sich z. B. bei der Cholera und dem Typhus deren Erreger nur im Dünndarm.

Der beste Schutz gegen die Gefahren einer Seuche oder einer Infektionskrankheit ist ein dispositionsfreier, d. h., unempfänglicher Körper. Unseren Körper vermögen wir durch eine naturgemäße Lebensweise möglichst unempfänglich für die Wirkung der Seuchengifte zu machen. Das ist und bleibt in unsere Hand gegeben! Die beste Prophylaxe gegen eine Seuche und gegen jede Art von Infekten ist daher ein widerstandsfähiger, abgehärteter Körper. Bei Choleraepidemien, wie wir sie in den letzen Jahren hatten, hat sich so recht die Ohnmacht der herrschenden Staatsmedizin gezeigt.

Die Wissenschaft weiß aber nichts oder so gut wie nichts. Sie reitet das Bazillenroß zum Schrecken der Bevölkerung. Sie zieht mit Giften aus zur Bekämpfung eines Feindes, dessen Macht und Herkunft für sie in ein undurchdringliches Dunkel gehüllt sind. Statt das Publikum zu beruhigen und es über das eigentliche Wesen einer Seuche oder Infektionskrankheit, sie mag heißen und auftreten wie sie will, zu belehren, bestärkt es die Wissenschaft in dem Glauben an eine Ansteckung und Überragungsfähigkeit der Krankheit.

Ist eine Seuche an einem Orte ausgebrochen, so muß es die erste Sorge des Einzelnen sein, gesund zu bleiben. Man muß sein Leben so einrichten, wie es eine natürliche Lebensweise erheischt. Das Wichtigste ist, daß die Verdauungswerkzeuge ungestört funktionieren und namentlich der Magen in Ordnung ist. Denn jeder Mensch, der in einer von Seuchen befallenen Gegend wohnt, wird ohne Zweifel die Seuchenpilze mit Speise und Trank zu sich nehmen. Denn selbst im „reinsten" Trinkwasser sind dann Bazillen enthalten. Der Magen muß insbesondere in gutem Zustande sein. Denn der Kommabazillus zum Beispiel, wird, wie es nachgewiesen worden ist, durch den Magensaft eines gesunden Magens vernichtet. Solider Lebenswandel, keine Ausschweifungen, weder in venere, noch in baccho, Arbeit und Ruhe in richtigem Wechsel, viel Bewegung in frischer Luft, regelmäßiger Schlaf in gut gelüfte-

tem Zimmer, einfache, reizlose Kost (Gemüse und Salate), Hautpflege und andere Faktoren der naturgemäßen Lebensweise werden am ehesten imstande sein, den Organismus gesund zu erhalten und damit die Bazillen zu verhindern, sich einen für sie geeigneten Entwicklungsherd zu verschaffen.
Hat man aber Ursache, mit seinem Befinden unzufrieden zu sein, so schaffe man einen Teil der Selbstgifte aus seinem Körper heraus. Man erreicht dies durch Körperbewegung in frischer Luft bis zur Schweißerzeugung, durch Abreibungen, Bäder, Schwitzbäder, Massage, Heilgymnastik usw.

Psychische Erregung ist von unverkennbarem Einfluß, und besonders verhängnisvoll erscheint übertriebene Angst vor Ansteckung. „Wer die Krankheit fürchtet, ist schon krank!" heißt es nicht mit Unrecht im Sinne der Kuhneschen Krankheitstheorie. Ein mit Krankheitsstoffen vollgepfropfter Körper beeinflußt in der ungünstigsten Weise das Geistes- und Gemütsleben. „Sana mens in sano corpore!" – „Nur ein gesunder Geist wohnt in einem gesunden Körper!" Es ist daher auch nicht zu verwundern, wenn bei Ausbruch einer Epidemie die infolge der Rückwirkung vom kranken, verweichlichten Körper auf das Gemütsleben hervorgerufenen nachteiligen Folgen eine Ansteckung begünstigen. Der Körper erleidet durch den Angstzustand eine Eiweißzersetzung, was man mit der Nase deutlich wahrnehmen kann, denn ein Mensch im Angstaffekt – stinkt.

„Wo leben denn überhaupt die gesamten Bazillen und Bakterien?" fragt Professor Dr. Gustav Jäger. „Samt und sonders in übelriechenden Flüssigkeiten", beantwortet er selbst seine Frage. „Sie sind gestankliebende Parasiten, welche durch die Bewegung von Wind und Wasser überall hin gelangen, aber nur da sich vermehren und Gärung hervorrufen, wo Gestank ist. Zum Beispiel dem Volk und den Gärungspraktikern (Bierbrauern, Kellereibesitzern usw.) ist längst bekannt: wenn der übelriechende Menstrualduft in Gärflüssigkeiten dringt, veranlaßt er falsche, d. h., Bakteriengärung."
Die wirksamste Desinfektion bei Seuchen ist eine rationelle Ventilation, denn die Desinfektion durchseuchter Straßen, Wohnungen und namentlich von Aborten mit Chemikalien ist gefährlicher, als gar keine.

Gelangen Krankheitspilze (von Cholera-, Ruhr- oder Typhuskranken) in die Abtrittsgruben, so können sie dort nur kurze Zeit ihre spezifische Natur als Krankheitserreger behaupten; dann gehen sie entweder völlig zu Grunde oder sie verlieren durch Veränderung ihrer Natur ihre Ansteckungsfähigkeit. Eine ungenügende, d. h., nicht bis zur Tötungskonzentration gehende Desinfektion hat dagegen zur Folge, daß die Krankheitspilze nur ihre Vermehrung und Gärtätigkeit einstellen, aber gerade deshalb ihre spezifische Natur als Krankheitserreger bewahren.
Schmutzige Wäsche bis zum nächsten Waschtage aufzubewahren, ist in Seuchenzeiten nicht ratsam. Ist man außerstande, die schmutzige Wäsche sofort nach dem Ablegen zu waschen, so trockne man sie lieber an der Luft und Sonne. Damit wird sie in wirksamster Weise desinfiziert, denn der Bazillus braucht zu seinem Leben Gestank und Feuchtigkeit.
Geheizte Zimmer in einem Hause bilden gewissermaßen Saugschächte für die Grundluft. Das wärmste Zimmer ist daher in Seuchenperioden das gefährlichste. Man überheize also seine Zimmer nicht, unterhalte insbesondere das Feuer in der Küche nur solange, als durchaus notwendig und schlafe in einem ungeheizten oder im Winter nur in einem mäßig geheizten Zimmer bei offenem Fenster.
Reinlichkeit im Inneren, wie am Äußeren seines Körpers muß dem einzelnen stets seine Hauptaufgabe sein.

Ärzte und Pfuscher

Der geehrte Leser möge staunen über den Freimut, die Offenheit und Kühnheit eines der bedeutendsten und hervorragendsten Ärzte, nämlich Prof. Schweninger; er schrieb schon vor 100 Jahren:

Das Ansehen des ärztlichen Standes sinkt. Wer nachdenkt, weiß auch, warum das so ist. Die Schuld liegt vielfach an uns (Ärzten) selbst. Aber der Kutscher flucht über den schlechten Weg, wenn er den Wagen im Schnapsrausch umwirft, das Kind schlägt den Tisch, an dem es sich beim Spielen stößt, und der Arzt schimpft auf die Kurpfuscher, die ihm die Achtung der Menschen rauben.
Der Schwindel des Rezepts ist häufig nur zu offenbar. So ganz glaubt eigentlich nur noch der Apotheker daran, und bei dem ist der Glaube Geschäft. Die Kranken dagegen wissen, daß man auch als Arzt Quacksalber sein kann, und daß sie sich oft besser dem

Naturheilverfahren und der Homöopathie als der Apothekenmixtur anvertrauen können.

Wer ist denn nun Pfuscher und Scharlatan? Was haben wir überhaupt für ein Recht, die Pfuscher zu verfolgen, als seien sie Mörder? Wer gab uns die Wasserbehandlung? Prießnitz, und er war ein Pfuscher. Wer die Heilgymnastik? Ling, und er war ein Pfuscher. Wer machte die Lahmen gehen, wer heilte die Krankheiten der Frauen? Wer lehrte uns die Muskelübungen und die Massage? Prießnitz und Hessing, Ling, Brandt, Kneipp und Thomas – sie werden in der Geschichte noch leben, wenn manche unserer Großen (Ärzte) längst verschollen sind.

Die verachteten Homöopathen haben es bewiesen, daß wir den Kranken nicht die ganze Apotheke durch den Leib zu jagen brauchen, um sie zu heilen. Heute spotten wir noch der Naturheilkraft. Aber sie wird die moderne Arzneikunde an die Wand drücken, und die Zeit wird kommen, wo es nicht mehr als eine Beschimpfung gilt, Naturarzt genannt zu werden.

Der Hauptgrund unseres Hasses liegt auch auf einem anderen Gebiete. Die Leistungen des Pfuschers erkennen wir an, aber wir (Ärzte) wollen nicht, daß er Geld verdient.

Aber mit dem Gesetz und der Polizei werden wir nichts erreichen. Wenn wir die Schäden, die unser Ansehen zerfressen, heilen, werden wir wieder die alte Stellung erhalten, die uns (Ärzten) gebührt. Die Kranken werden wieder zu uns kommen, wenn wir sie nicht mehr belügen. So lange wir aber wissenschaftliche Scharlatane bleiben, wird das Publikum den Unterschied zwischen Arzt und Pfuscher nicht begreifen.

Einstweilen ist es aber ganz spaßhaft, die Wissenschaft schreien zu hören: „Papa Staat, der Pfarrer Kneipp frißt mir immer die Butter vom Brot!".

Unsere landläufige Medizin, wie sie so oft und so gern von den Machern der Wissenschaft und den Possenreißern der Therapie in Universitäten und Kliniken fortgepflanzt wird, hat ihre Praxis der katholischen Kirche abgeguckt. Die sagt dem Gläubigen: Sündige, soviel Du willst, aber dann komm zur Beichte; und der Arzt spricht zum Opfer seiner papiernen Kunst: Lebe so unvernünftig, wie Du willst, aber dann komm zur Sprechstunde. Dort tut's der Beichtzettel, hier das Rezept. (Professor Schweninger urteilt hier, jedenfalls aus Unkenntnis, nicht ganz gerecht über die Ablaßbedingungen und Grundsätze der katholischen Kirche. In Bezug auf die „Re-

zeptablaßzettel“ der „Medizin-Päpste“ hat er jedoch vollkommen recht und die Verhältnisse tatsächlich nach dem Leben geschildert. Der Verfasser.)
Und auch den bequemen Wechsel von Fasttagen und Sonntagen kennt unsere Medizin; wenn sie den Leuten immer ein vernünftiges Leben empföhle, dann würden sie in Seuchenzeiten nicht mit schlotternden Knieen herumlaufen und vor jeder sauren Gurke angstgrün werden. Die Methode: hier Krankheit – hier Mittel, ist billig und schlecht. Es gibt keine spezifischen Mittel gegen eine Krankheit, höchstens gegen ein Symptom.
Der Rezeptschwindel muß den Leuten abgewöhnt und es muß ihnen immer wieder gesagt werden, daß es auf den Namen der Krankheit, an der sie sterben, ja doch nicht so sehr ankommt.
Die Mehrheit der Ärzte glaubt selbst nicht mehr an den überlebten Rezeptschwindel; aber die Patienten wollen betrogen sein, und darum erhalten sie ihr Rezept und können, was sie schwarz auf weiß besitzen, getrost nach Hause tragen. Die Medizinmänner sind oft genug nur die gefälligen Diener des lieben Publikums und fast noch öfter die Handlanger der Chemie. Soweit M. Platen in seinem Buch „Die neue Naturheilmethode“.

Kommentar: Auch heute noch schürt man die Angst der Bevölkerung vor den „bösen und gefährlichen“ Bakterien, Viren und Mikroben, weil eine verängstigte Bevölkerung eine gute Konsumtruppe darstellt für den Konsum von Antibiotika und anderen Pharmaprodukten sowie von Desinfektions- und Reinigungsmitteln, von bakterientötenden Mundwässern bis zu Deodorants und Zahnpasta.
Dabei vergißt man, daß der Mensch von Beginn der Menschheitsgeschichte an mit allen diesen Mikroben fertig geworden ist und sie besiegt, wenn er der Natur des Menschen gemäß lebt, das heißt, seine Abwehrkraft stärkt, so daß in seinem Körper kein Milieu entsteht, das die Entwicklung der von Natur aus immer vorhandenen gefährlichen Keime fördert.

Ingo F. Rittmeyer

Konzertierte Maßnahmen gegen Mykosen?

Auf der äußeren Haut auftretende Pilzinfektionen sind relativ leicht erfolgreich zu behandeln, das gilt auch für die Genital-Mykose beim Mann. Dagegen haben es Frauen schwerer, denn einer Scheidenmykose ist schwieriger beizukommen. Noch schwieriger ist eine Mykose des Darmes und der anderen inneren Organe zu behandeln.

Vor einer Behandlung muß immer die Diagnose stehen, die normalerweise bei Mykosen nur aufgrund einer Laboruntersuchung möglich ist. Dafür sollte der Patient einen Arzt oder Heilpraktiker seines Vertrauens aufsuchen und seine Beschwerden offen schildern.

Denn haben sich die Pilze erst einmal im Darm oder in anderen Organen festgesetzt, sind sie normalerweise nur durch mehrere gleichzeitig angewandte und aufeinander abgestimmte Maßnahmen zu entfernen. Solche Maßnahmen sind beispielsweise

1. Maßnahmen der Immunkraftstärkung, dazu gehören:
   a. Ernährungsumstellung auf Anti-Pilz-Diät, dazu das milchsaure Sauerkraut aus dem Naturkostladen oder Reformhaus roh essen. Essen Sie auch frischen Kohl, auch Kresse vor allem roh, denn das darin enthaltene Senföl hemmt das Wachstum von Bakterien und Pilzen.
   b. Vermeiden aller gesundheitsschädlichen Nahrungsstoffe gemäß unserem Kapitel „Nahrungsmittel, die unserer Gesundheit schaden".
   c. Vermeiden aller Genußgifte.
   d. Förderung der Ausscheidung über alle Ausscheidungsorgane (Darm, Urogenitalsystem, Haut, Atmungsorgane), um den Körper von immunkraftschwächenden Toxinen zu befreien.
   e. Fördern der Blutzirkulation im gesamten Organismus durch körperliche Bewegung.
2. Maßnahmen der Hygiene, dazu gehören:
   a. Handtücher und Waschlappen nicht von verschiedenen Personen gemeinsam benutzen.

b. Wäsche täglich wechseln, diese durch Kochen desinfizieren.
c. Vermeiden von Schmierinfektionen, z.B. Übertragen von Keimen vom Anus zur Scheide, oder zwischen anderen Körperteilen.

3. Maßnahmen des Aufbaues der Darmflora durch über den Mund zugeführte Bakterienstämme, auch „Symbioselenkung" genannt. Eine solche Symbioselenkung erhält nur Sinn in Abstimmung mit einer entsprechenden und dauerhaften Ernährungsumstellung auf vollwertige Lebensmittel, denn wir wissen, daß sich die Darmflora immer entsprechend der zugeführten Nahrung entwickelt. Werden wir also in unserer falschen Ernährungsweise rückfällig, so bildet sich auch die Darmflora wieder in die krankhafte, pilzfördernde Form zurück.
4. Medikamentöse Maßnahmen, die abgestimmt sind auf die Art des Pilzbefalles. Dazu lesen Sie bei den Therapiestrategien und Erfahrungsberichten im zweiten Teil diese Buches ausführlichere Hinweise. Im Gespräch mit Ihrem Therapeuten versuchen Sie den pflanzlichen Medikamenten den Vorzug vor synthetischen zu geben. Medikamente haben nur dann die gewünschte Wirkung, wenn sie in Abstimmung mit den vorgenannten Maßnahmen durchgeführt werden.

Bewährte Mittel gegen Darm-Mykosen

Pilztötende pflanzliche Mittel, die bei Indestinalmykosen eingesetzt werden, sind beispielsweise Myrrhinil-Intest, das aus der Myrrhe hergestellt wird und zusätzlich Kamille zur Entzündungshemmung und Kaffeekohle zur Bindung von Schadkeimen enthält. Viele von Ihnen kennen die „Kaffekohle Königsfeld", die von dem naturheilkundigen Arzt Dr. Heisler aus Königsfeld von Ägypten nach Europa gebracht wurde. Diese Kaffeekohle nutzt man zur Kontrolle der Darmpassagezeit des Speisebreies ebenso wie zur Entgiftung des Darmes, auch während des Fastens. Weitere pflanzliche Mittel, denen inzwischen gute Wirksamkeit gegen Mykosen der äußeren Haut aber auch gegen Indestinalmykosen nachgesagt wird, sind Teebaumöl und Grapefruitkern-Extrakt sowie Schwarzkümmel-Öl. Über die sehr vielseitigen Anwendungsmöglichkeiten dieser Mittel gibt es inzwischen gute Literatur, die über den Unkat-Verlag zu beziehen ist. Diese pflanzlichen Produkte haben den Vorteil, daß sie die Darmflora weniger schädigen als synthetische Präparate.

Nystatin ist das zur Zeit häufigste bei Mykosen angewandte Medikament. Es läßt sich in Form von Tropfen oder Salben örtlich auch auf der äußeren Haut anwenden, bei Darmmykosen in Form von Pillen, bei Mykosen der Mundschleimhaut als Suspension.

Mundsoor

Pilzbefall der Mundschleimhaut (Mundsoor) Gurgeln und Spülen mit Myrrhetinktur, die allerdings ziemlich bitter schmeckt. Bei einem Drittel der Mandelentzündungen hat man Pilzinfektionen entdeckt. Bei Pilzbefall des Mund- und Rachenraumes muß davon ausgegangen werden, daß auch der übrige Verdauungskanal von Mykosen befallen ist. Deshalb sollte bei einer Mykose immer der Arzt konsultiert werden, der nach entsprechender Diagnose eine kombinierte Behandlung einleitet.

Scheidenmykosen behandeln

Für die Behandlung einer Pilzinfektion der Scheide haben sich Nystatin-Vaginaltabletten (Biofanal) bewährt. Das Präparat ist rezeptfrei in der Apotheke erhältlich. Davon führt man jeweils zwei Tabletten an drei Abenden nacheinander vor der Nachtruhe in die Scheide ein. Der Partner muß dann mit Nystatinsalbe mitbehandelt werden. Genitalmykosen werden meist beim Geschlechtsverkehr übertragen und sie breiten sich vom Mund über den Darm bis zu den Genitalien aus. Deshalb ist bei der Bekämpfung von Mykosen ein besonderes Hygienebewußtsein gefordert.

Neben diesen vorgenannten medikamentösen Maßnahmen gibt es eine Reihe von bewährten Hausmitteln, bei deren Anwendung keine schädlichen Nebenwirkungen bekannt geworden sind. Zu den Anwendungsgebieten der Hausmittel gehören vor allem lokale Maßnahmen.

Bei Infekten der Scheide handelt es sich häufig um Mischinfektionen von Bakterien und Pilzen. Daher muß hier mit besonderer Umsicht vorgegangen werden. Außerdem hat sich immer wieder erwiesen, daß bei Scheidenmykosen oft auch eine Darmmykose vorliegt. Diese darf nicht ignoriert werden. Bei Scheidenmykosen sind unter anderem folgende Therapiemöglichkeiten erprobt:
Umstimmung des Scheidenmilieus durch Einführung eines mit Sauermilch, Yoghurt oder Sauerkrautsaft getränkten Tampons.

Den Tampon läßt man einige Zeit in der Scheide und erneuert ihn nach etwa einem Tag.
Sehr Wirksam ist auch eine Knoblauchzehe, denn Knoblauch ist neben Meerrettich eines der stärksten heimischen keimtötenden Pflanzenmitteln. Durch die Knoblauchzehe fädelt man einen Faden und führt die Zehe in die Scheide ein. Dort läßt man sie einen Tag und eine Nacht, danach nimmt man eine neue. Die Prozedur führt man bis zum Verschwinden der Mykose fort.
Als wirksam haben sich auch Spülungen mit Sauermilch, Yoghurt, Sauerkrautsaft, Kamillentee und mit diesen Flüssigkeiten getränkte Tampons erwiesen. Der gleiche Effekt ist mit Kanne-Brottrunk oder Zinnkrauttee zu erzielen.

Kinder haben ein Recht auf eine Geburt ohne die Gefahr einer Mykosen-Infektion. Deshalb sollte sich jede schwangere Frau spätestens drei Monate vor der Niederkunft auf Mykosen untersuchen und bei positivem Befund konsequent behandeln lassen. Ist die Vagina der Mutter bei der Geburt mit Mykosen infiziert, so sollte besonders darauf geachtet werden, daß das Neugeborene die Milch der Mutter bekommt und ggf. dazu eine entsprechende Symbioselenkung nach den Empfehlungen eines erfahrenen naturheilkundigen Arztes. Bei dem geringsten Verdacht auf Mundsoor oder Windelpilz sollte der naturheilkundige Arzt ebenso konsultiert werden.

Hautmykosen müssen nicht sein

Ein Pilz kommt selten allein, vor allem begnügt er sich selten damit, nur einen Hautbezirk zu befallen, vor allem wenn der „Wirt" ihm weitere Möglichkeiten der Ausbreitung bietet. Solche Möglichkeiten sind alle behaarten Hautstellen mit besonderer Schweißabsonderung. Wo es feucht und warm ist, fühlen sich Pilze wohl.
Zur Therapie gehört neben den anderen Maßnahmen immer auch die Hygiene. So ist es wichtig, sich besonders in den Hautfalten gründlich abzutrocknen und für die verschiedenen Körperbezirke, beispielsweise über und unter der Gürtellinie, verschiedene Handtücher zu benutzen, um Schmierinfektionen zu vermeiden.

Einreibungen mit Teebaumöl, Schwarzkümmelöl oder Grapefruitkernextrakt haben sich auch bei Mykosen der äußeren Haut bewährt. Wirksam ist auch Propolistinktur. Klettenwurzel- oder Nachtkerzenöl können ebenso angewandt werden wie die bei Scheidenmykosen genannten Hausmittel. Die Behandlung wird mindestens solange fortgesetzt, bis die Mykose nicht mehr wahrgenommen werden kann. Es kann sinnvoll sein, während einer längeren Behandlungsphase die Mittel zu wechseln, weil verschiedene Pilzstämme an der Mykose beteiligt sein können, die unterschiedlich auf die verschiedenen Mittel ansprechen.

After- und Anusmykosen

Wo es feucht und warm ist, so auch in den tieferen Hautfalten, siedeln sich Mykosen gerne an. Die Therapie von lokalen Mykosen kann zunächst mit den einfacheren Hausmitteln, wie lokal angewandte Tees oder Urintherapie, probiert werden. Damit sowie mit den weiter oben schon genannten milchsauren Produkten, sind auch Einläufe oder die Einführung eines Tampons möglich. Pflanzenöle sollten Sie nicht auf die Schleimhaut bringen, weil es sonst durch die ätzende Wirkung mancher Öle zu sehr schmerzhaften Erfahrungen kommen kann. Auch bei einer After- oder Anusmykose sollten Sie den Arzt aufsuchen, denn es kann sich um eine Darmmykose handeln, die eine umfassendere Therapie verlangt. Das kann auch für eine hartnäckige Mykose der Gesäßfalte gelten.

Bei allen Formen von Mykosen gilt: Entziehen Sie den Pilzen die Lebensgrundlage, auch indem Sie die gefährdeten Hautpartien besonders gründlich abtrocknen und möglichst dem Sonnenlicht aussetzen. Bereiten Sie den Pilzen ein Milieu, indem sich diese nicht entwickeln können, denn Pilze mögen es feucht, warm und dunkel. Ein Milieu, indem sich Pilze nicht etwickeln können, erreichen Sie mit den weiter oben erwähnten aufeinander abgestimmten Maßnahmen.

Mykosen: Immer wieder Rückfälle?

Wenn trotz konsequenter Antimykosen-Therapie und Änderung der Lebensführung nach einer gewissen Zeit immer wieder Rezidive (Rückfällle) auftreten, dann ist es höchste Zeit, nach deren Ursachen zu forschen. Was ist zu tun?

1. Sprechen Sie mit Ihrem Therapeuten und lassen Sie über eine Pilzkultur feststellen, um welchen Erreger es sich handelt. Vielleicht resultiert daraus schon ein Hinweis auf die Infektionsquelle. Außerdem: Nur eine genaue Diagnose ermöglicht eine wirksame Therapie.
2. Lesen Sie das Kapitel „Was tun gegen Pilze?" und prüfen Sie, was Sie vielleicht noch nicht ganz beherzigen. Dann korrigieren sie diesen betreffenden Punkt.
3. Oder finden die Pilze bei Ihnen immer noch das Mykosenmilieu, das deren Entwicklung fördert? Es genügt nicht, sich nur der medikamentösen Therapie zu unterziehen und sich weiterhin den Organismus übersäuernd zu ernähren und dabei weiterhin Süßigkeiten zu konsumieren.
4. Haben Sie bestimmt alle Quellen für Neuinfektionen ausgeschaltet?
5. Hat sich auch Ihr Partner einer Mykosen-Behandlung unterzogen?
6. Tiere sind häufig Überträger von Pilzinfekten. Überprüfen Sie diese Infektionsquelle.
7. Sitzen Pilznester in einem Loch im Zahn, unter dem Zahnstein oder in einem Divertikel des Darmes (Ausstülpung des Darmes), von wo aus die Mykosen Nachschub erhalten könnten?
8. An den Körperteilen, an denen sich die Neuinfektion bemerkbar macht oder an den Gegenständen, die mit diesen Körperteilen in Berührung kommen, ist nach den Infektionsquellen zu suchen. Bei Fuß- und Nagelpilz sind es die Schuhe? Bei Genital- oder Hautmykosen ist es der Partner oder der Waschlappen oder das Handtuch?
9. Sitzt der Pilz vielleicht in der Wohnung, in oder an feuchten Wänden oder Fußböden? Gibt es Kälte- oder Wärmebrücken im Haus, die Dauerfeuchtigkeit verursachen, in der Pilze ge-

deihen? Im Zweifel lassen Sie Ihre Wohnung auf Pilzbefall untersuchen.

10. Das Institut für Mikroökologie in Herborn empfiehlt: Desinfizieren Sie Kleidungsstücke, indem Sie einen Wattebausch mit einer dreiprozentigen Formaldehydlösung (Apotheke) getränkt gemeinsam mit den zu desinfizierenden Textilien oder Ledersachen und Schuhen für zwei Tage in einen dicht verschließbaren Plastiksack geben. In geschlossene Schuhe schieben Sie einen solchen getränkten Wattebausch. Nach der Lüftung von ein bis zwei Tagen können Sie die Sachen wieder tragen. Waschbare Kleidungsstücke desinfizieren Sie mit anderen Präparaten, z. B. Phenolderivaten, Peressigsäure, Chlorabspaltende Verbindungen. Kochwäsche können Sie durch Erhitzen der Waschlauge auf 90 bis 100 Grad C desinfizieren.
11. Bei Arbeiten in Feuchträumen oder mit feuchtem Material meiden Sie entfettende Reinigungsmittel und Chemikalien, die die Abwehrfunktion der Haut beeinträchtigen. Betreiben Sie zum Schutz intensive Hautpflege, beispielsweise mit Beinwellsalbe.
12. Am Beispiel der Demonstration des Forschers Pettenkofer (und dessen Ausspruch „Das Bakterium ist nichts, das Milieu ist alles") können wir erkennen, daß ein abwehrkräftiger Mensch eine Infektion abwehren kann. Doch erwischt es uns in einem Moment, in dem wir schwach sind, kann ein Infekt die Oberhand bekommen. Wer beispielsweise, auch beruflich, immer wieder mit Schimmelpilzen in Kontakt kommt, ist besonders gefährdet. Das trifft zu beim Umgang mit der Mülltonne oder Biotonne, in deren feuchtwarmem Klima sich Schimmelpilze vermehren können und beim Öffnen der Tonne fliegen die Pilzsporen.
13. Zum Schutz der Füße bei Durchblutungsstörungen wirken Sie diesen durch Bewegung, fußgymnastische Übungen, Bürstenmassagen und Wechselbäder nach Kneipp entgegen.

Krankheiten und Leiden dürfen nicht als etwas Unabwendbares hingestellt werden, sondern sie sind in erster Linie als Folge einer falschen Lebensweise zu werten.
Prof. Dr. med. Alfred Brauchle

Aussagefähiges Untersuchungsmaterial sachgerecht entnehmen

Bei Verdacht auf Mykosen im Verdauungstrakt ist davon auszugehen, daß Mykosen schon im Mundraum zu finden sind und ebenso im Stuhl. In einer solchen Situation ist anzunehmen, daß bei der Frau auch die Vagina befallen ist. Man wird dann von der Mundschleimhaut, der Zunge und von der Vagina einen Abstrich machen und auch eine Stuhlprobe entnehmen. Hält die Mykose schon länger an, wäre auch eine Untersuchung aller Hautstellen sinnvoll, an denen sich erfahrungsgemäß Pilze aufhalten. Das sind alle üblicherweise feuchten und behaarten Hautstellen, speziell die Hautfalten. Infrage kommen auch die Finger- und Zehennägel.

Die Erreger der **Darm-Mykosen** lassen sich in den Ausscheidungen des Darmes, im Stuhl, nachweisen. Der Arzt Klaus Küstermann empfiehlt, bei Darm-Mykosen vor jeder Hauptmahlzeit drei Tage lang ein Schnapsglas voll Obstessig einzunehmen, dann lassen die Darmmykosen los und gelangen zum Nachweis. Andere Therapeuten empfehlen den Verzehr von rohem Sauerkraut, weil dieses die Mykosennester aus dem Darm fegen würde.

Um eine aussagefähige Stuhlprobe entnehmen zu können, muß man wissen, daß die Pilze nicht gleichmäßig im Darm bzw. im Stuhl verteilt sind, sondern Nester bilden. Entnimmt man die Probe nur von einer Stelle des Stuhls, so kann es sein, daß man gerade eine Stelle trifft, in der sich keine Erreger finden lassen.
Deshalb geben mikrobiologische Labors die Empfehlung, die Stuhlprobe an verschiedenen Stellen des Stuhls zu entnehmen. Dazu sollte der Stuhl ca. 25 mal durchmischt werden, erst danach ist je eine erbsengroße Probe an acht verschiedenen Stellen des Stuhls zu entnehmen. Diese Stuhlprobe sollte möglichst sofort untersucht werden, ansonsten umgehend an das Labor verschickt bzw. bis zum Versandt im Kühlschrank bei ca. vier Grad gelagert werden. Damit das Proberöhrchen nicht durch die entstehenden Gärgase berstet, sollte es maximal zu zwei Dritteln gefüllt werden. Selbstverständlich ist das Proberöhrchen aus Sicherheitsgründen doppelt zu verpacken.

Pilze können sich aber auch in den Atemwegen, auf dem Kopf oder an anderen Stellen des Körpers niedergelassen haben. Deshalb ist es sinnvoll, von den verdächtigten Stellen Proben zu entnehmen. Dazu gibt Dr. rer. nat. Reinhard Hauss, Eckernförde in der Schrift „Entnahme und Versand von Material für die mykologische, bakteriologische und parasitologische Untersuchung" unter anderem folgende Empfehlungen:

Proben-Gewinnung von **Sputum- und Bronchialsekret**: Zuerst die Mundhöhle mit einem fungiziden Mundwasser (z. B. Salviathymol) ausspülen, damit keine Pilze aus dem Mundraum in das aus den Atemwegen stammende Sputum gelangen. Nach dem Ausspülen soll der Patient durch kurze Hustenstöße Sputum hochbringen, das in einem Gefäß aufgefangen wird. Zur Entnahme von Bronchialsekret empfiehlt sich eine Bronchoskopie. Vor Einführung des Bronchoskopes muß die Mundhöhle ebenfalls pilzfrei sein.

Nagelmaterial wird wie folgt entnommen: Zunächst wird alles krank aussehende Nagelmaterial mit Schere, scharfem Löffel oder Fräse schonend weitgehend entfernt. Danach kommt man an die Pilznester am Rand des gesunden Gewebes heran. Harte Nägel erweicht man mit einer 40-prozentigen Harnstoffsalbe unter einem Verband, indem man den Verband einige Tage so beläßt. Das gesunde Gewebe wird dadurch nicht geschädigt. Vor der Probengewinnung wird das freigelegte Nagelbett gründlich gereinigt und dann die Probe mit einem scharfen Skalpell oder einem kleinen scharfen Löffel entnommen. Es ist schwierig, vom Nagelbett lebende Pilzzellen zu bekommen, deshalb sollte man versuchen, ca. 30 bis 50 Nagelteilchen für die Untersuchung zu gewinnen.

Bei der Entnahme von **Haarstümpfen** ist zu berücksichtigen, daß die Pilze in Höhe des Hautniveaus in Richtung Haarwurzel wachsen. Bei starkem Befall brechen die Haare ab, während die Stümpfe stehenbleiben. In ihnen sind die lebenden Pilzteile, um die es bei der Probeentnahme geht. Es sind möglichst viele Haarstümpfe zu entnehmen. Zuvor ist der betreffende Hautbezirk mit siebenprozentigem Alkohol gründlich zu reinigen, um Schimmelpilze zu beseitigen, die nicht pathogen sind, die aber auf der anzulegenden Kultur schneller wachsen würden als die pathogenen Pilze und dadurch das Untersuchungsergebnis verfälschen könnten. Die Haare dürfen nicht abgeschnitten werden, sondern sie sind mit der Wurzel auszureißen. Sind die Haare aber genau im Hautniveau abgebrochen, so lassen sie sich nicht mehr mit einer Epilationspinzette fassen. Deshalb sollte man die Haarwurzeln mit einem spitzen Skalpell oder mit einer Implanzette heraushebeln.

Für eine Pilzdiagnostik aus dem **Serum** werden mindestens 2 ml Serum oder 3 ml Vollblut benötigt.

Für den Versand der Proben gibt es in der Arztpraxis oder auch in der Apotheke brauchbare Behältnisse.

Was tun bei Mykosenbefund?

Liegt nun der Laborbefund beispielsweise über eine Stuhlprobe vor und ist das Ergebnis positiv, also wurden Pilze im Stuhl gefunden, dann sagt das nach Auffassung von Prof. Fölsch und Dr. Nitsche (Candida albicans – Pilze, Mykosen, Bakterien, Seite 99) noch nichts aus, denn es kommt immer darauf an, ob der Patient Beschwerden hat und welcher Art und welche Grundkrankeit vorliegt. Hat der Patient bei Mykosenbefund im Stuhl keine Beschwerden, so ist keine Therapie nötig, denn die Ärztin Dr. Anna Sander/Hamburg hat nachgewiesen, daß bei Patienten mit Durchfall und bei Gesunden Hefepilze mit gleicher Häufigkeit nachgewiesen wurden. Daraus folgert sie, daß Hefen im Stuhl für sich allein keine krankmachende Bedeutung haben.

Ein Mykosenbefund ist in der Regel ein Anzeichen für ein geschwächtes Immunsystem, denn krankmachende Mikroben können sich nur in einem abwehrschwachen Organismus dauerhaft niederlassen. Deshalb muß jede Therapie gegen einen Infekt, auch bei einem Mykosen-Infekt, mit der Stärkung der Abwehrkraft beginnen. Lesen Sie dazu das betreffende Kapitel.

Was mich nicht unterkriegt, macht mich stärker.
Friedrich Nietzsche

Anti-Pilz-Diät?

Die offiziellen Ernährungsberatungsstellen empfehlen uns oft eine Diät mit einer angeblich für uns passenden Kalorienmenge, mit einem bestimmten Verhältnis an Eiweiß, Fett, Kohlenhydraten usw. Die Ernährungsberater nennen das gerne eine ausgewogene Diät. Aber Sie wissen ja: eine Waage zeigt auch dann „Ausgewogenheit" an, wenn die Waagschalen leer sind.
Die wachsende Zahl von zivilisationsgeschädigten Kranken läßt den Schluß zu, daß die Ernährungswissenschaft offenbar auf dem falschen Weg ist. Oder sind Industrie und Verbraucher bloß nicht bereit, die wissenschaftlichen Erkenntnisse in der Praxis anzuwenden?
Um Fehler zu vermeiden, müssen Sie sich in Ernährungsfragen sachkundig machen. Ja, unser Körper braucht ein ausgewogenes Verhältnis von Eiweiß, Fetten, Kohlenhydraten usw. Diese aber nicht in der denaturierten Form von Industrieprodukten, wie sie uns immer empfohlen werden. Wichtig für unsere Gesundheit und für unseren Genuß sind Lebensmittel in naturbelassener Form, möglichst frei von Pestiziden, Hormonen und künstlichen Düngemitteln und Zusatzstoffen.
Bei der Nahrungsauswahl sollten wir bedenken, daß unser Körper aus einem großen Zellenstaat besteht. In jeder Sekunde baut unser Körper rund 12 Millionen Zellen ab und wieder neu auf. Kann er das aus den denaturierten, sprich „veredelten" und „verfeinerten" und daher vitalstoffarmen Industrienahrungsmitteln leisten? Die Antwort ergibt sich angesichts der ständig wachsenden Zahl zivilisationsgeschädigter Menschen, die schon Jahrzehnte vor ihrem Tod in Siechtum fallen. Auch ich war durch Arthrose, Gicht, Rheuma so geschädigt, daß ich im 41. Lebensjahr schon am Stock gehen mußte. Mein Arzt hielt diese Erkrankungen für nicht heilbar. Meine Heilerfahrung lesen sie in dem Buch „So besiegte ich Arthrose, Gicht, Rheuma, Infekte und Verstopfung", Unikat-Verlag. Seit nun 14 Jahren bin ich völlig beschwerdefrei und so beweglich und gesund wie früher, weil ich mich in meinen Gesundheitsfragen sachkundig gemacht habe. Ich habe erkennen dürfen, daß in jede menschliche Körperzelle von Natur aus eine starke Heilkraft

einprogrammiert ist. Wir dürfen dieser Heilkraft den Weg nicht verbauen.

Auf meinem Genesungsweg erkannte ich: Lebensmittel, die der Natur des Menschen gemäß sind, demnach also unsere Immunkraft stärken, stammen nur aus dem kontrolliert ökologischen Landbau, denn bei aller Umweltverschmutzung gilt: „Was der Bauer nicht auf den Acker spritzt oder drauf streut, das ist nicht in den Lebensmitteln drin!" Außerdem erkannte ich: Durch Erhitzung oder industrielle Prozesse behandelte Lebensmittel sind keine Lebensmittel mehr, sondern nur noch tote Nahrungsmittel, denen die von der Natur mitgegebenen Enzyme, Fermente, Vitamine, Spurenelemente und viele andere wichtige Lebensstoffe entzogen worden sind, so daß sie nur noch die leeren Kalorien enthalten. Durch die so entwerteten Nahrungsmittel entsteht eine „üppige Mangelernährung", der unser Körper nicht mehr die Stoffe entnehmen kann, die er für den Aufbau und die Erhaltung der Lebensfunktionen unserer Organe benötigt. Als Beispiel sei hier das Brot angeführt: Noch vor rund 150 Jahren aß jedermann das Vollkornbrot, das aus einem Mehl gebacken wurde, welches aus dem vollen Getreidekorn gemahlen wurde.
Mit Einführung der modernen Mühlentechnik wurde es möglich, die Vitamin- und mineralreichen Schichten des Getreidekornes abzuschälen und separat als Viehfutter zu verwerten. Ebenso wird heute der Getreidekeimling bei diesem Mahlprozeß entfernt, denn der Getreidekeimling enthält mit allen für das Leben notwendigen Vitalstoffen und Vitaminen auch das als Heilmittel bekannte Keimöl. Da aber ein gemahlenes Getreidemehl mit Keimölen nicht dauerhaft haltbar ist, wird der Keimling entfernt. So kann man ein wertloses, weißes Mehl jahrelang aufbewahren, ohne daß es ranzig wird. Mit Beginn der modernen Mühlentechnik war die Hausfrau sogar stolz darauf, möglichst weißes Mehl im Haushalt zu haben, „wie die reichen Leute". Reste dieses veralteten weißen Mehlbewußtseins finden wir noch in der Mehlwerbung.
Der Autor Albert von Haller berichtet in seinem Buch „Macht und Geheimnis der Nahrung – Die Entdeckung der Grundlagen von Leben und Gesundheit", welche Irrwege die Forscher gingen, bis sie die wesentlichen unsere Gesundheit bestimmenden Bestandteile der Nahrung fanden. Dieses Buch erzählt die spannende Geschichte der Lebensmittelforschung der letzten 100 Jahre und ver-

mittelt uns damit die entscheidenden Grundlagen von Ernährungswissen. Deshalb empfehle ich Ihnen die Lektüre dieses sehr lebendig geschriebenen Buches. Sie werden es vor der letzten Seite nicht aus der Hand legen wollen.

Allein die Natur gibt uns die beste Anleitung für die richtige Ernährung. Verzichten wir auf die amputierten und „verfeinerten" Industrienahrungsmittel und wählen wir statt dessen frisches Obst und Gemüse, Samen und Nüsse, die nicht durch Industrieprozesse oder Tiefkühlung „aufgeschlossen" und „veredelt" worden sind. Ernähren wir uns naturbelassen und vielseitig, dann können wir kaum versehentliche Fehler machen. Beherzigen wir in der Ernährung doch einfach die folgende Empfehlung, frei nach Dr. med. M. O. Bruker:

Diese Nahrungsmittel sollten Sie meiden:

- Zucker und alle zuckerhaltigen Produkte,
- Auszugsmehle, Weiß- und Graubrot,
- Konserven, Tiefkühlkost,
- alle Arten von Fertignahrung, Fertigmüsli,
- raffinierte Fette und Öle, Margarine,
- alle Arten von industriell veränderten Nahrungsmitteln,
- Bohenkaffee, Schwarztee, Alkohol.

Lesen Sie dazu auch die Liste der „Nahrungsmittel, die unserer Gesundheit schaden".

Diese Lebensmittel sollten Sie essen:

- Frisches Obst (Mykosepatienten sollten aber süße Früchte meiden),
- frisches Gemüse,
- grüne Blattsalate,
- Getreideprodukte nur aus vollem Korn und Produkte, die aus frisch geschrotetem Getreide hergestellt worden sind, Vollkornbrot, aber nur eine Getreidemahlzeit täglich.
- unbehandelte Samen und Nüsse (Mykosepatienten müssen mykotoxinhaltige Produkte meiden),
- kaltgepreßte Öle, Butter.

Essen Sie zu einer Mahlzeit nur einzelne der empfohlenen Lebensmittel. Wechseln Sie den Speiseplan täglich, dann ernähren sie sich ausgewogen. Lesen sie dazu auch die Liste der „Lebensmittel,

die unserer Gesundheit dienen". Außerdem enthalten die Rezepte im letzten Teil dieses Buches viele Anregungen. Die Autorin des Rezeptteiles, Waltraud Wasserberg, war selbst an Mykosen erkrankt. Sie hat die Rezepte mit ihrer Erfahrung als Kochbuch-Autorin zusammengestellt.
Beim Einkauf von Lebensmitteln sollten Sie immer eine klare Antwort darüber verlangen, wie die Lebensmittel erzeugt worden sind. Kann der Händler eine Garantie darauf geben, daß keine Pestizide oder künstlichen Dünger verwendet wurden, daß die Lebensmittel nicht bestrahlt oder gentechnisch erzeugt wurden? Reformhäuser und Naturkostladen haben sich zum Erzeugernachweis verpflichtet. Das bedeutet, daß man Ihnen die Adresse des Erzeugers nachweisen kann, so daß Sie aufgrund des Etikettes an der Ware nachprüfen können, ob der betreffende Erzeuger sich der Kontrolle des ökologischen Landbaues unterzogen hat.
Beachten Sie aber: Sie erreichen nicht viel, wenn Sie die Richtlinien für eine gesunde Ernährung einhalten aber Ihre Darmträgheit nicht beseitigen. Genauso sinnlos ist es, für eine gute Ausscheidung zu sorgen, aber die Ernährung zu vernachlässigen. Gehen Sie Ihr Gesundheitsziel konsequent an. Sie werden mit einer starken Immunkraft belohnt und kaum noch Lebenstage durch Krankheit verlieren.

Eine Umstellung der Ernährung ist für viele Menschen eine schwierige Sache, vor allem dann, wenn die Famlie nicht mitspielt, obwohl alle den großen Nutzen davon hätten. Eine vollwertige Ernährungsweise zu praktizieren kann sehr verlockend sein, weil Sie völlig neue Genüsse kennenlernen werden, von denen Sie vorher nichts ahnen konnten. Ich empfehle Ihnen, das Ernährungsproblem mit einer Gesundheitsberaterin aus Ihrer Nähe zu besprechen. Adressen finden Sie im „Gesundheitsberater- und Therapeuten-Adreßbuch", Unikat-Verlag. Gesundheitsberaterinnen bieten meist auch Seminare in Vollwerternährung an. Ein solches Seminar sollten Sie gemeinsam mit Ihrem Partner besuchen, denn es geht dabei nicht nur um die Zubereitung, sondern vor allem auch um die Hintergründe dieser für viele Menschen neuen Ernährungsweise.

Was sind Lebensmittel, was sind Nahrungsmittel?

Prof. Werner Kollath gibt die Antwort auf diese Frage in seinem Buch „Die Ordnung unserer Nahrung". Der grundsätzliche Unterschied zwischen lebender und toter Nahrung erlaubt es, diese beiden Gruppen auch namentlich zu bezeichnen:

lebende Nahrung = **Lebens**mittel
tote Nahrung = Nahrungsmittel

Der Unterschied zwischen Lebensmitteln und Nahrungsmitteln läßt sich mit der folgenden Tabelle nach Kollath deutlicher machen:

Lebensmittel	**Nahrungsmittel**
sind	sind
„lebend"	„tot"
sie sind	sie sind
natürlich bzw. mechanisch	erhitzt, komserviert, bestrahlt
oder fermentativ aufgeschlossen	präpariert
aufgeschlossen	
Lebensmittel **sind**	**Nahrungs**mittel **sind**
reich an Biophotonen	arm an Biophotonen

Das deutsche Lebensmittelgesetz kennt diese Unterscheidung nicht. Nach dem Gesetz gehören Tabak und Alkohol zu Lebensmitteln.

Die mit Agrarchemikalien (Pestizide, künstliche Düngemittel) sowie mittels der Gentechnik erzeugten und verfremdeten Produkte sind kaum noch zu den Lebensmitteln zu rechnen. Das Prädikat „Lebensmittel" verdienen nur erntefrische Produkte aus der kontrolliert ökologischen Erzeugung oder aus dem eigenen Garten.

Nahrungsmittel, die unserer Gesundheit schaden

Die alte Ernährungslehre sieht in den Lebensmitteln nur Träger von Nährstoffen, Vitaminen, Spurenelementen und Mineralstoffen und bewertet sie nach ihrem Gehalt an Kalorien (Joule). Die neue Ernährungslehre sieht die Lebensmittel auch als Träger der Ordnungs-Information für Aufbau und Gesundheit des Zellenstaates unseres Körpers.

Meßbar ist der Informationsgehalt in Form von Biophotonen, die in Abhängigkeit von der Lebendigkeit eines Lebensmittels im physikalischen Labor (Dr. Fritz Popp) nachweisbar sind. Fabrikatorisch oder in der Küche durch Erhitzen, Auslaugen und Lagerung denaturierte Nahrungsmittel sind keine Lebensmittel mehr, weil sie ihrer Lebenskraft beraubt sind. Wie von Haller in seinem Buch „Gefährdete Menschheit" nachweist, wirken die so denaturierten Nahrungsmittel negativ genverändernd auf die nächste Generation.
Die meisten davon sind, regelmäßig genossen, unserer Gesundheit direkt schädlich, beispielsweise:

1. Alle Arten von Fabrikzucker (und alle daraus und damit hergestellten Produkte), z. B.:
   - weißer und brauner Zucker
   - Traubenzucker
   - Fruchtzucker

   (Bei Mykosen-Infekt zusätzlich meiden: Süßes Obst, wie Weintrauben, Bananen, Pfirsiche)

2. Alle Arten von Auszugsmehlen/Gries (und alle daraus und damit hergestellten Produkte), z. B.
   - Weißbrot und Brötchen
   - Graubrot
   - Pseudo-Vollkornbrot (mit Zuckercoleur gefärbt)

3. Raffinierte Fette und Öle
   - alle Margarinearten, außer Reform-Margarine

4. Säfte aus Obst und Gemüsen, insbesondere solche aus Fabrikherstellung (Es gibt kein Tier, das seine Lebensmittel erst auslutscht oder auskaut und dann wegwirft.)

5. Alle Tierprodukte (außer Butter und unerhitzte Sahne, diese ist auch bei Mykosen zu meiden)

6. Alle Genußgifte (Deren Giftwirkung besteht neben ihrem Gehalt an Schadstoffen, unter anderem in ihrer Wirkung als Säurebildner):
   - Alkoholika (Alkohol ist zusätzlich ein starkes Zellgift, das auch das Gehirn angreift)
   - Tabak und alle Nikotin- und Teergifte
   - Kaffee
   - Schwarzer Tee
   - Kakao
   - Coca Cola und alle anderen Getränkeprodukte der Industrie

Die obengenannten Schadstoffe entfalten ihre gesundheitsschädliche Wirkung vor allem bei Dauergenuß.

Es ist sicherer, in den Folgen belohnender und zudem der Menschen würdiger, durch Selbsttätigkeit die Gesundheit soweit wie möglich zu entwickeln und zu erwerben, als sie, wenn sie verloren, allein in passivem Hilfesuchen von der Natur oder aus der Apotheke zu erwarten.

Moritz Daniel Schreber

Welche Lebensmittel sind unserer Gesundheit dienlich?

Unsere Lebensmittel sollen unsere Heilmittel sein. Aber nur reine Lebensmittel sind Heilnahrung. Deshalb bevorzugen wir Lebensmittel aus dem eigenen, natürlich biologisch gepflegten, Garten oder aus kontrolliert ökologischer Erzeugung, denn: Diese so erzeugten Lebensmittel sind vitalstoffreicher, geschmackvoller, haltbarer und mit der geringeren Giftbelastung gesünder, als Lebensmittel der chemisierten Landwirtschaft.
Essen Sie möglichst nicht vielerlei durcheinander, beherzigen Sie möglichst die Regeln der Trennkost. Bei allergischen Reaktionen auf Lebensmittel testen Sie aus, welches Sie nicht vertragen. Dafür sind Tagebuchaufzeichnungen über die Art der eingenommenen Mahlzeiten mit den darauf folgenden körperlichen Reaktionen nützlich. Unserer Gesundheit sind dienlich:

1. Gemüse und Salate:
   a. Wurzelgemüse (Möhren, Topinambur, Rettiche, Rote Bete) besonders basenreich
   b. Knollengemüse (Kohlrabi, Sellerie)
   c. grüne Blattgemüse (alle Kohlarten, Kresse, auch Sauerkraut bei Mykosen)
   d. Fruchtgemüse (Tomaten bei Rheuma eher meiden)
   e. Stengelgemüse (Rhabarber, Stangensellerie)

2. Würz- und Wildkräuter: z. B. Brennessel, Beinwell, Löwenzahn, Schafgarbe, Sauerampfer

3. Obst: Vor allem aus heimischer Erzeugung (Bei Mykosen: kein süßes Obst)
   Bei Arthritis meiden: Zitrusfrüchte, Pfirsiche, Weintrauben, Ananas.

4. Getreide: (diese verzehren wir auch gekeimt*, deshalb als keimfähiges Vollkorn kaufen)
   - Dinkel, Hafer, Weizen, Roggen
   - Naturreis, Buchweizen, Amaranth, Quinoa

- Hirse, diese ist besonders zu empfehlen bei Arthrose, Gicht und Rheuma.

5. Samen: (diese verzehren wir auch gekeimt*)
   - Alfalfa (Luzerne), Kleesamen, Kresse, Sonnenblumen
   - Senf, Rettich

6. Nüsse: z. B. Wal- und Haselnüsse, Mandeln

7. Ölfrüchte: (diese können wir auch gekeimt* verzehren)
   - Sonnenblumenkerne
   - Kürbiskerne
   - Sesam (hat einen Calziumgehalt von ca. 780 mg pro 100 g)

8. Hülsenfrüchte: (diese verzehren wir auch gekeimt*)
   - Erbsen, auch grüne Erbsen und Schoten
   - Linsen
   - Mungbohnen
   - Sojabohnen

9. Naturbelassene Fette: z. B. Butter, kaltgepreßte Öle.

*) Bei Erkrankung an Mykosen wird oft vor dem Verzehr von Sprossen und Keimen gewarnt, weil sich beim Keimprozeß in der Küchenwärme natürlich neben allen anderen Mikroben auch Pilze entwickeln. Über deren Schädlichkeit gibt es sehr unterschiedliche Meinungen. In einer bestimmten Erkrankungssituation ist Vorsicht gewiß angebracht. Wollten wir uns aber vor allen möglichen Infekten schützen, so müßten wir sofort mit Atmen aufhören, denn auch die Luft ist voller Mikrobenkeime. Das Leben ist nicht keimfrei. Außerdem: Für einen gesunden Organismus ist Rohkostgenuß Immuntraining.

Vorteile der Rohkost und ihre Wirkungsursachen

- Die Vorteile und positiven Wirkungen der Rohkost können sich nur bei Verzehr von frischer und naturbelassener Rohkost aus kontrolliert ökologischer Erzeugung zeigen, weil solche Lebensmittel die geringste Belastung von Agrarchemikalien aufweisen.
- Leichtere Verdaulichkeit zeigt sich in der kürzeren Verweildauer von Rohkost von maximal 30 Minuten im Magen, gegenüber Kochkost von mehreren Stunden.
- Erheblich geringerer Mengenbedarf bis zur Sättigung.
- Steigerung der körperlichen Leistungsfähigkeit durch Rohkost z. B. bei Ausdauersportarten. Dr. Brauchle schreibt, daß die Sieger im Langstreckenlauf meist Rohköstler und Vegetarier sind.
- Eisen ist aus pflanzlicher Rohkost (Spinat, andere Blatt- und Wurzelgemüse) vom Körper leichter auszuwerten als von Kochkost und Fleisch oder anderen Tierprodukten.
- Kalzium in pflanzlicher Rohkost ist vom Körper sehr gut auswertbar (besonders bei Sesam, Nüssen, Blattsalaten, Wurzelgemüse).
- Alle Aminosäuren = Eiweißbausteine sind in pflanzlicher Rohkost enthalten. Damit ist die bei Fleischverzehr übliche Eiweißüberfütterung unmöglich.
- Gemüse und Obst, Nüsse und Samen enthalten alle Vitamine, Spurenelemente, Mineralstoffe und noch nicht erforschte Wirkstoffe in reichlicher Menge und in leicht verdaulicher Form.
- Pflanzliche Rohkost enthält keine unnatürlichen Reizstoffe.
- Steigerung aller Lebensfunktionen durch Vollwertigkeit der Rohkost.
- Wer einen hohen Anteil Rohkost verzehrt, kann weniger schädliche Zivilisationskost essen = Rohkost verdrängt Schadkost.
- Mit Rohkost führen wir uns feinstoffliche Biophotonen-Energie zu, die nur in lebenden Zellen nachweisbar ist. (Dr. Fritz Popp)
- Nahrungsaufnahme bedeutet Informationsaufnahme für die Körperzellen: Rohkostverzehr = Ordnungstherapie = Heilnahrung.
- Denaturierte Nahrung = Aufnahme von Chaos-Information = Krankmacher.

Basenreiche Lebensmittel bevorzugen

In diesem Buch wurde immer wieder darauf hingewiesen, daß Übersäuerung der Nährboden ist, auf dem die Zivilisationskrankheiten entstehen. An anderer Stelle wurde schon erklärt, daß sich durch Übersäuerung Schlacken im Bindegewebe bilden. Dr. H. G. Schmidt hat einmal ausgerechnet, daß ein Mensch, der in seinem Leben täglich nur ein Gramm an Schlacke im Körper zurückhält, also nicht ausscheidet, in 50 Jahren rund 18 kg an Schlacken mit sich herumschleppt. So bestehen manche Menschen zum großen Teil aus Schlacken.

Unsere täglichen Mahlzeiten sollten zu 80 Prozent aus basenbildenden und zu höchstens 20 Prozent aus säurebildenden Lebensmitteln bestehen. Wenn Sie sich aber nach den Empfehlungen dieses Buches mit 60 bis 100 Prozent Rohkost ernähren, brauchen Sie darauf weniger zu achten. Wer es dennoch genauer wissen will, schaut in der folgenden Tabelle nach.

Basenbildende Lebensmittel sind mit einem + versehen, säurebildende mit einem –. Die davor stehende Zahl gibt den ungefähren Wert an basischer bzw. saurer Wirkung an.
Es ist nicht entscheidend, ob das betreffende Lebensmittel sauer schmeckt, denn es kommt darauf an, ob es bei der Verstoffwechselung im Organismus basen- oder säurebildend ist.

Pflanzliche Lebensmittel roh		
Äpfel	1 +	
Apfelsine	9 +	
Banane	4 +	
Blumenkohl	3 +	
Bohnen, weiße	12 +	
Feldsalat	5 +	
Erbsen	5 +	
Getreide		10 –
Grünkohl	4 +	
Gurken	31 +	

Haselnüsse		1–
Kartoffeln	7 +	
Kopfsalat	14 +	
Linsen	6 +	
Möhren	9 +	
Pfifferlinge	4 +	
Reis		5 –
Rotkohl	6 +	
Rosenkohl		10 –
Sauerkraut	7 +	
Schnittbohnen	10 +	
Spinat	13 +	
Steinpilze	4 +	
Tomaten	14 +	
Walnüsse		8 –
Weißkohl	8 +	
Zitrone	4 +	
Zwiebel	3 +	
Verschiedene Nahrungsmittel		
Eier		22 –
Fisch		20 –
Fleisch, Rind		37 –
Fleisch, Schw		12 –
Käse		19 –
Quark		17 –
Nudeln		5 –
Zucker		6 –

Tue das Vollkommenste, was durch Dich möglich ist.
Kant.

Kaufen Sie nichts was Sie krank macht!

Während sich medizinische Wissenschaftler noch über die Unheilbarkeit vieler sogenannter chronischer Erkrankungen streiten, während man über die niedrige Zahl von roten Blutkörperchen theoretisiert oder nach einem Virus, nach einem Bakterium oder nach einem anderen Mikroorganismus oder sonst einem körperlichen Ungleichgewicht sucht, die den Körper veranlassen, sich selbst anzugreifen und während man selbstverständlich auch nach der Medizin sucht, um den Angriff abzuwehren, gesunden täglich viele Menschen durch einfache Fastenkuren, durch Regelung und Ordnung ihrer Verdauung und Ausscheidungsfähigkeit, durch eine der Natur des Menschen gemäße Auswahl und Zubereitung von Lebensmitteln.

Für alle diese ehemaligen Patienten hat es sich gelohnt,

- bereit zu sein, bestimmte Nahrungsmittel, die sie gewöhnt waren, aber die zu ihrer Erkrankung beigetragen haben, aufzugeben,
- bestimmte Lebensmittel, die sie früher seltener gegessen haben, als festen Bestandteil ihrer Mahlzeiten einzunehmen,
- bereit zu sein, täglich einige Minuten einfache körperliche Übungen zu machen oder zu gehen, um die Durchblutung der geschwächten Körperteile zu fördern.
- ihr Augenmerk auf die geregelte Ausscheidung zu richten.

Für alle gesundheitlich glücklich und zufriedenen ehemaligen Patienten hat es sich gelohnt,

- den Verbrauch von alkoholischen Getränken, Bohnenkaffee und Schwarztee zumindest über die Genesungsphase hinweg aufzugeben,
- den Verzehr von Weißmehlerzeugnissen und Zuckerwaren durch den Genuß von frischem Obst und Gemüse zu ersetzen,
- den Verzehr von Nahrungsmitteln aus Konserven einzustellen und gegen Frischkost-Genuß einzutauschen,
- den Verzehr aller Nahrungsmittel einzustellen, die durch sogenannte Lebensmittel-Zusatzstoffe entwertet worden sind,

- die Mahlzeiten nicht mehr mit hohen Vitaminverlusten totzukochen, sondern Gemüse schonend bißfest zu dünsten oder möglichst roh zu verzehren;
- Limonaden und andere gezuckerte oder industriell hergestellte Getränke zu meiden.

Dies alles einzuhalten hat sich für alle Patienten gelohnt, zumindest bis zu ihrer Heilung oder Rückgewinnung ihrer Beschwerdefreiheit. Und die alten Gewohnheiten haben sie nur mit dem Risiko der Wiederkehr der alten Beschwerden gelegentlich wieder aufgenommen, sind dann aber fast immer wieder zur gesundheitsfördernden Lebensweise zurückgekehrt. Überschäumender Lebensgenuß und ungehemmte Lebensfreude ist doch nur ohne Schmerzen und ohne krankhafte Behinderung möglich.

Wir haben die Wahl zwischen Krankheit und Gesundheit

Wir haben die Wahl zwischen industriell veredelten und mit allen möglichen Giften überfrachteten Nahrungsmitteln einerseits und den Leben und Gesundheit spendenden natürlichen Lebensmitteln.

Wir haben die Wahl, unseren Körper weiterhin durch Nahrungsmittel mit Zusatzstoffen zu verunreinigen oder mit reinen Lebensmitteln aus kontrolliert ökologischer Erzeugung rein und damit gesund zu erhalten.

Wir haben die Wahl, in unseren überheizten Räumen hocken zu bleiben oder an der frischen Luft die Sonne zu genießen und uns Bewegung zu verschaffen.

Wir haben die Wahl, unseren Mitmenschen mißmutig unsere Krankengeschichte zu erzählen oder uns den Weg zu unserer Genesung auszumalen und von unseren gesundheitlichen Zielen zu träumen, um sie um so schneller zu erreichen.

Lesen Sie das Kapitel „Giftsprayer im Kaufhaus" in dem Buch „So besiegte ich Arthrose, Gicht, Rheuma, Infekte und Verstopfung" und Sie werden verstehen, warum ich Sie vor dem Nahrungsangebot in den Supermärkten warne und Ihnen Naturkostläden und Reformhäuser oder den ökologischen Landwirt als Einkaufsquelle für Ihre Lebensmittel empfehle.

Kaufen wir nicht mehr, was uns krank macht!

Der menschliche Körper wird heute leider als Endlager für alle möglichen industriellen Chemikalien mißbraucht und der unwissende Verbraucher gibt sein sauer verdientes Geld noch aus für die Sachen, die ihn krank machen. Auch ich war einmal einer dieser verirrten Ernährungs-Analphabeten.

Der menschliche Körper hat aber nur ein begrenztes Fassungsvermögen für die naturfremden Industriegifte, die in vielen Nahrungsmitteln versteckt sind. Auch die Kleidung verursacht durch „chemische Ausrüstung" und „Veredelung" häufig Allergien, ebenso wie die modernen Wohn- und Büromöbel, die Formaldehyd und andere Schadstoffe ausdünsten. Die Verschmutzung der Luft und des Trinkwassers ist eine schlimme Zugabe. Wir haben uns das alles mit unserer Konsumgier eingebrockt. Dabei haben wir als Verbraucher Macht genug, die Wirtschaft und die gesamte Gesellschaft in eine ökologische und lebensfreundliche Richtung zu bringen. Kaufen wir nicht mehr, was uns krank macht. Lassen wir im Regal der Supermärkte stehen, was uns und die Umwelt schädigt. Investieren wir nur noch in Produkte, die langfristig umweltverträglich sind und unsere Gesundheit fördern. Wir haben die Wahl.

Ab heute aber sind Sie, liebe Leserin und Sie lieber Leser, nicht mehr unwissend. Deshalb werden Sie gewiß ab heute die Verantwortung für Ihre Gesundheit übernehmen und die entsprechenden Entscheidungen für sich und für Ihre Familie treffen. Nun können Sie nicht mehr sagen: „Das habe ich nicht gewußt."

Ist Ihnen dieser Preis der guten Wahl für Ihre und Ihrer Familie Gesundheit zu hoch?

Dein Handeln und allein Dein Handeln bestimmt Deinen Wert.

Fichte

Genesung ist Ihr Ziel

Vielleicht wurden Sie durch die vielen Einzlheiten der verschiedenen Therapiestrategien und Patientenberichte verwirrt, weil Sie den „Roten Faden“ nicht gleich erkennen konnten, der eigentlich allen erfolgreichen Therapien gemeinsam ist. Erkennen Sie, worauf es ankommt, nämlich die uns von der Natur zugedachte Immunkraft können wir nur dann aufbauen und erhalten, wenn wir der Natur des Menschen gemäß leben. Ein solches Leben ist erfreulich und vielleicht erscheint es Ihnen manchmal zu einfach.

Sie möchten wieder Freude am Leben gewinnen. Zu Ihrer neuen Lebensstrategie gehört deshalb, nachteilige Gewohnheiten abzulegen, nämlich indem Sie vor allem in der Genesungsphase die Heilkost-Rezepte in diesem Buch nutzen oder einfacher

- zum Frühstück und bis 12 Uhr vorrangig Rohkost verzehren, in Form von nicht zu süßem, aber reifem Obst oder Gemüse, wobei Wurzelgemüse besonders mineralreich ist. Von rohen und deshalb gehaltvollen Lebensmitteln benötigen Sie normalerweise weniger als von den totgekochten und industriell entwerteten Sachen.
- zu den übrigen Mahlzeiten vorab mindestens 1/3 frische Salate, Obst oder andere Rohkost verzehren, dabei die Ihrer Gesundheit unzuträglichen Nahrungsmittel meiden.
- Essen Sie häufiger rohes Sauerkraut oder die verschiedenen Kohlarten roh, indem Sie sich einfach eine Scheibe davon abschneiden. Versuchen Sie Gefallen an Rote Bete zu finden. Gründlich kauen!
- als Getränk zwischen den Mahlzeiten reichlich Wasser oder Kräutertees, aber keinen Kaffee, keinen Schwarztee, keine Industriesäfte, keine anderen Industriegetränke zu sich nehmen,
- Weißmehlprodukte, Süßigkeiten, Bohnenkaffee und alkoholische Getränke meiden.
- sich einen Naturkostladen oder einen Ökobauern für die Versorgung mit giftfreien Lebensmitteln suchen.
- ausscheidungsbewußt leben, beispielsweise bei der Ernährung auf geregelte Verdauung achten.

- täglich Ihr Bewegungsprogramm möglichst an der frischen Luft praktizieren, zumindest eine Stunde gehen, wenn Sie das ohne Beschwerden tun können. Oder Sie praktizieren einfach ein bewährtes Gymnastikprogramm, beispielsweise „Die fünf Tibeter".

Gesundheit ist nicht alles – aber ohne Gesundheit ist alles nichts!
Deshalb: Sie wollen nicht nur gesund werden, sondern jetzt auch eine Grundlage für Ihre Gesundheit im Alter legen, denn in Siechtum und Hilflosigkeit wollen sie nicht verfallen. Deshalb ist jetzt die gesunde Lebensweise Ihr Hobby.

Messen Sie alle Lebensmittel-Angebote mit dem strengen Maßstab der Naturbelassenheit und Gesundheit. Lassen Sie alles andere liegen. Alles, was eine Kartonverpackung hat und wofür geworben wird, ist meist ungesund, weil es durch die Industriebearbeitung entwertet wurde.

Messen Sie alle Neuerungen der Nahrungsindustrie, Nahrungsmittel und Getränke, mit dem Maßstab naturgemäßer Lebensführung, denn in Industrieprodukten lauern Gifte, die nicht immer deklariert sind. Seien Sie dankbar dafür, daß Sie den ganzen Kram nicht brauchen und stehenlassen können.

Sind Sie irgendwo eingeladen, müssen Sie nicht mithalten. Sagen Sie der Gastgeberin möglichst schon, sobald Sie dic Einladung erhalten haben oder bestätigen, daß sich die Dame des Hauses nicht wundern soll, wenn Sie sich aus gesundheitlichen Gründen nur den naturbelassenen Gerichten zuwenden können und als Getränk sich mit Wasser oder Kräutertee begnügen. Sagen Sie, daß Sie auch ohne alkoholische Getränke gute Laune haben werden usw. Man wird Verständnis für Sie haben.

Wählen Sie auch in Restaurants nach Ihrem gesundheitsbewußten Maßstab aus. Auch falls Sie die anderen Tischgenossen necken, denken Sie: „Wer zuletzt lacht, lacht am besten," sagte schon Jean-Pierre Claris de Florian. Lassen Sie sich auf keine Diskussion mit Uneinsichtigen ein, denn Missionar zu sein ist ein undankbares Geschäft.

- Parallel zu Ihrer Heilkost nehmen Sie die von Ihrem Arzt verordneten Mykosen-Medikamente pünktlich und konsequent.
- Praktizieren Sie die Grundsätze der Hygiene besonders gründlich.
- Bewegen Sie sich täglich an der frischen Luft.

Aus Erfahrung wissen Sie: Gesundheit müssen wir uns täglich verdienen und dafür etwas tun.

Lesen Sie dieses Buch immer wieder durch, denn jedesmal fallen Ihnen neue Anregungen auf. Schöpfen Sie immer wieder neuen Mut aus den Heilberichten der Therapeuten. Bleiben Sie bei Ihrem Ziel. Wenn Sie mehr für Ihre Gesundheit tun müssen, so tun Sie es.

Vielleicht lesen sie auch mein Erfolgsbuch „So besiegte ich Arthrose, Gicht, Rheuma, Infekte und Verstopfung“, Band I. Darin erzähle ich auch, wie ich Prostata-Beschwerden und andere Wehwehchen los geworden bin. Dieses Buch enthält eine genaue aber sehr einfache Anleitung für die Wiedergewinnung der Immunkraft und der Gesundheit überhaupt. In Band II des gleichen Titels lesen Sie Berichte über 40 Heilerfahrungen, unter anderem auch über die erfolgreiche Rohkosttherapie der schwedischen Ärztin Dr. med. Kirstine Nolfi.
Die Heilung sogenannter „unheilbarer“ Erkrankungen wird am Beispiel von Arthrose, Gicht und Rheuma in dem Buch „So besiegte ich Arthrose, Gicht, Rheuma, Infekte und Verstopfung“ erläutert.

Wünschen Sie sich mehr? Auch Sie können Ihr Ziel erreichen!

Du kannst Dich in einen unglücklichen und depressiven Zustand des Wohlbefindens denken.
Ist Dir jemals bewußt geworden, daß Du Dich auch in Gesundheit hineindenken kannst, in Wohlergehen und Erfolg?
Das alles kannst Du, wenn Du an das Gesetz des Lebens glaubst und es richtig anwendest.

Ernest Holmes

Gegensätze in den Therapiegrundsätzen?

Hat sich eine Mykose an oder in Ihrem Körper entwickelt, so haben Sie selbst dafür die Voraussetzungen durch Ihre Lebensweise geschaffen, indem Sie das ideale Milieu für die Pilze hergestellt haben. Sinngemäß wäre Heilung durch eine Milieuveränderung möglich. Voraussetzung dafür ist eine konsequente Umstellung Ihrer Lebensweise. Damit würden Sie der Mykose die Lebensbasis, also die Ursache für ihre Entwicklung entziehen. Oft aber haben sich Pilze so fest eingenistet, daß sie nur durch eine zusätzliche medikamentöse Behandlung zu beseitigen sind. Behandlung mit Medikamenten ist immer nur eine Symptombehandlung. Deshalb kommt es zwangsläufig zu Rückfällen, wenn das im und am menschlichen Körper den Pilzen gebotene Milieu nicht durch eine der Natur des Menschen gemäße Lebensweise umgestellt wird.

Beim Lesen der Therapiestrategien der einzelnen Autoren in diesem Buch wird der Leser viele Gemeinsamkeiten feststellen, aber auch auf scheinbar offensichtliche Gegensätze in den Empfehlungen stoßen.

So empfiehlt beispielsweise Christa Schröder in ihrem Beitrag der Selbsthilfegruppe für Pilzerkrankungen, Getreide zu meiden. Ich habe die Autorin gefragt, warum sie zu dieser Empfehlung kommt, vor dem sonst als sehr gesund gepriesenen Getreide zu warnen. Getreide gehört seit mehr als rund 10.000 Jahren in aller Welt zu den wichtigsten Nahrungsmitteln. Bei der Antwort von Christa Schröder kam zutage, daß die Autorin nicht das Getreide selbst gemieden sehen möchte, sondern die normalerweise von Natur aus dem Getreide häufig anhaftenden Mykotoxine, die bei manchen Menschen allergische Reaktionen auslösen können. Deshalb empfiehlt die Autorin Getreideerzeugnisse, deren Verzehr nach ihrer Erfahrung weniger oder keine Probleme bereitet. Dies muß allerdings jeder Betroffene selbst herausfinden. Dieses Herausfinden problematischer Lebensmittel kann jeder leicht selbst nach dem Prinzip der Rotationsdiät durchführen. Dabei wird so vorgegangen, daß man zu einer Mahlzeit nicht mehrere Lebensmittel gemischt zu sich nimmt, sondern pro Mahlzeit nur eines und dann von Mahlzeit zu Mahlzeit wechselt und den Kreis der Lebensmittel so langsam erweitert. Das gleiche Lebensmittel sollte dann jeweils vier Tage lang gemieden werden. So läßt sich an den folgenden oder ausbleibenden körperlichen Reaktionen feststellen, welches Lebensmittel Beschwerden verursacht oder welches sehr gut vertragen wird. Dabei ist mit Tagebuchaufzeichnungen genau festzuhalten, an welchem Tag, zu welcher Tageszeit welches Lebensmittel gegesssen worden ist. Gleichzeitig notiert man die Art der körperlichen Reaktion und kann dann feststellen, bei welchen Nahrungsmitteln eine körperliche Reaktion erfolgt.

Eine weitere scheinbar offensichtlich allen bisherigen Erkenntnissen gegensätzliche Empfehlung ist die Warnung vor dem Verzehr von Rohkost. Bekanntlich gehören rohe, nämlich naturbelassene Lebensmittel, seit Bestehen der Menschheit zu den Leben erhaltenden, gesündesten Nahrungsmitteln. Hinzu kommt, daß gerade eine basenreiche Rohkost durch Förderung einer gesunden und damit abwehrstarken Darmflora den Mykosen entgegenwirkt.
Manche Therapeuten begründen ihre Ablehnung der Rohkost damit, daß viele Menschen Rohkost nicht mehr vertragen würden, weil sich nach Rohkostverzehr Alkohol im Verdauungstrakt bilden würde.
Dies trifft wohl zu, wenn der Rat mancher Ärzte befolgt wird, nämlich „viel" Rohkost zu essen. Richtig ist es dagegen, nicht „viel" Rohkost zu verzehren, sondern statt der denaturierten Nahrung eine etwa gleiche oder etwas geringere Menge an Rohkost zu verzehren. Da Rohkost vitalstoffreicher ist als Kochkost, braucht der Mensch von der Rohkost weniger. Häufig wird aber zu viel Rohkost gegessen. Außerdem: Bei Dr. M. O. Bruker in Lahnstein haben Gesundheitsberater gelernt, daß Rohkost naturgemäß nicht verträgt, wer auch Fabrikzucker- oder Weißmehlprodukte verzehrt. Die Folgen sind Fehlgärungen und Blähungen. Es liegt also nicht an der Rohkost, wenn sie nicht richtig vertragen wird, sondern am falschen Umgang mit der Rohkost. Viele Menschen verschlingen die Rohkost nämlich genauso ungekaut, wie sie vorher die schlüpfrige Kochkost heruntgergeschlungen haben. Tatsächlich kann falsch angewandte Rohkost statt Heilnahrung zum Krankmacher werden. Einzelheiten dazu habe ich in dem Kapitel „Heilnahrung Rohkost" in Band I meines Buches „So besiegte ich

Arthrose, Gicht, Rheuma, Infekte und Verstopfung", Unikat-Verlag, ausführlich erläutert. In Band II des gleichen Buches in dem Kapitel der Ärztin Kirstine Nolfi, „Rohkost als Heilnahrung", lesen Sie acht Berichte über Heilerfahrungen mit Rohkost bei Asthma, Polyarthritis, Rheuma bis zu Krebs.

Lassen Sie sich also nicht verwirren, wenn Therapeuten Empfehlungen geben, die einer naturkonformen Betrachtungsweise auf den ersten Blick zu widersprechen scheinen. Oft steckt hinter einer gegensätzlichen Empfehlung eine persönliche Erfahrung und es ist wichtig, die dahinterstehende Begründung zu erfahren, damit man nicht fehlgeleitet wird.
Wenn Sie also Getreide in Maßen genossen vertragen, das heißt nicht mehr als eine Getreidemahlzeit täglich, dann können Sie ohne negative Folgen weiterhin Getreide verzehren. Davon unabhängig kann es jedoch sinnvoll sein, probeweise für einige Tage den Verzehr von Getreide zu unterbrechen, vor allem um zu überprüfen, ob der Körper auf diese Unterbrechung vielleicht doch positiv reagiert. Dasselbe gilt für den Verzehr von Rohkost. Wenn Sie also auf eine auf den ersten Blick unverständliche Empfehlung stoßen, dann geben Sie sich damit nicht zufrieden, sondern hinterfragen Sie die Argumentation. Versuchen Sie die Begründung in Erfahrung zu bringen, denn oft ergeben sich neue und interessante Gesichtspunkte.

Nahrung als Heilmittel

Daß die Nahrung das Grund- und Haupttheilmittel ist, war Wissensgut aller alten Kulturen. Von Hippokrats, dem bedeutendsten Arzt der Antike und Vater der Heilkunde, stammt der Ausspruch:

Arznei ist Nahrung und Nahrung ist Arznei.
Hippokrates (um 460 v. Chr.)

Die antike Philosophie verkündete auch:

Der Mensch ist, was er ißt.

Teil 2

Therapeuten und Patienten berichten, wie sie Mykosen besiegen

Hat ein Mensch nachlässig gelebt, daß heißt, nicht „der Natur des Menschen gemäß" und haben sich aufgrund dieser Lebensweise Mykosen einmal am oder im Körper eingenistet, so sind sie nur äußerst schwierig ohne spezielle Maßnahmen zu entfernen. Solche Maßnahmen sind, neben einer der Natur des Menschen gemäßen Lebensweise, hauptsächlich Symptombehandlungen, wie sie in den folgenden Beiträgen dargestellt werden.
Ursächlich wirksam wäre eine „der Natur des Menschen gemäße Lebensweise", die im menschlichen Körper ein Milieu aufrecht erhält, das den feindlichen Mikroben von vornherein keine Entwicklungsmöglichkeiten bietet. Die Umstellung auf eine solche Lebensweise und deren Beibehaltung ist Voraussetzung für eine dauerhafte Heilung von Mykosen und für die Widerstandsfähigkeit gegen alle möglichen Infektionen.

Ingo F. Rittmeyer

Erfahrungen mit Mykosen in einer Gemeinschaftspraxis

Dr. med. Hermann-Josef Simonis, Dr. med. Angelika Simonis, Zell

In unserer allgemeinärztlichen Praxis nehmen Krankheiten wie Fußpilz, Nagelpilz und Darm- und Genitalmykosen in den letzten Jahren deutlich zu. Es gibt kaum noch ältere Menschen, die nicht einen Pilz an den Großzehnnägeln aufweisen. Aber auch bei jüngeren Patienten, die Sport treiben und sich häufig mit alkalischen Seifen duschen, nehmen die Pilzerkrankungen deutlich zu. Noch häufiger klagen Patienten über chronischen Juckreiz und teilweise chronischen Ausfluß in den Gehörgängen. Diese Gehörgangserkrankungen sind meistens Mischinfektionen mit überwiegender Pilzbeteiligung.

Ein allgemeines Problem der heutigen Gesellschaft bei der zunehmenden Umweltbelastung ist die Gesunderhaltung der Grenzflächen des Körpers zur Außenwelt, d. h., der Haut und Schleimhäute, um das Eindringen von Bakterien, Viren und Pilzen zu verhindern. Sehr belastend für unsere Schleimhäute sind die heute üblichen, übertriebenen hygienischen Maßnahmen, wie zu häufiges Kopfwaschen, Duschgel-Benutzung und auch Anwendung von Seifen im Genitalbereich. Durch Entfetten der Haut und Störung der Bakterienflora unserer Haut und Schädigung des Säuremantels werden diese Grenzflächen anfälliger für Infektionen. Die Entfettung und Störung des Säuremantels durch Shampoons, welche auch in den Gehörgängen wirken, bei eventuell gleichzeitig zu häufiger Entfettung der Haut durch Q-Tips, sind die Hauptursachen für die Bereitung eines Infektes. Durch die zu trockene Haut entsteht oft ein Juckreiz, weswegen mit dem Finger im Ohr gekratzt wird und entsprechende Erreger die vorgeschädigte Haut durchdringen können. Die nächste Schwachstelle ist der Genitalbereich, wo besonders im Anusbereich bei Vorbelastung durch Hämorrhoiden eine chronisch nässende Entzündung entsteht, die oft nur durch zusätzliche Pilzbehandlung ausheilen kann. In diesem Bereich spielt auch die Verschleppung von Darmpilzen eine wesentliche Rolle.
Die Füße stehen beim Duschen am längsten in den Seifenlösungen und werden dementsprechend durch das Wasser aufgeweicht

und die Haut wird entfettet. Da Sportler sehr oft Fußpilz haben, sind die entsprechenden Sanitäranlagen oft mit Pilzen belastet, wo auch Desinfektionsanlagen kaum mehr Abhilfe schaffen. Somit ist das Risiko heutztage sehr groß, sich in öffentlichen Anlagen Fußpilzinfektionen anzueigenen, die auch im häuslichen Bereich den anderen Familienmitgliedern weitergegeben werden. Über den meistens zwischen den kleinen Zehen entstehenden Pilzinfektionen, welche durch Feuchtigkeit und Wärme und durch den Anpreßdruck gefördert werden, entsteht dann später ein Nagelpilz. Ist die Pilzerkrankung erst in die Nägel fortgeschritten, fällt es schwer, diesen Bereich wieder zu sanieren, da die Nägel nicht durchblutet sind und Pilzmittel sehr schlecht in die Hornschicht penetrieren können.
Jahrelang wurden trockene, juckende und schuppige Hauterkrankungen der Kopfhaut nicht als Pilz erkannt und nur symptomatisch mit Cortisonlösungen behandelt. Erst seit wenigen Jahren kann die größte Anzahl dieser Kopfhauterkrankungen mit einem Pilzmedikament (Terzolin) ausgeheilt werden. Dies zeigt, daß die Diagnose einer Pilzerkrankung häufig sehr schwer fällt. Auch die Kopfhautpilzerkrankungen nehmen dank unserer übertriebenen Hygiene von Jahr zu Jahr zu.

Allgemein sollte man deshalb nicht unnötig seinen Hautsäureschutzmantel durch Seifen jeglicher Art überlasten. Meist reicht Duschen ohne Einseifungen. Auf jeden Fall sollte man sich nach dem Duschen möglichst durch pflanzliche Öle (z. B. Jojoba-Öl mit Vitamin E) die Haut rückfetten, wodurch ein Schutz gegenüber Erregern entsteht. Dieses Rückfetten sollte besonders auch im Gehörgang, am Darmausgang, im Genitalbereich und zwischen den Zehen geschehen. Die Füße sollten auch regelmäßig intensiv trokken gerieben werden, da Feuchtigkeit das Pilzwachstum fördert. Durch diese Maßnahmen habe ich persönlich trotz intensivem Sport in auswärtigen Hallen seit Jahren keinen Fußpilz mehr. Auch bei meinen Patienten hat sich diese vorsorgliche Maßnahme zum Schutz der Haut eindeutig bewährt.

Bekannt ist auch, daß längerer Aufenthalt im Wasser, besonders im Salzwasser, unsere Haut so stark aufweicht, daß Infektionen entstehen können. So nehmen die chronischen Gehörgangsentzündungen bei Hobbytauchern in den fernen Erholungsgebieten deutlich zu. So sollte auch nach längerem Schwimmen und Tauchen die Haut intensiv getrocknet und anschließend eine Rückfettung vorgenommen werden.

Bei Nagelpilzerkrankungen kann außer den bereits genannten vorbeugenden Maßnahmen nur ein rechtzeitiges Erkennen und durch Abschneiden des Nagels im gesunden Bereich ein Ausheilen erreicht werden. Sind erst zwei Drittel des Nagels befallen, bzw. sogar der Pilz bis ins Nagelbett vorgewachsen, so helfen die örtlich angewandten Mittel, wie Nagellacke, trotz konsequenter Anwendung meist nicht mehr. Als Ultima Ratio bleibt dann oft nur die Einnahme systemisch wirkender Antimykotika (Pilzmittel), die außergewöhnlich teuer sind und deswegen ungern von Haut- oder Hausärzten verordnet werden. Die Nebenwirkungen in Form von Leberbelastungen und Entzündungen sind bei den neueren Pilzmitteln weniger häufig. Es sollte dennoch bei Einnahme solcher starken Mittel eine Blutkontrolle der Leberwerte während der Behandlung erfolgen.

Allgemein gilt, daß ein gesundes Immunsystem heutzutage unabdingbar ist zum Schutz unserer Häute und Schleimhäute. Dies betrifft besonders unsere Schleimhäute im Bereich der Atemwege und des Verdauungstraktes.
Neben Umweltbelastungen (Ozon, Schwefeldioxid, Kohlenmooxid etc.) werden diese Schleimhäute und unser Immunsystem häufig durch Medikamenteneinnahme belastet und geschädigt. Hier handelt es sich vorwiegend um Hormonpräparate (Pille) und Antibiotika, die oft viel zu früh und in zu hoher Dosis verordnet werden, ebenso Cortisonpräparate, Immunsuppressiva (Zellgifte) und ionisierende Strahlenbehandlungen.

Auch thermische Einwirkungen, wie zu heiße Getränke, können unsere Speiseröhre und Magenschleimhaut belasten.
Das Hauptproblem liegt jedoch, was die Magen- und Darmschleimhaut betrifft, in unserer Zivilisationskost, welche vorwiegend aus hochkonzentrierten, raffinierten Zuckerprodukten (Süßigkeiten), chemisch oder thermisch veränderten Naturprodukten oder Auszugsstoffen besteht.
Nicht nur die Millionen von lebensnotwendigen Bakterien auf unserer äußeren Hautschicht müssen gepflegt und als Schutz-

schicht gefördert werden, auch die sich auf unseren Schleimhäuten befindenden und kurz nach der Geburt sich ausbreitenden Bakterienstämme sind von großer Bedeutung für unsere Gesundheit, das heißt, für unser Immunsystem und die Abwehr von krankmachenden Erregern.

Die Darmflora hat jedoch auch andere wichtige Aufgaben, wie bei der Vitaminproduktion, der Abwehr krankmachender Erreger, der Ernährung des Darmepithels und im Rahmen das Säure-/Basenhaushaltes.
Durch krankheitsverursachende Bakterien- oder Vireninfektionen der Schleimhäute wird oft das Eindringen und die Vermehrung von Schleimhaut- bzw. Darmpilzerkrankungen vorbereitet und gefördert. Kommt eine Behandlung mit Antibiotika, bzw. Corticosteroiden hinzu, hat die Pilzerkrankung optimale Bedingungen, sich auszubreiten. So finden die Schulmediziner heute häufiger Mischinfektionen zwischen Bakterien und Pilzen, welche äußerst schwer zu behandeln sind, im Bereich der Nasennebenhöhlen, im Mundbereich, in den Gehörgängen und bei chronischen Mittelohrentzündungen sowie im gesamten Verdauungstrakt. Um Pilzerkrankungen vorzubeugen, sollten bakterielle oder virale Erkrankungen nur dann mit Antibiotika behandelt werden, wenn die eigene Immunkraft des Körpers nach einigen Tagen nicht in der Lage ist, diesen Infekt zu beherrschen und eine ernsthafte Bedrohung für den Patienten entsteht.
Die Antibiotika sorgen nicht nur am Ort der Entzündung für die Entstehung lokaler Pilzerkrankungen, sondern zerstören oft die gesunde Darmflora und stören somit das Imunsystem nachhaltig.
Die Bedeutung von Darmpilzerkrankungen ist schulmedizinisch weiterhin sehr umstritten. Es werden leider auch zu wenig Gelder in diesen Bereich der Forschung investiert, da von Seiten der Pharmaindustrie in diesem Bereich offenbar wenig Geld zu verdienen ist, im Gegenteil verringerter Absatz von Antibiotika und anderen Medikamenten befürchtet werden muß.

Durch unsere Ernährungsgewohnheiten wird die Qualität und Art der Darmflora im wesentlichen bestimmt. Da Pilze sich von Kohlenhydraten ernähren, sind die erschreckenden Zunahmen von Pilzerkrankungen bei der üblichen Zivilisationskost verständlich. Hier setzt auch die Therapie an in Form einer Pilzdiät mit Meidung

von Auszugsmehlen, Zucker und leicht verfügbaren Kohlenhydraten. Diese Pilzdiäten werden wegen der schwierigen Durchführbarkeit besonders bei Kindern, aber auch wegen des relativ hohen Kohlenhydratanteiles des Speichels in letzter Zeit zunehmend in Frage gestellt. Heutzutage wird als Standardtherapie immer noch eine Nystatinbehandlung in löslicher Form für den Mund bei gleichzeitiger Verabreichung von Dragees für den Darm empfohlen. Da dieses Pilzmittel fast ausschließlich lokal im Darm wirkt und praktisch nicht in die Blutbahn gerät, gilt diese Therapie als nebenwirkungsarm.
Leider finden sich bereits nach kurzer Zeit oft starke Rückfälle mit erneutem Nachweis von hohen Keimzahlen der Pilze. Deswegen empfehle ich neben einer gesunden, vollwertigen Ernährung weitgehend den Verzicht auf Antibiotika und Cortikosteroide sowie andere pilzfördernde Medikamente, eine Stärkung unseres spezifischen Immunsystems, welches nicht nur in der Lage ist, Viren und Bakterien, sondern auch Pilzerkrankungen zu heilen.
Dazu bieten sich biologische Medikamente an, wie: Heralvent, Oricant, Galiverttropfen oder Schwarzkümmelöl, welches ebenfalls eine Stärkung des Immunsystems bewirkt.
Empfehlenswert ist ferner eine mikrobiologische Behandlung, das heißt, Zufuhr von Stoffwechselprodukten oder ganzen gefriergetrockneten Darmbakterienstämmen, damit die gesunde Darmflora dem Pilz keine Ausbreitungsmöglichkeiten läßt, bzw. den Pilz zurückdrängt. Zu dieser Therapieform zählt auch der Genuß von Kefir, LC-1-Joghurt von Nestle, bzw. Milchzuckereinnahme, welche die Vermehrung der nützlichen Milchsäurebakterien im Darm fördert. Dementsprechend wurden schon früher lokale Joghurtanwendungen im gynäkologischen Bereich empfohlen und angewandt.
Eine andere Möglichkeit, das Darmmilieu zu gesunden, ist die Förderung des Säure-/Basenhaushaltes und damit der Lebensbedingungen der Darmflora, zum Beispiel durch das Medikament Sulfredox. Auch die regelmäßige Einnahme von Apfelessig fördert die Ausscheidung von Pilznestern des Darms.

Nach meiner persönlichen Meinung werden durch die Schädigung des Darmepitheles mehr Krankheiten ausgelöst, als bisher bekannt ist. So vermute ich, daß die Zunahme von Autoimmunerkrankungen (z. B. Morbus Crohn, rheumatoide Arthritis und ande-

re), viele Hauterkrankungn (Neurodermitis) und die extreme Zunahme von Allergien im Zusammenhang damit stehen.
Somit wird die Bedeutung einer gesunden Darmflora, bzw. die Behandlung von Darmpilzerkrankungen in der Zukunft zunehmen.

Dr. med. Herman-Josef Simonis,
Dr. med. Angelika Simonis
56856 Zell, Corray 23a
Tel 06542/96 01 11

Wer gesund ist, soll nicht glauben, daß er ein Patent auf seine Gesundheit hat!
Gesundheit muß täglich gepflegt und neu erworben werden.
Es gilt, die neuen Zellen unseres Körpers,
welche stündlich die verbrauchten ersetzen, mit gutem Material aufzubauen.

Ebba Waerland

Fußpilz kann man/frau loswerden

Dr. med. Klaus W. Schneider, Paderborn

Eine der häufigsten Erkrankungen überhaupt ist der Pilzbefall der Zehenzwischenräume, mindestens jeder Fünfte hat damit zeitweilig oder immer wieder seine Last.

Auf den ersten Blick sollte man meinen, daß die Behandlung kein besonderes Problem sein dürfte, denn:

- Der zu bekämpfende Feind – die auslösenden Erreger – und ihre Eigenschaften sind genau bekannt.
- Es gibt jede Menge hochwirksame, pilztötende Medikamente.
- Die meisten modernen Pilzmittel sind „Breitspektrumantimykotika" und wirken praktisch gegen jeden ursächlichen Erreger.
- Anders als bei Antibiotika/Bakterien gibt es bei Pilzsalben praktisch keine Resistenzprobleme (also „Austesten" überflüssig).
- Besonders wichtig: Diese modernen äußerlichen Mittel haben praktisch keine Nebenwirkungen, können also auch langfristig risikolos angewandt werden.
- Letztendlich sind die Mittel sogar noch ungewöhnlich preiswert. Der Standardwirkstoff Clotrimazol, der als sogenannter „Goldstandard" gilt und von neueren Entwicklungen nur unwesentlich übertroffen wird, ist als Creme oder Lösung schon für ca. 6 DM in jeder Apotheke rezeptfrei erhältlich.

Es sind also genügend hochwirksame und zugleich nebenwirkungsfreie Mittel preiswert vorhanden – eine in der schulmedizinischen Landschaft fast traumhafte Situation. Und doch gibt es unter den Heerscharen der Fußpilzpatienten nicht wenige, die ihren Pilz einfach nicht in den Griff bekommen.

Die wichtigste Ursache kann jeder selbst erkennen, wenn er nur seinen Fußpilz bzw. Fuß betrachtet: Warum sind fast immer nur die Zehenzwischenräume drei und vier befallen und der erste Zehenzwischenraum so gut wie nie? Die klare Antwort: Pilze lieben, wie viele andere Lebewesen, das Treibhausklima. Besonders in engen Hautfalten finden sie das Milieu von Wärme und Feuchtigkeit, in dem sie derart günstige Wachstumsbedingungen haben, daß sie dort selbst hochwirksamen Medikamenten Trotz bieten können.

Allein aufgrund dieser simplen Erkenntnis sind die folgenden Heilerfahrungen/Patientenberichte leicht zu verstehen.

Fall 1: Trotz monatelanger Anwendung von Clotrimazol-Creme wird die feuchte Pilzerkrankung des aufgeweichten dritten und vierten Zehenzwischenraumes nicht besser. Nach Anwendung des gleichen Wirkstoffes in einer feuchtigkeitsaufnehmenden Pastenzubereitung erfolgt eine plötzliche Wende zur schnellen Heilung. Eine solche Paste gibt es – erstaunlicherweise – erst seit kurzem als Fertigpräparat: Imazol^R-Paste (25 g = DM 10,22).

Fall 2: Selbst durch die vorgenannte Imazolpaste läßt sich oft der feuchtwarme „Sumpf" der Zehenzwischenräume nicht gänzlich trockenlegen, weil z. B. die Zehenstellung besonders eng ist und der Patient sehr stark zum Schwitzen neigt. In diesem Fall muß noch stärker ausgetrocknet werden: Abends Anwendung von Antihydral^R-Paste, einem Mittel, das eigentlich zur Behandlung von Schweißfüßen hergestellt wird. Morgens Pastenreste abwaschen und tagsüber auf die ausgetrocknete Haut normale Clotrimazol-Creme geben. Oder eine Woche nur Pastenbehandlung, bis die Zehenzwischenräume total trocken-schuppig sind, dann vier bis sechs Wochen Clotrimazol-Creme auftragen. Im weiteren Zwischenschaltung der Antihydral^R-Paste immer dann, wenn sich erneute Anzeichen von Feuchtigkeit bzw. Aufweichung zeigen.

Fall 3: Manchmal ist das gleiche Problem der Feuchtigkeit der Zwischenzehenmykose (mit Inaktivierung der üblichen Pilzmittel in diesem Milieu) noch viel besser zu lösen. Als es die modernen Breitspektrum-Antimykotika noch nicht gab, waren Farbstofflösungen die Mittel der Wahl bei der Behandlung von Infektionskrankheiten der Haut. Das Besondere an ihnen war und ist, daß diese Tinkturen auch eine sehr starke austrocknende Wirkung haben. Dadurch wird das Lebensmilieu für Pilze und Bakterien derart ungünstig, daß die Erreger fast schon allein aus diesem Grunde kapitulieren. Dazu kommt, daß diese Farbstoffe auch gegen praktisch alle Bakterien wirksam sind, die sich zusätzlich und komplizierend angesiedelt haben. Besonders geeignet gegen die Pilzerkrankung der Zehenzwischenräume sind:

- Solutio Castellani DRF (eine tiefrote Flüssigkeit)
- Pyoktamin, 1 % in 70 % alkoholischer Lösung (eine intensive blaue, tintenartige Flüssigkeit)
- Solutio Arning DRF (eine braune Flüssigkeit)

Kaufen Sie 90 bis 100 ml in der Apotheke, alle Mischungen sind relativ preiswert und rezeptfrei erhältlich. Um die kosmetischen Nachteile so gering wie möglich zu halten, sollen diese Tinkturen mit Wattestäbchen nur kleinflächig und sozusagen punktgenau in den Zehenzwischenräumen aufgetupft werden. Wenn man dann, die Zehen noch einige Minuten auseinanderhaltend, die Lösung richtig antrocknen läßt, färben diese erstaunlich wenig. Natürlich wird man dann alte Baumwollsocken anziehen, die man nach der Kur wegwerfen kann. Das ist preiswerter, als wenn man sich in der Apotheke Schlauchverband Gr. 5 zur Eigenherstellung weißer Verbandssöckchen kauft.

Fall 4: Manche Patienten haben das Problem selbst erkannt und sich eine eigene Lösung ausgedacht. Sie trockneten mit dem Fön die Zehenzwischenräume aus. Der Erfolg war gleich Null, zumal sie nach dieser Aktion sogleich hohe Turnschuhe mit zentimeterdicken Plastik„wänden" anzogen. Der Trick mit dem Fön hat einen Haken: Auf heiße Luft reagiert die Haut erst mit Trocknung, aber dann auch bald mit Schwitzen, und so wird letztendlich das Treibhausklima stärker, statt schwächer. Viel wichtiger ist, wenigstens zuhause, enge bzw. luftdichte Schuhe (und Socken) auszuziehen und stattdessen in Sandalen zu gehen.

Fall 5: Mit dem Thema Schuhe ist man zwangsläufig bei weiteren häufigen Fällen von „Therapieversagern". Die Schuhe selbst sind ein Ort mit Treibhausklima par rexellence. In vielen Fällen scheitert die erfolgreiche Behandlung daran, daß von pilzinfizierten Schuhen immer wieder Neuinfektionen ausgehen. Daher gehört es zu jeder Behandlung von Fußpilz, die Schuhe pilzfrei zu machen und was noch wichtiger ist, innen auszutrocknen. Desinfektionssprays, die das Innenleder anfeuchten und aufweichen, sind dazu wenig geeignet, besonders, wenn man die ausgesprühten Schuhe gleich wieder anzieht. Auch die bisher gebräuchlichste und vom Hautarzt empfohlene Methode mit Formalindämpfen (ein formalingetränkter Lappen mit den Schuhen im Müllsack) hat erhebliche Nachteile (Kontaktallergien gegen Formalin) und ist außerdem entbehrlich. Allein dadurch, daß man Schuhe zwei bis drei Wochen nicht anzieht und an trockener Stelle lagert, sterben die Pilzfäden überraschend schnell ab, weil ihnen die notwendigen Lebensbedingungen (Treibhausklima und Nachschub von Hautzellen als Nahrung) entzogen werden. Schuhe, die innen knochentrocken sind, sind pilzfreie Schuhe – so einfach ist das.

Fall 6: Selbst schulmedizinisch sind Cortisonsalben bei Pilzerkrankungen das Verkehrteste, was man anwenden kann, weil Cortison grundsätzlich infektionsfördernd wirkt. Daß Cortison bei der Grundeinstellung dieses Buches noch viel skeptischer zu betrachten ist, versteht sich von selbst. Aber selbst hier gilt, keine Regel ohne Ausnahme, wobei unsere Ausnahme allerdings sehr selten ist. Es gibt Fälle von Zwischenzehenmykosen, bei denen selbst mit allen vorgenannten Tips und Tricks keine Besserung zu erzielen ist. Manchmal liegt es vermutlich daran, daß die Pilzerkrankung zu einer Ekzematisation geführt hat. Die Haut reagiert dann eventuell allergisch gegen Zerfallsprodukte der Pilzfäden. In solchen Ausnahmefällen kann die kurzfristige Anwendung (eine Woche) eines äußerlichen Corticoids (z. B. Lacacorten-Vioform[R]-Paste) zu einer grundlegenden Wende im Heilungsverlauf führen.
Fall 7: Sehr viele Patienten berichten, daß sie ihren Fußpilz schon seit vielen Jahren erfolglos behandeln und daß keine der vielen Salben geholfen hat. Eigentlich lag es aber nur an der Faulheit oder an mangelnder Information. Denn jedes Mittel hat die Pilze abgetötet, aber die Patienten haben die Behandlung zu früh abgebrochen, nämlich immer dann, wenn sie keine Beschwerden (Juckreiz) mehr hatten. Aber wenn nur ein einziger der Pilzfäden überlebt, erholt sich dieser und geht wieder auf Nahrungssuche. Wenn man dann meint, die Salben oder der Arzt haben nicht geholfen, tut man beiden bitteres Unrecht. Man muß streng zwischen echten Therapieversagern und Rückfällen wegen ungenügender Ausheilung und Neuinfektion unterscheiden. Am letztgenannten Rückfall ist der Patient selber schuld. Also gilt, lieber einmal richtig, als zehnmal halb. Die „Bauernregel" dazu lautet: In jedem Fall noch drei Wochen weiterbehandeln, wenn man nichts mehr sieht und spürt, denn mikroskopisch kann sich noch einiges abspielen, selbst wenn makroskopisch schon wieder alles in Ordnung zu sein scheint.

Dr. med. Klaus Schneider
33098 Paderborn, Marienplatz 1

Teebaumöl: Fuß- und Nagelpilz natürlich beseitigen

Uta Hertlein, Weilrod-Riedelbach

In meine Praxis für medizinische Fußpflege kommen etwa 90 Prozent der Kunden mit Nagelpilz an den Zehennägeln und mit Fußpilz. Unter den jüngeren Kundinnen sind vor allem diejenigen betroffen, die synthetische Strümpfe tragen, ebenso wird Fuß- und Nagelpilz besonders durch das Tragen von luftundurchlässigen Turnschuhen gefördert, in denen sich ein feuchtwarmes Milieu entwickelt, also ein richtiges Wachstumsklima für Pilze. Bei älteren Menschen sind es die synthetischen Stützstrümpfe, die die besten Voraussetzungen für die Entwicklung von Fuß- und Nagelpilzen bieten. In fast allen Fällen ist der Nagelpilz vorherrschend. Der Fußpilz, der sich in den von Hautausdünstungen feuchten Zehen-Zwischenräumen entwickelt, begünstigt durch enges, luftundurchlässiges Schuhwerk, ist bei meinen Kunden weniger häufig anzutreffen.

Fußpilz nach wenigen Tagen verschwunden

Vor etwa einem Jahr steckte ich mich beim Besuch des Schwimmbades selbst mit Fußpilz an und war dann sehr froh, daß mir das Teebaumöl begegnete. Meine Füße rieb ich zweimal täglich mit Teebaumöl ein und nach zwei Tagen war der Fußpilz verschwunden. Daraufhin nahm mein Interesse am Teebaumöl zu, ich sammelte darüber weitere Informationen und las dann das Buch „Die Teebaumöl-Hausapotheke". Für die Anwendungen von Teebaumöl konnte ich sehr schnell meine Familie und meine Freunde begeistern, denn warum sollten wir synthetische Produkte verwenden, wenn uns im Teebaumöl ein natürliches Mittel zur Verfügung steht?

Die Beseitigung des Nagelpilzes

Nach meiner Erfahrung holen sich Kunden den Nagelpilz besonders häufig durch Verletzungen im Nagelbereich, bei Besuchen von Schwimmbädern oder Saunen und überall dort, wo sich viele Menschen aufhalten. Sehr häufig sind Pilzinfektionen auch bei Krankenhausaufenthalten oder wenn immunkraftschwächende Medikamente eingenommen werden.

Ein gesunder Nagel wird kaum vom Nagelpilz angesteckt werden können, es sei denn, er ist in enges und luftundurchlässiges Schuhwerk eingezwängt und die betreffende Person hat einen durch Fehlernährung übersäuerten Stoffwechsel. Dieser hat ein geschwächtes Immunsystem zur Folge.
Meist sind es die zu kurz geschnittenen Nägel, die mit kaum wahrnehmbaren, kleinen Verletzungen des Nagelbettes dem Pilz Ansatzpunkte bieten. In solchen Fällen ist es zweckmäßig, mit einem Tropfen Teebaumöl vorzubeugen, den man in die betreffende Stelle einreibt.
Hat sich der Pilz erst unter der Spitze des Zehennagels festgesetzt, dann schneide ich den Nagel mit der gesamten vom Pilz befallenen Fläche ab. Dabei ist darauf zu achten, daß das Nagelbett unverletzt bleibt, weil sich der Pilz an der verletzten Stelle weiterentwickeln könnte.
Bei einem fortgeschrittenen Nagelpilz, der schon den gesamten Zehennagel unterwandert hat, so daß sich dieser etwas abhebt, wird der Nagel komplett unblutig und schmerzfrei entfernt. Die darunterliegende, dabei freigelegte verpilzte Hautschicht ist sehr weich. Sie wird sauber abgeschält.
Dann reibe ich das ganze Nagelbett mit ein bis zwei Tropfen Teebaumöl ein. Danach genügt es, wenn der Kunde täglich einmal einen Tropfen Teebaumöl auf das Nagelbett träufelt und einmassiert. Bis der Nagel wieder völlig nachgewachsen ist, vergehen acht bis 10 Monate.
Wenn der Nagel völlig entfernt wird, besteht die Möglichkeit, daß sich der Nagelfalz verkleinert, so daß der nachschiebende Nagel in den Nagelfalz einwächst. Dies kann durch entsprechende Nagelpflege verhindert werden.
Bei jeder Fußpflege mische ich einige Tropfen Teebaumöl in die Fußcreme und die Füße werden damit eingerieben. Bei Verdacht auf eine Pilzerkrankung bitte ich den betreffenden Kunden den Arzt aufzusuchen, um sich die Erkrankung bestätigen zu lassen. Bei Verdacht auf Nagelpilz empfehle ich meinen Kunden, bei jeder Fußwaschung 10 Tropfen Teebaumöl mit ins warme Wasser zu geben und ein längeres Fußbad zu nehmen. Anschließend sind die Füße gut abzutrocknen und mit Teebaumöl-Lotion einzureiben. Damit wird Infekten vorgebeugt. Auch Hautpilze auf der äußeren Haut lassen sich durch Waschungen mit Teebaumölseife und anschließendes Eincremen mit Teebaumöl-Lotion beseitigen.

So verschwinden Schrunden
Verhärtete und rissige Hornhaut nennt man Schrunden. Diese bilden sich vor allem im Sommer an den Füßen, den Fersen, beim Tragen offener Sandalen. Solche Schrunden können sehr schmerzhaft sein, weil die sich bildende dicke Hornhaut unelastisch und rissig wird.
Solche Schrunden behandle ich wie folgt: Schrundensalbe, die ich selbst mit Teebaumöl mische, oder einige Tropfen Teebaumöl gebe ich direkt auf die Risse der Hornhaut. Dann decke ich diese Flächen mit darübergeklebter OP-Folie (aus der Apotheke) luftdicht ab. Nach drei Tagen sind die so behandelten Schrunden komplett und dauerhaft verheilt.

Keine durch Fußschweiß zersetzten Fußsohlen mehr
Einen überzeugenden Erfolg in der Teebaumöl-Anwendung hatte ich bei einem Kunden, der seit mehr als 20 Jahren unter starkem Fußschweiß litt, so daß sich im Sommer bis zum Herbst hin die Oberhaut und die Lederhaut unter den Fußsohlen feucht zersetzte. Kein Arzt konnte ihm helfen. Diesem Kunden gab ich Teebaumöl-Seife für die Fußwäsche, anschließend mußte er sich die Füße regelmäßig mit Teebaumöl-Salbe einreiben. Nach vier Wochen konnte der Kunde einen absoluten Heilerfolg verzeichnen.

Die richtige Handcreme gefunden
Eine Kundin, eine Friseurin, berichtet, daß sie ihre durch ihren Beruf stark angegriffenen Hände täglich mit Teebaumöl einreibt und nun überzeugt ist, die richtige Handcreme gefunden zu haben.

Die Hautbläschen waren plötzlich weg
Ein 16jähriges Mädchen kam mit Bläschen auf ihren Fußsohlen und Handflächen in meine Praxis. Nach ihrer Meinung hatte sie sich einen Infekt im Schwimmbad geholt, das sie häufiger aufsucht. Ihr Arzt war jedoch der Auffassung, die Bläschen seien eine Begleiterscheinung der Neurodermitis, an der das Mädchen litt.
Auf meine Empfehlung rieb sich das Mädchen eine der mit diesen Bläschen befallenen Fußsohlen mit Teebaumöl ein. Später erklärte sie: Schon nach wenigen Stunden war der Juckreiz verschwunden und nach einem weiteren halben Tag waren die Bläschen ausgetrocknet.

Aufgrund dieser erfreulichen Feststellung rieb sie sich alle mit diesen Bläschen befallenen Hautstellen an Fußsohlen und Handflächen mit Teebaumöl ein. Nach wenigen Tagen war sie von allen diesen juckenden Bläschen befreit. Inzwischen sind drei Monate vergangen und die Bläschen sind seither nicht wieder aufgetreten.

Herpes wie weggezaubert
Lippenherpes (Herpes simplex) befiel meine Tochter gelegentlich, so daß sie darunter litt.
Bei Auftreten von Herpesbläschen nahm sie täglich einige Tropfen Teebaumöl auf ein Wattestäbchen und betupft damit die Bläschen. Der Schmerz ließ dann kurze Zeit später nach und der Herpes ging zurück. Um eine erneute Bläschenbildung zu vermeiden, wird das Teebaumöl schon bei den ersten Anzeichen aufgetragen. Inzwischen benutzt meine Tochter einen Lippenpflegestift, bestehend aus Bienenwachs, Kakaobutter, Mandelöl und zwei Prozent Teebaumöl. Dazu meinte sie zufrieden: An den speziellen Geruch muß man sich gewöhnen.

Jetzt duften meine Praxisräume angenehm
Um einen angenehmen Duft in meine Praxisräume zu bringen und diese gleichzeitig zu desinfizieren, lasse ich einige Tropfen Teebaumöl in einer Duftlampe verdunsten. So könnte man auch Krankenzimmer bei Infektionen zu Hause behandeln.

Uta Hertlein
Medizinische Fußpflege
Waldstraße 13
61276 Weilrod-Riedelbach
Telefon 06083-2170

Heilerfahrung bei Nagelpilzen

Ingo F. Rittmeyer, Kreuma und Weilrod

In der täglichen Praxis erleben Patienten und Therapeuten allzuoft, daß die Behandlung einer Nagelmykose (Pilzbefall der Fuß- und Zehennägel) ohne das gewünschte Ergebnis verläuft. Die Ursache dafür ist oft in der falsch gewählten Therapie und ebenso in der inkonsequenten Durchführung zu suchen.

Eine Nagelmykose (Pilzbefall) der Finger- und Zehennägel wird vom Laien oft als „ Wachstumsstörung" der Nägel oder als „Alterserscheinung" fehlgedeutet. Die daraus folgende Gleichgültigkeit gegenüber der Mykose beschleunigt ihre Ausbreitung auf andere Körperteile, denn mit den Händen ist man unwillkürlich schnell kratzend an behaarten Hautstellen, die als feuchtere Hautbezirke ideale Lebensbedingungen für allerlei Mikroben bieten, insbesondere für Mykosen.

Der Dermatologe wird eine Nagelmykose meist durch einen Blick als solche erkennen. Trotzdem gilt es, durch die richtige Diagnose die Art der Nagelerkrankung zu klären, weil sonst eine Fehlbehandlung möglich ist.

Nagelmykosen können in unterschiedlichen Formen auftreten. Die einfachste Form ist die weiße auf die Nageloberfläche begrenzte Mykose, die nur die oberste Schicht des Nagels infiziert hat und durch weiße Flecken erkennbar ist. Diese oberflächlichen Mykosenester können durch Abkratzen beseitigt werden.

Bei der häufigsten Nagelmykose ist der Spalt zwischen Nagel und Fingerspitze befallen, wobei die Mykose meist von der Fingerspitze her in der Keimschicht der Haut unter der Nagelplatte (Hyponychium) seinen Eingang findet, weil ihr dieser Bereich eine weiche und feuchte Hornsubstanz bietet. Die Ausbreitung der Nagelmykose schreitet in Richtung Nagelbett fort und breitet sich dabei auf das gesamte Nagelbett aus. Im fortgeschrittenen Stadium verhornt das Nagelbettepithel und der Pilz wuchert so stark, daß die Nagelplatte anhebt. Zunächst jedoch erkennt man die Mykose nur an den Verfärbungen der befallenen Bezirke des Nagels. Fortschreitend wuchert der Pilz so stark, daß sich die Nagelplatte abhebt und verdickt. Dabei wird sie spröde, rissig und bröckelig und diese Bezirke färben sich schmutzig gelb bis braun.

Bei einer weiteren Form der Nagelmykose dringt der Erreger im Bereich des Nagelwalls ein, oft in Verbindung mit einer Paronychie, einer Entzündung der Nagelhaut, auch „Umlauf" oder „Panaritium" genannt. Die Mykose breitet sich über das Nagelhäutchen in die Tiefe der Nageltaschen aus und dringt bis zur Nagelmatrix vor. Dabei verfärben sich die Nägel weiß, gelblich bis schwarz. Dabei kommt es natürlich zu Wachstumsstörungen des Nagels, der sich dann vom Nagelbett abhebt.
Im Endstadium kann eine Mykose den gesamten Nagel zerstören, so daß sich kein neuer Nagel mehr bilden kann.

Verwechslungsgefahr ausschließen
Von der Nagelmykose zu unterscheiden ist die Schuppenflechte (Psoriasis), erkennbar an „Tüftelnägeln" und „Ölfecken". Bei der Psoriasis treten Hautveränderungen beispielsweise auch an Ellenbogen und Knien auf.
Eine oberflächliche Behandlung der Nagelmykose mit Salben oder Lacken führt selten zum Erfolg und könnte nur bei einer oberflächlich lokal schwach ausgeprägten Mykose wirksam sein. In der Regel ist die Beseitigung der Mykose nur durch das Ablösen des gesamten Nagels möglich. Bei einem starken Mykosenbefall, auch wenn dieser nur an einzelnen Haut- oder Nagelbezirken sichtbar ist, muß das gesamte Milieu des Patienten umgestimmt werden, denn eine ausgebreitete Mykose ist das Symptom einer Immunschwäche, wie sie heute durch eine naturentfremdete Lebensweise fast zur Regel geworden ist. Solange der Patient seine die Immunkraft schwächende Lebensweise fortführt, wird eine vielleicht kurzfristig beseitigte lokal aufgetretene Mykose bald wiederkehren. Als langfristig wirksamer und wesentlicher Bestandteil einer Umstellung hat sich die vegetarische Vollwert-Ernährung mit hohem Anteil an basenreicher Rohkost erwiesen, die durchaus sehr genußvoll zubereitet werden kann. Gleichzeitig müssen alle die Abwehr schwächenden Gewohnheiten (Einnahme von Genußgiften, wie Alkohol, Nikotin, Schwarztee, Bohnenkaffee) durch Gesundheit fördernde Elemente ersetzt werden.

Ein Erfahrungsbericht

Am linken Fuß war der Nagel meines mittleren Zeh etwa seit Mitte der 70er Jahre von einem Pilz befallen. Dies fiel mir zunächst dadurch auf, daß der Nagel beim Schneiden mit der Nagelschere insbesondere an der Unterseite leicht bröselig war und sich in der Dicke verdoppelt hatte. Daß gerade dieser Zeh befallen war, deutete nach Ansicht bestimmter Therapeuten darauf hin, daß eines meiner Organe geschädigt ist, nämlich das Organ, welches mit diesem Zeh durch Meridiane verbunden ist.

Unwirksame Behandlungsmethoden

Natürlich wollte ich mich von diesem Nagelpilz befreien. Aber alle möglichen über Jahre benutzten und gewechselten Medikamente zeigten keine Wirkung. Im Gegenteil: Die Nägel der beiden Nachbarzehen des gleichen Fußes zeigten bald die gleichen Symptome. Und 1994 stellte ich fest, daß auch der Nagel des großen Zeh am linken Fuß an einer Hälfte des oberen Randes schon die gleiche Erscheinung zeigte wie seine linken Nachbarn.

Bisher hatte ich mit Antibiotika-Salben, mit Antibiotika-Pülverchen und mit Propolis-Tinktur wochenlange Behandlungs-Kuren mit allen vier befallenen Zehennägeln durchgeführt, aber ohne Erfolg. Dabei hatte ich wahrscheinlich einige grundsätzliche Fehler gemacht, sonst hätte diese Therapie erfolgreich sein müssen. Der grundsätzliche Fehler lag darin, daß ich die Zehennägel vor der Behandlung nicht gründlich abgetragen hatte. Weil die Wirkstoffe der benutzten Mittel nicht durch die Nagelsubstanz hindurch zu den Pilznestern dringen konnten, blieb die Behandlung erfolglos.

Ebensowenig Erfolg hatte ich mit einer wochenlagen Urintherapie an allen vier befallenen Zehennägeln. Heute weiß ich: Diese Urintherapie mußte ebenso erfolglos bleiben, weil ich meine ganze Hoffnung darauf gesetzt hatte, daß der Urin durch die mit Pilzen befallene Schicht der Zehennagelsubstanz hindurchdringen und den Pilz abtöten würde. Vor der Urintherapie hätte ich eine 14tägige Salbenkur mit 40 prozentiger Harnstoffsalbe durchführen müssen, um damit die Nagelsubstanz erweichen und völlig ablösen zu können. Die Beseitigung und Heilung von Nagelpilzen ist nur möglich, wenn die Entfernung des befallenen Nagels vorausgeht und die Behandlung konsequent und genau durchgeführt wird.

Die Wirkstoffe müssen direkt auf die Pilznester einwirken können. Das lernte ich durch Erfahrung mit weiteren Versuchen erst später. Die Versprechungen von Mykosemittel-Verkäufern, daß das betreffende Mittel die Mykose beseitigen würde, ohne daß der Nagel entfernt werden muß, sind von vornherein falsch.

Eine Behandlung mit Harnstoffsalbe, mit der ich die Zehennägel aufweichte, dann entfernte und anschließend mit einem Antimykotikum behandelte, blieb wahrscheilich deshalb ohne Erfolg, weil ich die völlige Ablösung der Nagelsubstanz versäumte und die nachfolgende Behandlung nicht mit der erforderlichen Konsequenz und Regelmäßigkeit täglich durchführte.

Während meines einjährigen Aufenthaltes 1994 in Todtmoos besuchte ich schließlich im Frühjahr eine mit Mykosen erfahrene Ärztin, die mir ein Mittel empfahl, das sicher wirken sollte. Es handelte sich um einen kompletten Behandlungsset mit „Loceryl Nagellack Roche" der Firma Hoffmann-La Roche AG. Das Set bestand aus

1. mehreren Briefchen mit insgesamt 28 Nagelfeilen, zum Abtragen der befallenen Nägel,
2. „Loceryl-Nagellack Roche" in einem Fläschen, zum Bestreichen der befallenen Nägel,
3. einem Bündel Kunststoff-Spatel, mit denen der Nagellack auf die vorher vom Nagelmaterial befreiten Flächen aufgetragen werden sollte,
4. 60 mit Nagellackentferner getränkte Tupfer, in Alufolie eingeschweißt.

Die Firma La Roche gab auf dem Beipackzettel folgende Anleitung für die Art und Dauer der Anwendung:

Vor der ersten Anwendung unbedingt die erkrankten Teile der Nägel (vor allem Nagelflächen) mit einer der Packung beiliegenden Nagelfeilen so gut wie möglich abfeilen. Dann für die Reinigung und die Entfettung der Nageloberfläche einen der beigefügten mit Nagellackentferner getränkten Tupfer verwenden. Vor der weiteren Anwendung die befallenen Nägel nach Bedarf nachfeilen, in jedem Fall aber mit einem der beigefügten Tupfer reinigen und vorhandene Lackreste beseitigen. Achtung: Eine für die Behandlung benutzte Nagelfeile darf für die Pflege gesunder Nägel nicht mehr verwendet werden.

Loceryl-Nagellack Roche mit einem der mitgelieferten wiederverwendbaren Spatel auf die ganze Fläche des erkrankten Nagels auftragen und fünf Minuten trocknen lassen. Den Spatel für jeden zu behandelnden Nagel neu eintauchen und nicht am Flaschenhals abstreifen. Zur Wiederverwendung den Spatel nach Gebrauch mit einem mit dem Nagellackentferner getränkten Tupfer reinigen und das Fläschchen gut verschießen.
Die Behandlung soll ununterbrochen so lange erfolgen, bis der Nagel regeneriert ist und die befallenen Stellen definitiv geheilt sind. Die dafür erforderliche Zeit beträgt im allgemeinen sechs bis sieben Monate, wobei der Befallsgrad und die Lokalisation eine wesentliche Rolle spielen.

Weil mir inzwischen klar geworden war, daß ein Behandlungserfolg nur dann zu erreichen ist, wenn die erkrankten Teile der Zehennägel total entfernt sind, besuchte ich vor der obengenannten medikamentösen Nagelbehandlung eine Fußpflegerin und ließ mir die Zehennägel von ihr abschleifen. Dazu benutzte sie eine kleine Schleifmaschine. Ich gab ihr die Anweisung, alle befallenen Nägel gründlich wegzuschleifen. Das forderte ich im Lauf ihrer Behandlung mehrmals. Schließlich sagte sie, daß sie die Verantwortung nicht übernehmen könne, das Nagelbett der Zehennägel zu verletzen.
Ich besah mir die Arbeit der Fußpflegerin und hatte die Hoffnung, daß die Behandlung mit dem Loceryl-Nagellack Roche nun wirken kann. Die Ärztin hatte mir erklärt, daß in dem Nagellack gelöste Antimykotikum vom Lack in die unter dem Nagel liegenden Bezirke dringen und so den Nagelpilz abtöten würde.
Diese Behandlung führte ich über sechs Monate konsequent durch und feilte die Nägel regelmäßig nach. Außerdem schälte ich mit einem skalpellartigen, scharfen Messer immer weitere Schichten des verbliebenen Zehenagelrestes ab und bestrich die dünngeschälten Nagelfächen mehrmals wöchentlich wieder mit dem Loceryl-Nagellack. Schließlich erklärte ich die Behandlung nach ca. sechs Monaten für abgeschlossen. Nach weiteren drei Monaten mußte ich leider feststellen, daß der Nagelpilz an allen Nägeln nach wie vor vorhanden war und gedieh.
Aufgrund dieser Erfahrung entwickelte ich meine eigene Strategie. Ich bin nämlich zu der Überzeugung gekommen, daß die erkrankten Zehennägel durch die Fußpflegerin und mein zusätzliches

Abfeilen und Abschälen nicht tief genug abgetragen werden konnten und daß die in dem Loceryl-Nagellack enthaltenen antimykotischen Wirkstoffe wahrscheinlich nicht durch die verbliebene Nagelschicht bis zu den Mykosen dringen konnten, um letztere abzutöten. Außerdem hatte ich wahrscheinlich eine besonders hartnäckige Mykosenrasse.
Die Konsequenz aus diesen Erfahrungen lautete für mich, daß eine wirksame Bekämpfung der Nagelmykosen nur bei völliger Entfernung der befallenen Nägel möglich ist.

Erfolgreiche Heilbehandlung
So überlegte ich mir im Februar 1995, daß ich diesmal eine Behandlung mit wenigstens 40prozentiger Harnstoffsalbe zum Erweichen und totalen Entfernen der Zehennägel, kombiniert mit einem antimykotischen Mittel, anwenden wollte. Dies erklärte ich meinem Apotheker. Der sagte mir dann, daß er genau diese Kombination schon als „Mykospor-Nagelset“ der Firma Beyer AG verfügbar habe. Aber das sei rezeptpflichtig und deshalb benötigte ich ein Rezept vom Arzt.
Ich ging also sofort in das neben der Apotheke befindliche Ärztehaus und ließ mir, nach einem Gespräch mit einer Ärztin, das Rezept für den Mycospor-Nagelset schreiben, den ich mir dann gleich in der Apotheke holte. Dieser bestand aus

1. einem Drehspender mit 10 g Salbe N1. Mit diesem Drehspender ließ sich die Salbe in Streifen genau dosiert herausdrehen.
2. 15 Streifen wasserfestem Pflaster zum Verbinden des erkrankten Nagels,
3. einem Nagelschaber aus Kunststoff zur Ablösung der erweichten Nagelsubstanz.

Das „Mykospor-Nagelset“ entsprach voll meinen bisherigen Erfahrungen und Erwartungen und ich las auf dem Zettel mit den Anwendungshinweisen unter anderem:
Früher mußte der erkrankte Nagel meist chirurgisch entfernt werden, um den Pilzherd anschließend mit einem pilzabtötenden Medikament behandeln zu können. Mit der 2-Stufen-Therapie von Beyer ist es möglich, Nagelpilzerkrankungen schmerzlos und in überschaubar kurzer Zeit (ca. 6 Wochen) zu behandeln.
<u>1. Stufe:</u> Mycospor-Nagelset: Nagelablösung und Pilzbehandlung in einem. Kurz und schmerzlos (ca. 1 bis 2 Wochen).

2. Stufe: Konsequente Bekämpfung evtl. verbleibender Pilzherde mit Mycospor-Creme 1 x täglich (ca. 4 Wochen).

Die Anwendung des Mycospor-Nagelsets fasse ich laut Anwendungsanleitung wie folgt zusammen:

1. Stufe:

1. Den Fuß mit den pilzbefallenen Nägeln im warmen Wasser baden und danach gut abtrocknen.
2. Den Schraubboden des Salbenspenders langsam drehen, bis die Länge des austretenden Salbenstranges der Größe des befallenen Nagels entspricht.
3. Den Salbenstrang in der ursprünglichen Dicke auf den Nagel auftragen. Nicht einmassieren.
4. Das der Packung beigefügte Pflaster mit der Mullseite so auf den Nagel legen, daß ein weiterer Teil des Pflasters nach oben über die Zehenkuppe übersteht. Die Klebeflächen des Pflasters sind eingeschnitten, so daß zunächst die seitlichen Klebeseiten nach unten geklappt und unter dem Zeh kleben. Nachdem dies geschehen ist, wird des überstehende Pflasterteil um die Zehenkuppe nach unten geschlagen und die Klebeflächen seitlich an den Zeh gedrückt. So erhält jeder Zeh eine Pflasterkuppe. So versorgt, bleibt der Nagel 24 Stunden im Salben- und Pflasterverband.
5. Nach 24 Stunden wird der Pflasterverband abgenommen, der Fuß erneut in warmem Wasser gebadet und danach gut abgetrocknet.
6. Nun wird die aufgeweichte Nagelsubstanz mit dem Nagelsschaber vorsichtig entfernt.
7. Diese Behandlungsvorgänge werden täglich so oft und lange wiederholt, bis die erkrankte Nagelsubstanz vollständig entfernt ist (ca. 1 bis 2 Wochen). Zwichendurch besuchen Sie Ihren Arzt, damit er das Behandlungsergebnis begutachtet und die Weiterbehandlung festlegt.

2. Stufe:

1. Nach der Ablösung der erkrankten Nagelsubstanz verordnet der Arzt bei der Zwischenuntersuchung im allgemeinen zur Weiterbehandlung Mycospor-Creme. So werden evtl. verbliebene Pilzherde im Restnagel konsequent beseitigt, das Nagelbett saniert. Der Nagel kann gesund nachwachsen.

2. Mycospor-Creme 1 x täglich auf den zu behandelnden Nagel auftragen und gleichmäßig verteilen, anschließend mit Pflaster abdecken, wie oben schon beschrieben. Dies täglich über vier Wochen wiederholen. Danach Abschlußuntersuchung durch den behandelnden Arzt.

Weitere Hinweise aus der Anleitung der Firma Beyer:
Ein wiederholter Befall, auch des völlig ausgeheilten Nagels, durch Pilze ist nur auszuschließen, wenn den Erregern der Pilzerkrankung die Lebensbedingungen entzogen werden. Es ist angeraten, folgende Empfehlungen zu beachten:

1. Bei der täglichen Körperpflege die Finger- und Zehennägel besonders sorgfältig reinigen.
2. Ebenso wichtig ist sorgfältiges Abtrocknen, besonders zwischen den Zehen. Feuchtigkeit fördert das Pilzwachstum.
3. Vermeiden Sie Barfußlaufen an Orten mit besonderer Ansteckungsgefahr, besonders warme und feuchte Räume wie Sauna, Schwimmbad, Turnhalle, Duschräume, Hotelzimmer etc.
4. Vermeiden Sie Wärme- und feuchtigkeitsstauende Kleidung bzw. Schuhe (Synthetics, Gummi).
5. Strümpfe möglichst täglich wechseln. Pilze werden nur bei hohen Waschtemperaturen (60, besser 90 bis 100 Grad Celsius) abgetötet.

Meine Behandlungsstrategie
Im Prinzip folgte ich den oben wiedergegebenen Empfehlungen der Firma Beyer, ergänzte diese aber wie folgt:

A. Die oben empfohlene Behandlung führte ich täglich bei der Morgentoilette durch, weil sich auf diese Weise eine zwangsläufige Regelmäßigkeit ergab.
B. Parallel zu der Behandlungsserie entfernte ich die durch Harnstoffsalbe erweichte Nagelsubstanz weitgehend mit einem skalpellartigen scharfen Messer, wie es die Grafiker benutzen. Um die sehr harte Nagelsubstanz besser schneiden zu können, machte ich häufiger längere warme Fußbäder und schälte dann die auf diese Weise etwas weicher gewordene Nagelsubstanz Schicht für Schicht ab. Dies muß sehr vorsichtig geschehen, damit das darunterliegende lebendige und intensiv durchblutete Zellgewebe nicht verletzt wird. Eine operative Entfernung der Nägel ist damit überflüssig.

C. Weil ich sehr dicke Zehennägel habe, setzte ich das Abschälen der Nagelsubstanz fort, nachdem diese durch die Behandlung mit Mycospor-Salbe aus dem Drehspender erweicht worden war.
D. Nach etwa 14 Tagen lösten sich die verbliebenen Reste der Nagelsubstanz, so daß ich sie vorsichtig mit meinem Skalpell nachhelfend, entfernen konnte. Dabei mußte ich aufpassen, daß ich vorsichtig genug vorging, um die den Nagel umgebende Nagelhaut nicht einzureißen. Genau so wichtig war, daß keine Nagelreste im Nagelbett blieben. Dies hatte ich nach drei Wochen geschafft.
E. Die Behandlung mit der Mykospor-Creme führte ich nicht nur vier Wochen durch, wie empfohlen, sondern einige Monate bis Mitte Mai 1995 weiter, solange reichte die Mycospor-Salbe für alle vier Nägel. Ich wollte nach dieser langwierigen Behandlungsserie auf keinen Fall einen Rückfall erleben. Vor allem beobachtete ich erfreut, daß meine zuvor so gequälten Zehen schön gleichmäßig wachsende Nägel bildeten. Schließlich wollte ich meine ganze Pilzerfahrung erfolgreich beenden, um mit gutem Gewissen den hier vor Ihnen liegenden Erfahrungsbericht schreiben zu können.

Auch das Institut für Mikroökologie in Herborn empfiehlt, einige Zentimeter der gesunden Haut um den befallenen Bezirk in die Behandlung über die normale Heilphase hinaus einzubeziehen, weil sich auch dort lebende Pilzelemente befinden. In der gesunden Haut ruhende Pilzelemente werden durch Pilzpräparate kaum angegriffen und können nach Absetzen der Therapie wieder auskeimen. Bei einer Weiterbehandlung über zwei bis drei Wochen wird das verhindert, weil die ruhenden Pilzelemente mit dem normalen Regenerationsprozeß der Haut mit abgestoßen werden.

Inzwischen sind vier Jahre vergangen und alle meine früher von Nagelpilz befallenen Zehennägel sind schön gleichmäßig nachgewachsen. Niemand würde heute auf die Idee kommen, daß die sehr gleichmäßig und vollkommen entwickelten Zehennägel früher durch eine Nagelpilzinfektion verunstaltet waren. Mit den Mykosennägeln hatte ich mich früher mehr oder weniger unbewußt geniert, meine unbekleideten Füße auszustrecken. Die durch Nagelmykosen verunstalteten Zehennägel veranlaßten mich insgesamt zu einem unsicheren Verhalten, das wurde mir erst bewußt, nachdem ich die Nagelmykosen völlig los war und sich die Zehennägel wieder normal entwickelt hatten. Fazit: Ohne Nagelmykosen lebt es sich wesentlich unbeschwerter.

Nie ist das Richtige das, was Ihr macht, sondern, wie Ihr's macht.

Anselm Feuerbach

Heilerfahrung bei Fußpilz

Ingo F. Rittmeyer, Kreuma und Weilrod

Überall wo sich Menschen aufhalten, befinden sich natürlich auch Bakterien, Viren, Pilze und andere Parasiten, die den Menschen als Lebensgrundlage brauchen.

Fußpilz ist ein Infekt, der sich meist zwischen den Zehen durch Jucken bemerkbar macht. An dieser Stelle ist die Haut meist durch Körperausdünstungen feucht, dazu warm und ein ideales Milieu für die Entwicklung von Pilzen.

Von Fußpilz befallene Haut kann weißlich sein, rissig und aufgequollen. Solche Stellen hatte ich häufiger zwischen den Zehen, fast ausschließlich am linken Fuß, nach dem Besuch von Schwimmbädern. Immer gelang es mir, innerhalb weniger Tage, mich von Fußpilzen zu befreien.

So wurde ich den Fußpilz los

Als ich noch weniger über die schädlichen Nebenwirkungen von Antibiotika wußte, benutzte ich antimykotische Puder zur Beseitigung von Fußpilz. Nachdem ich mich mehr mit Naturheilkunde befaßt hatte, benutzte ich Fuchsin (siehe auch unter Genitalmykosen), Propolis-Tinktur und zuletzt nur noch Urin zur Beseitigung von Fußpilz.

Bei der Behandlung mit Propolis-Tinktur feuchte ich ein Wattestäbchen mit Propolis-Tinktur an und rolle dieses über die befallenen Hautstellen. Das wiederhole ich täglich mehrmals. Spätestens nach drei Tagen ist der Fußpilz verschwunden.

Die Behandlung mit Fuchsin ist ähnlich wie mit Propolis-Tinktur. Allerdings färbt Fuchsin intensiv rot, so daß es ratsam ist, die damit behandelten Hautbezirke gut einzuwickeln und einen alten Socken darüberzuziehen, damit die Wäsche nicht rot gefärbt wird.

Die Urintherapie gegen Fußpilz ist unkompliziert, denn das kostenlose Allerweltsmedikament Urin hat ja jeder immer bei sich.

Die Anwendung von Urin ist einfach: Ich lasse etwas Urin auf einen kleinen Wattebausch und drücke diesen auf die vom Fußpilz befallene Hautstelle. Darüber wickle ich ein Taschentuch und ziehe dann einen Socken darüber, damit der Verband hält. Diese Prozedur wiederhole ich alle drei bis vier Stunden oder so oft wie ich feststelle, daß der Urin im Wattebausch getrocknet ist bzw. keine Feuchtigkeit mehr an die betroffenen Hautstellen abgibt. Nach wenigen Tagen Urintherapie ist der Fußpilz verschwunden.

Alle Fußbekleidung kann mit Fußpilzen infiziert sein. Deshalb sollten die Strümpfe und Socken mit mindestens 60 Grad Celsius gewaschen werden. Sandalen und Schuhe kann man nicht gut kochen, aber mit einem Desinfektionsmittel gegen Pilze behandeln.

Weitere Anwendungen gegen Hautmykosen

In seinem Buch „Tödliche Mykosen" Seite 163 nennt Walter H. Rauscher weitere Mittel gegen Hautpilze, insbesondere Fußpilz:

- Terpentinöl, in der Verdünnung 1 : 10 mit Paraffinum sup.
- Gereinigtes Petroleum (pur), das übrigens auch Harald Fleig zur Beseitigung seiner Darmmykose selbst eingenommen hat.
- Wasserstoffsuperoxyd auf 20 % verdünnt, jedoch nicht bei offenen Wunden anzuwenden.
- Kanne-Brottrunk.

Als trockene Methode gegen Hautmykosen nennt Rauscher die von ihm erprobte Bestrahlung der betroffenen Hautbezirke mit dem TEFRA-Hochfrequenz Entladungsgerät (Hersteller: TEFRA-Hochfrequenzapparate, Berlin 30). Das Gerät erzeugt mittels seiner Hochfrequenzstrahlung Ozon aus dem Sauerstoff der Luft. Das Ozon tötet sehr schnell und sicher auf der Hautoberfläche angesiedelte Pilze. Laut Rauscher genügt ein täglicher Einsatz von wenigen Minuten, um die Kopfhaut mykosenfrei zu halten und durch den durchblutungsfördernden Effekt würde sogar der Haarausfall gestoppt.

Fußpilz vermeiden

Fußpilz können wir überall dort auffangen, wo sich Menschen aufhalten, in der Sauna, im Schwimmbad, in Hotelzimmern, in Duschkabinen und auf Teppichboden, den ich für den unhygienischsten Fußbodenbelag überhaupt halte.

Fußpilze können natürlich auch durch Fußbekleidung übertragen werden. Beispielsweise durch Socken oder Schuhe, die wir bei Bekannten ausleihen. Dieses Ausleihen von Schischuhen ist besonders an Wintersportorten üblich. Kein Wunder, wenn man aus dem Winterurlaub Fußpilze mit heimbringt. Wenn ich unterwegs bin, benutze ich gerne auch meine eigenen Handtücher, besonders bei einer Übernachtung in Privatquartieren. In Hotels versuche ich festzustellen, ob die Handtücher tatsächlich frisch sind.

Geschlossenes Schuhwerk bietet die besten Entwicklungsmöglichkeiten für Mykosen. Wer seine Schuhe auszieht, wird feststellen, daß die Strümpfe und auch die Schuhe innen von den Körperausdünstungen mehr oder weniger feucht oder klamm sind. Feuchtigkeit und Wärme bilden ein ideales Klima für die Entwicklung von Mykosen.

Etwa seit zwölf Jahren trage ich im Haus und außerhalb des Hauses konsequent offene Sandalen und kein geschlossenes Schuhwerk mehr. Seitdem habe ich nie wieder einen Fußpilz gehabt. Auch im Winter trage ich bei trockenem Wetter Sandalen, allerdings mit zwei Paar Socken. So kann immer Luft an die Füße und das warme und feuchte Klima, wie es in geschlossenen Schuhen herrscht, kann nicht entstehen. Nur bei nassem, matschigem Wetter, ziehe ich gelegentlich geschlossene Schuhe an. Dies bekommt nicht nur meinem Geldbeutel gut, sondern vor allem der Gesundheit meiner Füße. In meinem Bekanntenkreis hat man sich inzwischen wohl daran gewöhnt, daß ich mit einfachen Sandalen erscheine, wo andere mit gewienerten Schuhen auftreten.

Hör' nicht, was die andern schrei'n!
Wage stets, Du selbst zu sein!
Seidel

Genital-Mykosen ade!

Ingo F. Rittmeyer, Kreuma und Weilrod

Meine ersten Erfahrungen mit Mykosen überhaupt machte ich mit Genital-Mykosen während meiner ersten Ehe: Durch ständigen Juckreiz wurden wir auf die Genital-Mykose aufmerksam. Wir gingen zum Arzt und der stellte aufgrund von angelegten Pilzkulturen bei beiden Partnern einen Befall von Candida albicans fest. Die verschriebenen Salben und Puder beendeten die Mykose schnell, aber gelegentlich trat sie wieder auf.

Vom Arzt wurden wir aufgeklärt, daß eine Mykose bei Ehepartnern nicht dadurch entstehen muß, daß einer der Partner die Mykose durch „Fremdgehen" woanders auffängt. Wir wußten ja, daß keiner von uns beiden anderen sexuellen Kontakt hatte. Eine bei Paaren plötzlich auftretende Genital-Mykose wird häufig damit erklärt, daß ja alle möglichen Mikroben und Keime, zu denen auch die Mykosen gehören, ständig in unserer Umwelt, um uns, auf unserer Haut und in unserem Körper, leben. Solange wir der menschlichen Natur gemäß leben, bleiben diese sonst ungefährlichen und auch die gutartigen Keime mit uns im Gleichgewicht. In dem Moment aber, wo wir durch Fehler in der Lebensführung, beispielsweise durch intensives Waschen mit den Hautschutzfilm zerstörenden Waschmitteln das Lebensmilieu für feindliche Mikroben verbessern, entwickeln sich diese sprunghaft und eine Bakterien- oder Pilz-Invasion kann einen Infekt auslösen. Dies kann ebenso geschehen durch eine fehlerhafte Ernährung, durch die unser Körper durch Übersäuerung aus dem natürlichen Gleichgewicht fällt und die natürliche Immunkraft verliert.

Rückblickend erkenne ich, daß wir uns damals als Ernährungs-Analphabeten noch nicht gesundheitsbewußt ernährten, sondern oft Fleisch, Fertiggerichte, Industrienahrungsmittel, Graubrot, gezuckerte Marmeladen und Weißmehl-Gebäck verzehrten, dazu Alkohol, Kaffee und Schwarztee. Obst und rohes Gemüse, das zur Steigerung und Erhaltung unserer Abwehrkraft so wichtig gewesen wäre, kam damals selten auf den Tisch. Weitere Einzelheiten meiner späteren Ernährungsumstellung mit Anleitung zur dauerhaften Gesundung von verschiedenen chronischen Erkrankungen enthält mein Buch „So besiegte ich Arthrose, Gicht, Rheuma, Infekte und Verstopfung“, Unikat-Verlag.

Nach der Scheidung von meiner ersten Frau änderte ich meine krankmachende Lebensweise erst, als mich die Schmerzen von Arthrose und Gicht aufweckten. In dieser Phase ungesunder Lebensweise zog ich mir durch den intensiven Kontakt zu einer Exotin eine hartnäckige Genital-Mykose zu, die mein Lustorgan für ein halbes Jahr außer Gefecht setzte. Ich lief nämlich von Hautarzt zu Hautarzt, ließ Pilzkulturen anlegen und mir allerhand Salben und Puder verschreiben, die ich sorgfältig anwandte. Doch meine Genital-Mykose blieb beständig und hartnäckig.

In dem Kontakt mit den verschiedenen Hautärzten mußte ich feststellen, daß die Mehrzahl dieser Ärzte nicht mehr wußte oder zumindest nicht mehr Wissen preisgab, als auf den Packungen der Medikamente stand, die sie mir verschrieben. Beispielsweise erwähnte keiner, daß einer solchen Mykose durch eine krankhafte Milieuveränderung erst eine Entwicklungschance im oder auf dem menschlichen Körper gegeben wird.

Ich überlegte nun, was zu tun sei und erfuhr, daß in der Uniklinik Frankfurt ein Professor der Medizin als Leiter der Hautklinik tätig sei, der insbesondere Erfahrungen im Umgang mit Mykosen aufzuweisen hätte. Ich telefonierte also mit dieser Klinik und erfuhr, daß besagter Professor nicht mehr im Dienst, sondern pensioniert oder verstorben wäre. Natürlich fragte ich die Schwester am Telefon, ob der Hautprofessor denn nicht Schüler in der Hautklinik hinterlassen hätte, die sein Wissen übernommen haben und anwenden. Nein, es sei niemand mehr da, hieß es. - „Aber“, sagte die Schwester dann, „da hat sich einer der ehemaligen Mitarbeiter als Hautarzt in Frankfurt niedergelassen, Dr. T., den könnten Sie aufsuchen.“ Ich machte also sofort mit der Praxis von Dr. T. einen Termin und besuchte ihn.

Dr. T. verschrieb mir Fuchsin-Lösung, genannt „Castellani cum colore“ und meinte, innerhalb weniger Tage würde ich von diesem hartnäckigen Hautpilz befreit sein, der genau genommen eine Pilzflechte sei. Und tatsächlich, nach drei Tagen war ich den hartnäckigen Hautpilz los, der meinen Penis monatelang besiedelt hatte. Dr. T. verschrieb mir Fuchsin-Lösung, genannt „Castellani cum colore" und meinte, innerhalb weniger Tage würde ich von diesem hartnäckigen Hautpilz befreit sein, der genau genommen eine Pilzflechte sei. Und tatsächlich, nach drei Tagen war ich den hartnäckigen Hautpilz los, der meinen Penis monatelang besiedelt hatte.

Dr. T. erklärte mir in seinem Brief vom 1. März 1998: „Zwar ist die Solutio Castellani cum colore nach wie vor mein äußerst erfolgreiches ‚Geheimmittel' bei Therapieresistenz von lokalen Mykosen, jedoch bestehen auf Grund von Aussagen der ABDA in Eschborn neuerdings Bedenken bei Anwendung. Bei Fuchsin handelt es sich um ein lokal anzuwendendes, bereits seit Jahrzehnten bekanntes und bewährtes Antimykotikum. Gelöst wird das Fuchsin in Lösungsmitteln, die eine zusätzliche lokale Wirkung entfalten, jedoch auf Grund von Negativmonografien nicht ohne Bedenken sind. Die Lösung eignet sich nicht zur langdauernden Therapie. Daher ist dieses Mittel nicht mehr ohne Bedenken vom Patienten selber anzuwenden, obwohl man es wohl noch in der Apotheke (meist in der Zusammenstellung verändert und wesentlich weniger wirksam) erhalten kann."

Dr. T. erklärte, daß die Fuchsin-Lösung nicht im weiblichen Geschlechtsorgan anzuwenden sei, sondern nur bei außenliegenden Hautstellen wie auch am Penis. Bei der Pilzbehandlung der Vagina muß man zu anderen Mitteln greifen. Hier wirkt sehr oft schon eine völlige Umstimmung des pH-Wertes des Scheiden-Milieus, beispielsweise durch Einführung von Sauerkraut oder Joghurt. Die darin enthaltene natürliche Milchsäure ist den Pilzen gar nicht recht und sie ziehen sich zumindest vorübergehend zurück.

Zur Bekämpfung der Hautmykose auf der Eichel des Penis hatte ich diesen Hautbereich drei mal täglich nach gründlicher Säuberung und Abtrocknung mit der Fuchsin-Lösung zu bestreichen. Dies nahm ich mit einem Wattestäbchen vor, das ich in die Fuchsin-Lösung tauchte und auf der gesamten Hautpartie dieses Bereiches mit leichtem Druck rollte. Anschließend schob ich die Vorhaut wieder über die Eichel und wickelte alles in ein dehnbares dünnes Tuch, weil die Fuchsinlösung die Unterwäsche und die

Kleidung sonst rot gefärbt hätte. Diese Prozedur wiederholte ich drei Tage lang und stellte schon am zweiten Tag fest, daß die Mykose nicht mehr vorhanden war.

Bei einer Mykose handelt es sich selten nur um eine lokale Erkrankung. Vielmehr ist die lokale Mykose oft nur ein Zeichen dafür, daß das gesamte Abwehrsystem des betreffenden Menschen geschwächt ist. Da hilft nur eine konsequente Umstellung der Lebensweise durch eine Umstellung auf naturbelassene und basenreiche Lebensmittel, nämlich auf Obst und Gemüse, vorrangig Wurzelgemüse und die Abkehr von allen Fabriknahrungsmitteln und Fertiggerichten, Abkehr von Zucker- und Weißmehlprodukten. Ferner muß die Ausscheidung gut funktionieren und die richtige Durchblutung des gesamten Organismus durch tägliche Bewegung an der frischen Luft gewährleistet sein.

Frage Dich immer in jeder Lage Deines Lebens,
ehe Du handelst: Wie könntest Du hier am edelsten,
am schönsten, am vortrefflichsten handeln?
Und das, was Dein erstes Gefühl Dir antwortet,
das tue.

Heinrich von Kleist

Was tun gegen Warzen?

Ingo F. Rittmeyer

Eine Warze kommt nicht von allein, sondern sie ist immer ein Symptom einer körperlichen Störung, die sich über eine Warze äußert. Erfahrene Frauen wissen, daß sie bei Auftreten von Warzen nicht die Warze behandeln, sondern einen Blasen- und Nierentee trinken, beispielsweise den Tee von Kanadischer Goldrute oder Grünen Tee, praktisch alle Tees, die die Nieren gut durchspülen. Die Warzen, auch Dornwarzen, verschwinden dann mit der Gesundung von Blase und Nieren von allein. Behandelt man die Warze, so ist dies eine reine symptomunterdrückende Maßnahme, die sich dann in einer Blasen- oder Nierenerkrankung äußern kann, oft nur in einer Reizblase, die sich in ständigem Harndrang äußert. Wer also seine Warzen beseitigt, ohne die diesen zugrundeliegende Erkrankung zu heilen, wird diese Erkrankung eher verschlimmern. Diese Erfahrung vernahm ich von verschiedenen Personen, die sich an persönliche Erfahrungen mit Warzenproblemen erinnerten.

Als Kind hatte ich gelegentlich Warzen an den Händen. Es gab damals die verschiedensten Hausmittel, angefangen von der „Besprechung bei Vollmond zu Mitternacht unter der Dachrinne", wozu ich mich allerdings, wohl wegen der nachtschlafenen Zeit, nicht bewegen ließ. Daß Warzen das Symptom der Erkrankung eines anderen Organes sind, war mir damals nicht klar.

Falls Sie dennoch Ihre Warzen behandeln wollen, dazu folgende Alternativen:

Eine sehr wirksame Behandlung, die vor allem in der Vegetationszeit während eines Spazierganges kostenlos möglich ist, ist das Betupfen der Warzen mit dem Saft einer Schöllkrautpflanze. Schöllkraut findet man an Wegrändern und an Mauern. Man erkennt es an der gelben Blüte, den an Eichenlaub erinnernden Blättern und den behaarten Stengeln. Der bei Verletzung des Stengels aus diesem quellende Saft ist milchiggelb bis orangefarben, so daß wir mit dieser „Geheimtinte" als Schulkinder früher Geheimbriefe geschrieben haben. Was kann man nun tun, um eine Warze zu beseitigen, wenn?

Brechen Sie einen Stengel des Schöllkrautes ab und betupfen Sie die Warze mit dem aus dem Stengel quellenden Saft. Dies tun Sie so häufig wie möglich, bis in den Wurzelgrund der Warze hinein. Nach wenigen Tagen oder schneller ist die Warze verschwunden, je nach Intensität des Betupfens.

Apotheker M. Pahlow empfiehlt in seinem „Großen Buch der Heilpflanzen", zweimal täglich Leinöl auf die Warzen (ebenso auch bei Hühneraugen) aufzutragen.

Kräuterpfarrer Johann Künzle empfiehlt in seinem großen Kräuterheilbuch: „In Eichenrindenabsud die Hände täglich eine halbe Stunde baden. Oder: Man drückt Zwiebelsaft auf die Warzen und bindet des nachts warme, zerhackte Zwiebeln auf. Ein Radikalmittel ist: Man legt ein in der Mitte in Warzengröße durchlöchertes Heftpflaster um die Warze, darauf legt man ein Stück Knoblauch, das seinerseits mit einem Heftstreifen befestigt wird. Nach 24 Stunden ist die Warze ganz los, so daß man sie ohne Mühe und Schmerz herausheben kann."

Salzanwendung bei Warzen aus dem Buch „Wasser und Salz" von Dr. med. Barbara Hendel und Peter Ferreira: „Betupfen Sie die Warzen mit 26 prozentiger Salzlösung, oder machen Sie einen Umschlag mit konzentrierter Sole. Befinden sich die Warzen an Händen und Füßen, empfiehlt sich auch ein Hand- oder Fußbad mit 10 prozentiger Sole. Nach dem Bad niemals abwaschen, sondern einziehen lassen und die Haut trocken tupfen. Bei der Behandlung von Warzen reichen bereits wenige Tage aus, um sie zum Verschwinden zu bringen." Niemals raffiniertes Kochsalz verwenden, sondern Atlantiksalz oder Meersalz. Optimal ist Himalaja-Salz.

Eine weitere Behandlungsmöglichkeit ist das Wegätzen mit Höllensteinstift, der in der Apotheke erhältlich ist. Die Warze muß dann bis in ihre Wurzel weggeätzt werden.

Ihnen muß aber klar sein, daß Sie mit dieser Behandlung der Warzen als Symptom die Ursache ignorieren, die zum Erscheinen der Warzen geführt hat. Vielleicht lesen Sie doch nochmals den ersten Absatz dieses Kapitels, um der Ursache des Erscheinens Ihrer Warzen auf den Grund zu gehen.

Die geheimnisvolle, arterhaltende Lebensform der Pilze im Blut

Bruno Haefeli, Blut-Mykose-Forschung, Ebikon Schweiz

Der Schweizer Forscher Bruno Haefeli hat in langjähriger Kleinarbeit klare, reproduzierbare Voraussetzungen für die Analyse der Blutmykose geschaffen. Er legt Wert darauf, diesen Bericht als schlichte Information zu verstehen. Durch diese neuen Erkenntnisse sind wir alle in Biologie und Medizin gefordert.

Einführung in die Blut-Mykose*

In der Humanmedizin ist eine steigende Tendenz der Pilzerkrankungsfälle zu beobachten, deshalb gehen wir davon aus, daß Pilze im menschlichen (und tierischen) Organismus ein optimales Lebensklima finden. Vor allem sind es Saprophyten, die in freier Natur auf Substraten, z. B. Dung, faulenden Pflanzen oder Tierstoffen leben. Es ist bekannt, daß etliche dieser Saprophyten auch im menschlichen Organismus als obligate Parasiten uneingeschränkt in Lebensgemeinschaft leben. Aus dieser Symbiose heraus hat sich über Jahrmillionen ihre Aufgabe entwickelt, den menschlichen und tierischen Körper vor Krankheiten zu schützen, einerseits als Antagonisten gegen pathogene Bakterien (und vielleicht auch gegen Viren) und andererseits üben sie ihren schützenden Einfluß im Abwehrsystem durch ihr kooperatives, symbiotisches Abwehrverhalten als Botenstoff- und Informationsträger innerhalb des Immunsystems aus.

Der menschliche Körper ist von Mikroorganismen bevölkert, die mit ihm in Symbiose leben. Das gegenseitige Lebensverhältnis ist vom pH-Wert des Blutes und der Gewebe entscheidend abhängig. Es handelt sich dabei um Kleinstlebewesen, Symbionten genannt, die in ihren Primitiv-Phasen dem Organismus keinen Schaden zufügen und regulierende Funktionen ausüben.
Sie regulieren den Funktions- und Entwicklungsablauf ihrer eigenen Art, so daß eine schädliche Aufwärtsentwicklung zu höheren,

*) Erklärung im Abschnitt: Worterklärung

pathogenen Formen unmöglich ist. Solange sich der pH-Wert des Blutes und der Gewebe innerhalb der physiologischen Grenzen bewegt, ist die Mikrosymbiose schadlos in den menschlichen Zellenstaat eingebunden.

Diese Lebensgemeinschaft hilft, den Wirt vor Krankheit zu schützen, indem er unter normalen Bedingungen die Viskosität des Blutes reguliert. Verändert sich der pH-Wert des Blutes und des Gewebes, dann wird das Parasitärverhalten des Symbionten geweckt. Steigt der pH-Wert des Blutes an und erreicht Werte von 7.45 und höher, dann werden die Symbionten in eine höhere Entwicklungsstufe gehoben, d. h. angeregt, sich ihrer mehrgestaltigen, entwicklungsfähigen, parasitären Natur zu erinnern und sich der veränderten Lebensgrundlage anzupassen. Ihre Anpassungsfähigkeit unter dem Einfluß des zunehmend sich verändernden Säure-Basen-Gleichgewichts hat auch bedeutungsvolle Auswirkungen auf den Gesundheitszustand des Zellenstaates.

Jeder Säugerorganismus beherbergt diese Symbionten seit Urzeiten und die Anlage dazu wird stetig im Keimplasma weiter vererbt. Deshalb wird verständlich, warum in jedem Fall die Symbionten an Erkrankung und Genesung mit beteiligt sind und ihr erworbenes Recht auf Lebensgemeinschaft so vehement bis zur bittersten „Feindschaft" (Krankheit) verteidigen. Daß sich die Symbionten leicht auf den Erythrozyten ansiedeln, ist mikroskopisch jederzeit nachzuweisen. Die Symbionten durchströmen mit dem Blut (in allen ihren Wuchs- und Entwicklungsgrößen) den gesamten Körper. Sie sind überall zu finden. Und sie sind imstande, sich bei der geringsten pH-Wert-Änderung aus Primitivstadien (dem Chondrit-Stadium) zu höheren Formen zu entwickeln.

Sie sind auch in der Lage, in jedem durchspülten Organ (in welchem die Primitiv-Phasen, die Chondritine, dauernd regulationsfähig vorhanden sein sollten), höhere und gefährlichere Formen zu bilden. Diese Entwicklungsvorgänge, die der Natur des Menschen zuwiderlaufen, sind bei refraktären, chronischen Krankheitsformen von Bedeutung.

Die arterhaltende Regulation, die nun zum Erliegen kommt, kann dadurch behoben werden, daß die empfindlich störende, progressive Entwicklung des Parasiten gestoppt wird, mit dem Einsatz neuer Regulationskörperchen, den „Chondritinen", die die primitivste, apathogene Wuchsform des Parasiten darstellen. Dadurch wird unmittelbar die Rückbildung der Mykose eingeleitet und die

Patho-Symbiose (auch durch die therapeutische Einstellung des Blut-pH-Wertes) nach und nach abgebaut.
Diese Fundamental-Faktoren finden sich in der genetischen Einheit jeder Spezies der Schimmelpilze. Allen diesen Schimmelarten ist die gleiche zyklogenetische Aufwärtsentwicklung bis zur Kulminante des Pilzes eigen.
Eine Myzeliämie (Pilzfäden im Blut) oder eine Mykotoxikose bildet mykogene Allergien, die bei gewissen Menschen mit besonderer Empfindlichkeit und Veranlagung beim Kontakt mit gewissen Partikeln oder Substanzen äußerst heftig reagieren. Heuschnupfenartige Krankheitsformen können auch mit asthmatischen Beschwerden einhergehen, die zu einem hohen Prozentsatz durch Pilzsporen ausgelöst werden. Im mikroskopischen Bild sind derartige Sporen durch die besondere Färbbarkeit deutlich zu erkennen. Die Erkenntnis, daß Pilzsporen durch ihren artgebundenen, zyklogenetischen Wachstumstrieb auch höhere Lebensformen von Pilzen hervorrufen, die ebenso im Blutbild festgestellt werden können, wenn der geeignete Nährboden vorliegt, bildet die Grundlage für eine spezifisch gesteuerte Behandlung.

Bisher sind folgende Pilze als allergen identifiziert worden:
- Cladosporium herbarum
- Alternaria tenius
- Aspergillus fumigatus (Deuteromyzeten)
- Rhizopus-Arten (Mucorales, Zygomyzeten)

und auch eine Reihe anderer Arten sind erwähnt, die für die Blut-Mykose von Bedeutung sind.

Für die Behandlung ist die Diagnose der im Blut existenten Pilze und deren Dominanz entscheidend, die durch die neue analytische Methodik der Mykose-Analyse die Pilze erfaßt und erkennbar macht, und was besonders wichtig ist, durch die visuelle Überwachung und Musterung ergeben sich bedeutungsvolle, zukunftsweisende, morphologische Erkennnisse. Dadurch kann die Behandlung sicherer und erfolgsversprechender gemacht werden, auch bei bisher unerklärlich gebliebenen Krankheits-Zuständen.

Die Übertragung pilzlicher Krankheitserreger auf den Menschen ist weltweit verbreitet und erfolgt durch direkten Kontakt mit zoophilen Dermatophyten von Katzen, Hunden oder vielen anderen

Haustieren. Die Übertragung von Mensch zu Mensch liegt noch im Dunkeln, sie ist aber mit Sicherheit umfangreicher, als man annimmt. So denke man allgemein einmal nur an die Gefahr bei der Blutübertragung von Mensch zu Mensch, wenn keine gesicherte Diagnostik vorliegt, die eine allfällige Blut-Mykose erkennbar macht.
Viele Mykosen kommen von außen in den Körper. Der häufigste Teil gelangt auf dem Atemweg, durch den Mund, die Ohren, die Haut (vorwiegend an behaarten Hautstellen), Zehenzwischenräume, die Enddarm-Gegend und den gynäkologischen Raum in den Körper.

Mykosen fördernde Faktoren
Das Vorhandensein von Mykosen im Organismus wird mit Sicherheit durch prädisponierende Faktoren gefördert, ohne Immundefizienz im allgemeinen, d. h., ohne Infektions- oder Pilzbelastung. Vorerst sind es meist Sekundär-Mykosen, die einen langsamen, schleichenden Verlauf nehmen. Hingegen beeinflussen Primärmykosen den schweren Verlauf. So weiß man heute bereits, daß als prädisponierende Grundleiden oder primäre Schädigungen bei Sekundärmykosen Krankheitsformen in Frage kommen, wie: Hypo- und Agammaglobulinämien, auch Kwashiorkor als allgemeiner Proteinmangelzustand, Diabetes mellitus, Langzeitbehandlung mit Chemotherapeutika, immunsuppressive Behandlung bei Allergien, Asthma, Organtransplantationen usw. sowie Corticosteroid-Therapie im allgmeinen, Kontrazeptiva, konsumierende Krankheiten wie Tuberkulose, ebenso Alkoholismus und Drogen jeder Art.

Die Mehrheit der Erreger, die in den Körper eindringen, selbst wenn sie das optimale Lebensmedium finden und in einen empfänglichen Wirt gelangen, müssen noch keine Infektionen oder allergische Reaktionen auslösen, solange sie der allgemeinen Infektabwehr, z. B. der humoralen und zellulären Abwehr zum Opfer fallen. Die Infektionen verlaufen dann stumm und bleiben reaktionslos. Immunreaktionen sorgen dann dafür, daß auch haftende Infekte nicht zur Entfaltung kommen.
Es erkranken Menschen und Tiere aber dennoch an Mykosen. Dies könnte wohl daran liegen, daß Einrichtungen der Resistenz oder Immunität des Wirts überspielt worden sind. Risiken der In-

fektion durch schwebende Sporen oder Hyphenfragmente in der Luft dürften zur Entstehung von Mykosen ständig bestehen. Jeder Mensch infiziert sich mehrmals täglich mit Keimen, z. B. mit Candida, Apergillus oder Mucor.
Diesem ständigen Kontakt kann auch ein sonst Gesunder irgendwann einmal unterliegen. Eine Erkrankung wird für ihn dann mit Sicherheit weniger auffällig, subklinisch und unkompliziert verlaufen. Dieser Vorgang trägt zur Entwicklung seiner Immunreaktivität bei.

Mykosen im Blut sind optisch nachweisbar

Im BHS-Labor wird für Blutuntersuchungen ein ganz neuer Weg in Methodik und Aussage beschritten, der durch stetige Weiterentwicklung und Verfeinerung der labortechnischen Methoden Erscheinungsbilder differenter Pilze aus dem Blut heraus präpariert, die stets bei onkogenen, chronischen, refraktären, mitunter auch iatrogenen Krankheitsformen auffällig sind.

Mit dieser Blutuntersuchung wird ein ganz neuer Raum in der „medizinischen Diagnostik" aufgetan. Seit vielen Jahren schon wurde vermutet, daß Pilze im Blut existent sein sollen, doch war es nicht gelungen, sie auch im Blut zu dokumentieren. Eine Routine-Untersuchung zur Beurteilung der Blut-Pilze war deshalb bisher nicht möglich.

Erstmals durch die Blutforschung im BHS-Labor, CH-6030 Ebikon, wurde die routinemäßige, dynamische Blutuntersuchung auf Blut-Pilze praxisreif gemacht und die Möglichkeit geschaffen, die zyklogenetischen Vorgänge der Pilze sowohl im roten, als auch im weißen Blutbild optisch sichtbar zu machen. Gegenwärtig kann bereits das Vorhandensein von über 20 Variationen von Pilzen im Blut verifiziert werden.
Daraus folgt, daß die differentesten zyklogenetischen Entwicklungsformen eine vorläufige Klassifizierung ermöglich, z. B. die Sporangiose, die Myzeliämie, die Mykosklerose und die Hämatomykose.
Ein wichtiger Fortschritt der neuen Analyse besteht darin, daß innerhalb der Leukozyten im Protoplasma das Vorhandensein von Pilzen ebenso erkannt wird, wie in den übrigen Blutzellen.
Auch das Karyon der Leucocyten erfährt bei ganz bestimmten

Krankheitsbildern geschwulstartige Höckerungen und Wucherungen. Durch keine andere Blut-Analyse konnten diese pathogenen Erscheinungsformen bisher optisch sichtbar gemacht werden.
Die vereinfachte Technik ist letztlich von besonderem Reiz für Arzt und Klinik. Diese Methode wurde Ery-Methode genannt und will allgemeingültige Blutuntersuchungs-Methoden nicht verdrängen, sondern sie ergänzen und bereichern. Dadurch kann der Patient anders bewertet werden – auf den ersten Blick sozusagen –, weil eine genaue graphische Verlaufskurve den Wert der Behandlung kritischer und dadurch sicherer beurteilbar macht.

Ist Krebs eine Pilzkrankheit?

Die Frage, ob Pilze als Krebs-Urheber in Frage kommen, ist noch unklar und kann zur Zeit weder bejaht noch verneint werden. Daß sich Pilze am Krankheitsprozeß beteiligen, darf jedoch angenommen werden.
Pilze verdanken ihre Wuchsaktivitäten dem entsprechenden Medium, in dem sie leben. Obwohl eine noch nicht überschaubare Zahl von Pilzparasiten im Blut präsent ist und mit dem Wirt „Mensch" lebt, ist das Pilzverhalten durch körpereigene Verriegelungen dank eines gesunden Immunsystems geregelt und Wuchsaktivitäten sind nicht möglich.

Die Erscheinungsformen der Pilze und ihr Wachstumsdrang können im strömenden Blut nicht beobachtet werden. Sie entwickeln keine Myzelien, solange die Immunlage des Organismus diese nicht zuläßt. Selbst wenn das Immunsystem eine Instabilität des Allgemeinbefindens des Patienten erkennt, werden vom Organismus alle Wuchsbestrebungen der Pilze noch weitgehend aufgehalten.

Pilze entwickeln sich nur dort, wo ein ungehemmtes Wachstum möglich ist, nämlich in Fäulnisgebieten, wo Zerfallsprodukte anfallen. Meines Erachtens sind schmarotzende Pilze an diesen Aufräumarbeiten beteiligt, die von den Stoffwechselprodukten anderer Pilze zehren und im Wirts-Organismus lebensfähig bleiben.

Im Blut-Ausstrich-Präparat fallen sie durch kümmerlichen Wuchs und geringe Aktivitäten auf. Sie treten fast immer dann in Erscheinung, wenn die übrigen obligaten Pilze ihr Wachstum nach zwei

bis drei Tagen eingestellt haben. Die Pilze leben auch vom Zellprotein des Wirts und schwächen ihn. Sie sind aber nur dann präsent, wenn die Anamnese chronische Krankheitsbilder oder Krebs zum Inhalt hat.
Auf dem Objektträger mit dem Blutausstrich bleiben die Blutzellen schutzlos den mykotischen Einflüssen ausgesetzt. Je nach Abwehrleistung des Körpers entspricht der gefärbte Blutfilm der Zustandslage des Augenblicks, mit anderen Worten: die auf dem Objektträger sichtbar werdende Größenordnung der Pilze entspricht dem gegebenen Zeitpunkt der Blutentnahme.

Das Wachstum der Pilze kann auf dem Objektträger gering sein, unauffällig oder nicht aktiv. Dieser Zustand drückt die Abwehrleistung des Organismus aus, d. h., der Patient ist nicht oder nur gering mykotisch belastet und bedarf keiner Therapie gegen die Blut-Mykose.

Zeigt sich aber auf dem Objektträger an der Membran der Blutzellen die spezifische Bildung von Myzelien (auch intrazellulär), die nur andeutungsweise als Pilzfäden erkennbar werden, dann kann eine Beteiligung von Pilzen am Krankheitsgeschehen nicht mehr ausgeschlossen werden, wobei der Grad des Befalls, d. h. Länge, Dichte, Art der Verzweigungen und Verfilzungen sowie die Anzahl der Fruchtknospen und der Häufigkeit der Sporenaussaat von Bedeutung für die Beurteilung sind. Das Krankheitsbild kann chronisch und von Pilzen geprägt werden, deren Stoffwechsel, Toxine, alterungsbedingter Pilzzerfall und deren Säurebildung einen erheblichen Einfluß auf den Verlauf der Krankheit nehmen. Je niedriger das Pilzwachstum in Erscheinung tritt, desto geringer ist der Einfluß auf das physiologische Gleichgewicht der Organe. Zum Beispiel der 1. Grad, in dem die geringste mykotische Verfilzung der Blutzellen auffällt:

1. Grad

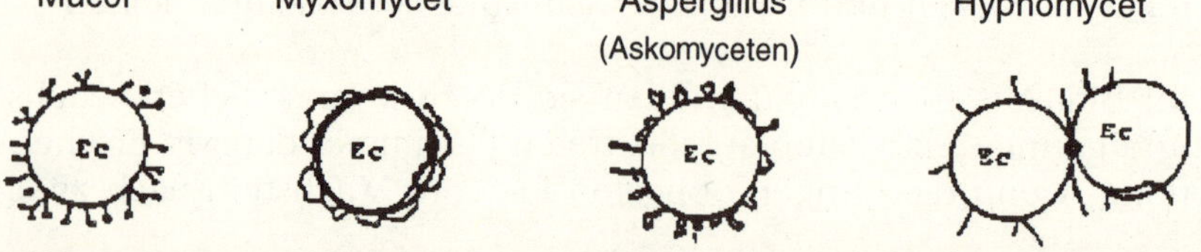

Wenn die Pilze jedoch eine höhere Entwicklung ihrer Lebensform erreichen und dadurch zwangsläufig durch ihren Stoffwechsel auch den Stoffwechsel des Wirts beeinflussen und dessen Entgiftungs- und Ausleitungsorgane blockieren, werden auch die pathologischen Konsequenzen in Erscheinung treten. Nun bilden sich aus Sporen Myzelien (Hyphen) differente sklerotische Formen, die in ein ungehemmtes Größenverhältnis treten.
Im 2. Grad der Analysen bilden sich vorerst dichte Stränge und Vernetzungen aus.

2. Grad

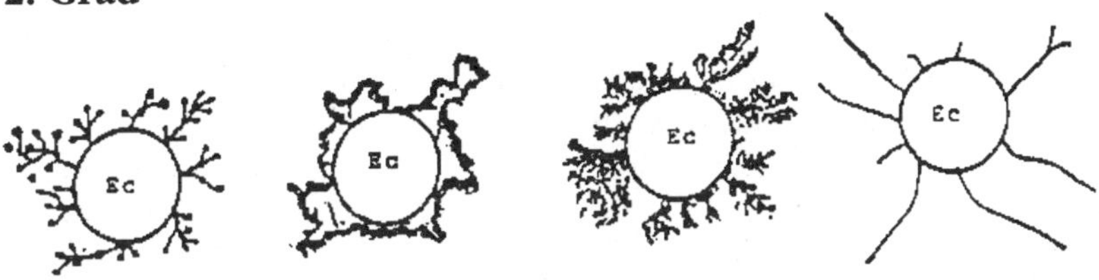

Die letzte und gefährlichste Form im zyklogenetischen Aufwärtstrieb der Pilze ist der Zustand der flächendeckenden Verfilzung, wobei feste Stränge, Büschel und Sträucher mit Auskeimungen bis zur Kulminante der Pilze den 3. Grad bestimmen. Außerdem ist häufig ihr Wuchstrieb so auffällig schnell, daß er mit bloßem Auge kaum verfolgt werden kann.

Aus den Labor-Untersuchungen geht eindeutig hervor, daß sich im Verlauf der vergangenen vier Jahre allmählich der Grad des mykotischen Befalls der Blutzellen aus dem 2. Grad zunehmend in den 3. Grad hinein verschiebt. Mit anderen Worten: Der Schweregrad der Krankheitsbilder verändert sich auffällig rasch und nicht selten dramatisch.
Die Zunahme der Mykosen wird auch in der Medizin mehr und mehr registriert. Die Blut-Mykose-Analyse zeigt den mykotischen Befall sehr früh, bevor der Patient von seinem Pilzbefall überhaupt eine Ahnung hat und körperlich etwas verspürt.
Aus diesem Grunde muß es für den Arzt und den Patienten ein unerläßliches Vorsorge-Gebot sein, den Allgemeinzustand auf Blut-Mykosen zu untersuchen, *bevor* die mykotischen Verfilzungen bereits Organe und Organ-Systeme angegriffen haben und Krankheiten von bedeutender Konsequenz ermöglichen!

Pilzfördernde Faktoren

Folgende Risikofaktoren sind bei Behandlungen als Therapie-Hindernisse zu bedenken, die endogen und exogen den Organismus in seinen Funktionen zu hemmen vermögen und stets Rückfälle begünstigen, die das Wuchsverhalten der Myzelien vermutlich aktiv beeinflussen, sie sprunghaft und direkt aktivieren, z. B.:

- In den Körper eingebrachte Metalle (Unfallchirurgie)
- Zahnmetalle (Amalgam, Silber, Gold und deren Legierungen, Stahl, Kunststoffe. Die unterschiedlichen Metalle an Zähnen entwickeln galvanische Ströme in nächster Nähe der Hypophyse und irritieren sie.
- Konsum:
  - Alkohol, Rauchen (auch passiv rauchen)
  - konzentrierte Zuckerwaren
  - Fleisch, Milch (Eiweißbomben, Cholesterin- und Säurebildner)
  - chemisch getriebene Mast-Tiere (mit Medikamentenrückständen)
  - angeschimmelte Eßwaren (durch meist unsichtbare Schimmelpilze)
  - Flüssigkeitsmangel (zu geringe Flüssigkeitsaufnahme täglich und damit zu geringe Ausscheidung)
- alimentär bedingte Darmschwäche, Dysbiose, gestörte Darm-Peristaltik
- Nahrungsmittel (bestrahlte, begaste)
- Medikamente:
  - Photoallergien (durch Penicillin, Sulfonamide u. a. Medikamente)
  - Therapien mit Psychopharmaka
  - Hormonpräparate, sowohl ovulationshemmende, als auch andere
  - Medikationen mit Kontraindikationen für Leber- und Nierenfunktionen
  - biologisch nicht abbaubare chemische Verbindungen in vielfältiger, körpernaher Verwendung
- Chemie:
  - Landwirtschaftliche, toxische Agrar-Chemikalien, synthetische Düngemittel
  - Pestizide/Herbizide in Luft und Wasser oder in Räumen, wo Lebensmittel verwahrt werden

  - toxische Holz-Konservierungsmittel für Holzvertäfelungen, Böden, Decken in Wohn- und Arbeitsräumen
  - Gifte in Möbeln, Leder, Möbelbezugs- und Kleiderstoffen
- Tiermast und Tierfutter:
  - Tier- und Fischabfälle sowie Tierkadaver, die zu Futtermehl verarbeitet werden sind viren-, bakterien- und pilzinfiziert. Sie werden dem Vieh (das dadurch zum Fleischfresser werden muß) verfüttert. (Schon Rudolf Steiner sagte 1924, daß Kühe, denen Tiermehl verfüttert wird, wahnsinnig werden müssen). Auch anderen Tieren wird diese „Kadaver-Ernährung" zugemutet. Letztes Glied in dieser Kette ist schließlich der Mensch, der sich dadurch reinfiziert und erkrankt, mit allen daraus hervorgehenden Konsequenzen. Auch Hühnern wird Fischmehl verfüttert, das mit größter Wahrscheinlichkeit mit Salmonellen und anderen Keimen infiziert ist. Die Verfütterung infizierten Fischmehls führt zu Salmonellenbefall bei Eier-Ernährung (mitunter bei älteren Menschen mit Todesfolge) – wie die Presse immer zu berichten weiß.
- Abgase von Kaminen, Autos, Flugzeugen und Müllverbrennungsanlagen
- Trinkwasserverschmutzung durch landwirtschaftliche Düngung (Nitrat)
- Toxisches Spritzgut:
  - in Erde, Gras und anderen Nutzpflanzen (Eine hohe Anzahl der Menschen in zivilisierten Ländern trinkt bereits unreines Wasser)
- Staub:
  - Straßenstaub, Pneuabrieb, dessen Gummiteilchen in der Luft schweben und eingeatmet werden (Erdölfragmente),
  - Staub in belebten überfüllten, rauchgeschwängerten Sälen, Arbeitsräumen
  - Staub bei Hausabbrüchen, Bau- und Isolationsstaub u.v.m.
- Riechstoffe:
  - toxische Kleber für Fliesen, Teppiche, Kunststoffplattenkleber, Lösungsmittel, Formalin
  - Geschirr-Abwasch-Chemie, Waschmittel, Glänzer
- Kosmetik: mit sythetischen Zusätzen, Stabilitätsfaktoren, Farbstoffen
- Störfelder:
  - Geopathische oder elektromagnetische Störfelder (auch

elektromagnetische Verseuchung durch die zunehmende Vernetzung der Erde)
  - radioaktive Verseuchung von Luft, Wasser, Erde und Nahrung
- Einflüsse der Sonne: Übermäßiges Sonnenbaden (Ozon)

Diese Liste könnte durch die zuständigen Sachkenner um viele Positionen erweitert werden. Sie soll aber lediglich nur Anregung sein. Durch exogene Einwirkungen auf den Organismus können Plasmaschäden durch Toxinwirkung in der Zelle entstehen, vornehmlich in Mitochondrien und im Kern (DNA). Dadurch kommt es zu falschen Signalwirkungen über die RNA (Messenger RNA), die zu fehlerhafter Eiweißreplikation im Ergostoplasma führt (Plasmaschädigung), die, wie die tägliche Erfahrung lehrt, Hämolysen bewirken kann. Bei Föhnlagen z. B. verändert sich das Blut. Es wird eine höhere Viskosität des Blutserums festgestellt und gleichzeitig findet man mehr oder weniger auffällig hämolysierende Erythrozyten.
Dieser schwächende Einfluß auf die Zellmembran der roten Blutzellen ist beachtenswert und wird oft unterschätzt. Diese typischen Formen der Hämolyse füllen weite Felder des mikroskopischen Bildes.

Daraus folgt eine auffällig verminderte Immunabwehr, worauf das hektisch angeregte Wuchsverhalten der differenten Pilz-Spezies und Myzelien in Gang gesetzt wird, wobei das Wachstum zuweilen bis zur Kulminante der Pilze fortschreitet. Das Wuchsverhalten kann dann so hektisch sein, daß die vitale Auskeimung der Pilze aus der Membran der Erythrozyten mit dem Auge im mikroskopischen Bild nicht mehr verfolgt werden kann.

Durch die Aufmerksamkeit des Arztes und die ehrliche Bereitschaft des Patienten, für seine Gesundheit alles zu tun, läßt sich die Hämatomykose sicherlich beherrschen. Viele Patienten ignorieren aber vielfach die einfachsten Grundregeln der Ernährung und erklären meist (indem sie sich selber belügen), daß sie sich gesund zu ernähren pflegen. Nur im Verlauf der Behandlung erfährt der aufmerksame Arzt zuweilen einige Ernährungssünden.
Es liegt in der Natur der Pilze, überall dort, wo Fäulnisbezirke sind, ihr Zersetzungswerk einzuleiten. Daran sind sowohl obliga-

te, als auch schmarotzende Pilze beteiligt. Dabei entstehen auch Mykotoxine und eine große Menge an mykotischen Abbau-Rückständen, die von der Leber entgiftet und von den Nieren filtriert ausgeschieden werden wollen. Bei zu intensivem Anfall von Abbau-Rückständen entsteht der Ableitungs- und Entgiftungsstau, wodurch die progressive Wuchsaktivität erneut angefacht wird. Ableitungs-Stau = mangelnde Entgiftung des Bindegewebes, wohin der Körper alles schiebt, was er an auszuleitenden Stoffen nicht über Leber, Nieren, Haut und Lunge eliminieren kann. Folge: Er sucht die Konzentration dieser Toxine zu „verdünnen", indem er Flüssigkeit zurückhält = der Patient ist aufgedunsen und zeigt Ödeme usw.

Pilze lassen sich beeinflussen und können auch abgebaut werden, wenn im Organismus Bemühungen sichtbar werden, die vom Patienten direkt ausgehen. Durch den Verzicht auf mancherlei lebensfeindliche Gewohnheiten, wie u. a. Konsum von Genußmitteln, kann der Organismus den arterhaltenden Bestrebungen weitgehend nachkommen, wenn der Patient die Pflicht einer sinnvollen Medikation ernst nimmt und bis zur Erlangung der Gesundheit nicht vorzeitig zu erlahmen beginnt.

Der Abbau der Pilze braucht längere Zeit, manchmal sogar Jahre, und ist bei jedem Patienten anders. Die geringste Entgleisung in der Ernährung kann ein Risiko darstellen, das jede vorangegangene medizinische Bemühung zunichte macht, weil Pilze erneut einem ungehemmten Wachstum verfallen, sobald sie dafür ihr optimales Lebensmilieu vorfinden. Erreicht der Patient den Zustand eines optisch unauffälligen, myzelienfreien Blutes, dann werden bei Restbeschwerden die üblichen verfügbaren Medikationen leichter greifen, sofern nicht invasive Chemotherapien zum Einsatz kommen. Diese würden das zuvor bereinigte Terrain unvernünftig stören, wenn nicht sogar blockieren.

Gefahren der Blut-Mykose durch Schimmelpilze

Bereits vor über 120 Jahren hat Wagner auf das Einwuchern von Pilzen in Blutgefäße hingewiesen. Das Eindringen von Pilzen in kleinere und größere Gefäße, die zusammen mit Leukozyten schnell Thromben zu bilden vermögen, ist inzwischen kein Geheimnis mehr. Daß sich diese Erkenntnisse im medizinischen

Denken aber nicht weiter verbreitet und vertieft haben, muß wohl daran liegen, daß für die Analyse der Blut-Mykose bislang noch keine adäquate Technik, d. h., nur die der zu bebrütetenden Kultur, bekannt war. Seit der Jahrhundertwende haben Publikationen von namhaften Sachkennern auf die Endomykosen hingewiesen. Sie haben aber auch den mykotischen Befall des Blutgewebes vermutet. Diese Vermutung ist bis heute ein Stiefkind der Medizin geblieben und als indiskutabel abgelehnt worden. Uns interessieren hier bei den Darstellungen nur diejenigen Pilze, die im menschlichen und tierischen Blut aufzufinden sind. Sie sollen nachfolgend von diesen Pilzen eine Auswahl finden, die bisher in der klinischen Bakteriologie wenig Aufmerksamkeit gefunden haben. Sie sind jedoch unter gewissen Voraussetzungen nicht so harmlos, wie es scheinen mag, denn sie bewirken von innen heraus, also endogen, im humoralen System Aktivitäten, die ernst zu nehmen sind. Die Erythrozyten beherbergen die Mykoparasiten in ihrer Membran. Sie sind in einem geeigneten flüssigen Medium jederzeit wuchsaktiv und können ihre Toxine produzieren und an den Wirt abgeben. Ob die Entgiftungs- und Ableitungswege damit fertig werden, ist eine Frage, die dann erhebliche Probleme zu stellen vermag für den Wirt, wenn der betreffende Patient bereits in irgend einer Weise vorgeschädigt und immunologisch geschwächt ist. Der Beweis, daß es die Blut-Mykose gibt, soll hier angetreten werden. Die neue Untersuchungs-Technik zur Ermittlung der Blut-Mykose wurde schon vor Jahren durch Bruno Haefeli im BHS Labor in Ebikon entwickelt und läßt zur Zeit folgende Pilzgattungen mit differenten Untergruppen im Blut erkennen: Mucor, Aspergillus, Askomyzeten, Candida und Hyphomyzeten. Bei Spindelformen konnte deren Zugehörigkeit noch nicht mit Sicherheit bestimmt werden.
In der Human-Medizin ist eine steigende Tendenz der Pilzerkrankungsfälle zu beobachten. In den Organismus gelangte Sporen keimen aus und es entwickelt sich das Mycel mit stark invasiven Tendenzen. Die zyklogenetischen Aufwärtsentwicklungsstufen der Pilze sind im Blutbild, an der Membran der Erythrozyten, im Protoplasma und auf dem Karyon der Leukozyten, als auch den Thrombozyten auskeimend zu erkennen. Nicht selten bilden sich pseudokristalline Schreckformen, die aus schleimig zerfließenden Myzelien hervorgehen. Pseudokristalle sind Eiweißgebilde im Blut, in denen niedere Pilzkeime latent verharren.

Der Organismus ist bei gesunden Menschen in der Lage, diese Pseudokristalle oder auch pseudokristallinen Bröckel selber aufzulösen, die er dann normalerweise über die Ableitungswege aus dem Körper entfernt.

Ändert sich der Blut-pH-Wert jedoch zunehmend auf die basische Seite hin und erreicht Werte, die höher als 7.45 liegen, dann sind die mykotischen Keime in den Pseudokristallen einem Wachstumsreiz ausgesetzt, der sie zu ungehemmten Aktivitäten anregt. Mit anderen Worten: Die Pilze beginnen ihre Myzelien aus den Pseudokristallen und aus Blutzellen auszutreiben. An den Pseudokristallen kann dann an Ecken und Kanten das Pilzwachstum beobachtet werden.

Über die Blutbahn streuen die Mykoparasiten nicht selten in andere Organe. Sie finden ihren Eingang in den Organismus durch Gewebeinvasion, durch Persorption, durch menschliche Kontamination, durch Injektionen und Infusionen, durch Operationen, durch pharmakogene Einflüße, z. B. durch Immunsuppressiva, konsumierende Krankheiten wie Tuberkulose, Alkoholismus, Drogenkonsum und sonstige Schwächezustände. Das Invasionsvermögen der Mykosen in Blutgefäße ist ausgeprägt, wobei die Gefäße selbst zerstört, bzw. durch Pilzthromben verstopft werden können.

Bei Mucorbefall sind hämorrhagische oder ischämische Nekrosen in angrenzenden Gewebsbereichen die Folgen. Mykotische Prozesse werden auch an den Organen beobachtet, wie in Knochen, im Augeninnern, im Gehirn, ganz besonders an Herzklappen, Lungen, Leber und Nieren. Das arterio-venöse System ist bei Mucorbefall besonders betroffen, was bei Infarkten, Apoplexie, Thrombose, Angina pectoris, Ulcus cruris u. v. m. zum Ausdruck kommt. Auch auf der Haut manifestiert sich die Mucor-Mykose, indem sie durch sehr trockene, verhornende, ekzematöse Veränderungen auffällt.

Daß schwere Krankheitsformen durch opportunistische Pilze dennoch entstehen, denen doch krankmachende Eigenschaften fehlen, kommt daher, daß sie sich im geeigneten Lebensmedium außergewöhnlich schnell entwickeln und sich zu Büscheln und

Sträuchern alsbald verfilzen können, was das Terrain für die Pilzthrombosierung vorbereitet.

Im Bezug auf die Lokalisation der Mucor-Mykosen unterscheidet man die rhinozerebrale (Nase und Hirn betreffende), gastrointestinale (Magen-Darm betreffende) und pulmonale (die Lunge betreffende) Form. Bei der rhinozerebralen Form werden Bereiche wie Nase, Nasennebenhöhlen und Augenhöhlen einschließlich der knöchernen Strukturen befallen.

Schreitet die Krankheit unbemerkt fort, kommt es bei rhinozerebralem Befall auch zu Krankheiten des Gehirns. Die gastrointestinale Form zeigt sich vor allem bei Patienten mit Mangelernährung, Urämie sowie lang andauernden Durchfallerkrankungen.
Die pulmonale Form manifestiert sich durch chronischen Husten, stetige unmotivierte Anfälligkeit für Grippeerkrankungen, chronisch rezidivierende Entzündungen unklarer Genese und bei rezidivierenden Entzündungen des Hals-Nasen-Ohren- und Lungenbereiches.

Der Mischbefall Mucor-Aspergillus oder der monomykotische Einfluß durch Aspergillaceen, Askomyzeten sowie auch Candida kann in allen diesen genannten Bereichen aktiv werden, z. B. durch Infektionen im Kopfbereich, bei Otomykosen, wobei der Gehörgang durch Otitis externa nicht selten betroffen wird. Andere Befallsbereiche sind die Bronchien, das Lungengewebe und das Brustfell.
Das auf der Bronchialschleimhaut wuchernde Myzel kann – wie verschiedene Autoren klinisch bestätigen – sogar zur Sporulation gelangen. Diese Sporulation ist auch im Blutbild zu erkennen.

Antigene Bestandteile des Myzels und der Conidien von Aspergillaceen, Penicillien, Askomyzeten, Spindelformen, Candida und Hyphomyzeten, um nur diejenigen zu erwähnen, die im Blutbild festgestellt werden können, sensibilisieren den Organismus und rufen zuerst im Lungenbereich immunologische Reaktionen hervor. Die Endomykosen bei vorgeschädigten, mit einer Grundkrankheit behafteten Personen lösen allergisch bedingte Infektionen aus, die nach Inhalation von Aspergillus-Conidien ein invasives Wachstumsverhalten der endogen präsenten Pilze entwickeln, wobei auch viele andere stark sporulierende Pilze und Actinomyzeten (Strahlenpilze) mit aktiviert werden, die eine fatale Rolle spielen, z. B. bei exogenem Asthma bronchiale (Immunglobulin E vermittelt), Heuschnupfen oder Alveolitis.

Gelegentlich wird ein fibriotischer Umbau der Lunge eingeleitet. Befinden sich im Lungenbereich Kavernen, z. B. Hohlräume nach Einschmelzung tuberkulotoxischer Herde, kann es in diesen zum Pilzwachstum kommen. Wenn der Organismus außerdem eine schlechte Immunitätslage aufweist, kann sich eine Lungenentzündung entwickeln.

Die Symptome trockenen, blutigen Hustens, Fieber, zunehmender Ateminsuffizienz und gelegentlich starkem Gewichtsverlust bilden eine Pneumonieform, die auch tödlich verlaufen kann.
Antitumoröse Chemotherapie, Cortikosteroidtherapie, Antibiotika u. a. iatrogene Einflüsse sowie Diabetes mellitus und angeborene Immunsystemdefekte führen zur Schwächung der Immunität, wie auch Gemeinhardt et al. erkannt haben.

Polymykosen und Monomykosen durch Aspergillaceen und Penicillien oder Askomyzeten finden sich bei gesunden Menschen kaum. Die Verlaufskontrollen, die wir im Labor überblicken können, zeigen jedoch, daß sowohl die von außen eingeschleppte als auch die endogene Blut-Mykose innerhalb der letzten Jahre erheblich zugenommen hat und die Zahl der wirklich Gesunden mehr und mehr zurückgeht.

Bei Befall mit Askomyzeten (schlauchförmigen Pilzen) kommen Infektionen vor allem an Lunge und Gehirn vor. Sie sind aber selten und betreffen nur abwehrgeschwächte Patienten. Dabei beobachtet man auch schon den Befall des Mittelohres, der Ohrspeicheldrüsen, der Hornhaut des Auges, der Knochen, des Endo- und Pericard, der Hand- und Kniegelenke.
Die im Blut sichtbaren Erreger-Spezies helfen dem Arzt vorerst einmal ohne invasive Untersuchungen seine Entscheidungen zu treffen, d. h., auch jene Medikationen zu wählen, die dem Patienten schonende und größtmögliche Heilung bringen.
Pilze haben die Aufgabe, sich in Fäulnisgebieten einzunisten, zerfallendes, abgestorbenes, organisches Material zu zerlegen und in

Staubform umzuwandeln. In unserer Umwelt sind unzählige Pilzarten am Werk, die dafür sorgen, daß unsere innere und äußere Umwelt rein gehalten wird. Sie räumen auf natürliche Weise den Unrat weg, sie sind Kanalisationsarbeiter und Leichenbestatter in einem und erfüllen ihre Aufräumarbeit durch einen biologischen Vorgang mit Sinn und Zweck.

Der gesunde Mensch besiegt krankmachende Pilze

Pilze treten nur dort auf, wo ihnen die innere und äußere Umwelt die nötigen Lebenbedingungen anbietet wie Feuchtigkeit, Wärme, pH-Verhältnisse, Co_2-Partialdruck und Fäulnisstrukturen, wodurch das optimale Lebens- und Entwicklungsklima gebildet wird. Der Pilzparasit ist primär nicht der Krankheitsverursacher. Der Nährboden ist alles, auf dem der Pilz leben kann. Er setzt die Initialzündung für den ungehemmten und wilden Entwicklungsverlauf zum Myzel. Der Wirt selbst schafft dem Pilz die günstigsten Lebensvoraussetzungen dadurch, daß er sein humorales Medium durch Umweltschadstoffe und falsche Ernährung unphysiologisch beeinflußt, das den Pilzen erst die Grundlage für ihr Wuchsverhalten schafft.

Nur im Zustand einer völligen Gesundheit bietet der Organismus den von außen eindringenden und im Körper befindlichen Pilzparasiten keine Entwicklungschancen. Der sicherste Weg, der die bedrohte Gesundheit schützt, ist doch, dem wuchsaktiven Pilz die Lebensgrundlage zu entziehen, indem der Patient sich eine gesunde, basenreiche Ernährung zuführt, sich von krankmachenden Suchtmitteln befreit und dem Organismus Ruhepausen und einen erquickenden Schlaf gönnt. In der Regel konsumiert der „aufgeklärte Weltraum-Mensch“ in den Nachtstunden, z. B. nach 20 Uhr, noch reichlich Nahrung. Dadurch stört er den biologischen Rhythmus der Nahrungsaufnahme, der von 12 bis 20 Uhr dauert, der Nahrungsverwertung, die von 20 bis 4 Uhr verläuft und der Ausscheidungsphase, die um 4 Uhr beginnt und 12 Uhr endet, empfindlich.

Den Entgiftungs- und Ableitungsorganen wird durch das Fehlverhalten eine Leistung abgefordert, die bis an die äußerste Belastungsgrenze geht. Die Verweildauer des Nahrungsbreies wird im Magen-Darmbereich unverhältnismäßig verlängert. Die Sporen haben dann Zeit, in diesem Nährmedium ihr Myzel zu entwickeln und sich invasiv und stark auszubreiten. Gleichzeitig werden Mykotoxine produziert und freigesetzt. Sie bilden ein schädliches, für den Körper pathogenes Agens. Jetzt wird das Symbioseverhältnis zu einem Feind-Verhältnis mit all den fatalen Konsequenzen. Der vorgeschädigte Patient ist immer mehr außerstande, den mykotischen und mykotoxischen Detritus (d. h., die im Blut anfallenden mykotischen Stoffwechsel-Abbau-Produkte) in geordneter rascher Folge auszuleiten. Die Leber vermag u. U. die kumulierten Abbauprodukte nicht mehr zu entsorgen. Stauungen sind die Folge.

Das unkontrollierte Wachstum der Pilze kann die generalisierende Mykose beflügeln. Das Vordringen in Organe und Organsysteme ist längst bekannt, wobei an der Membran der Erythrozyten wilde mykotische Wachstumsaktivitäten sichtbar werden, die mit den üblichen, bekannten Hämokonien oder Pseudopodien nicht vergleichbar sind. Myzelien treten in großen Büschel- und Strauchformen auf. Erst jetzt wird die Pathogenität eines endogenen mykotischen Befalls der Blutzellen deutlich. Die Schimmelpilze sind nicht nur sehr anhängliche Pilze, sie sind auch zäh und starke Toxinbildner. Sie vermögen mit ihrem Myzel in andere Organe und Organsysteme vorzudringen. Durch ihre Verfilzungstendenz werden sie zu gefährlichen Staulingen und bilden die zelluläre Dysbiose aus. Sie bewirken durch ihre Myzelienverfilzung und den alterungsbedingten Zerfall eine höhere Viskosität des Blutes und setzen (weil sie zum Teil auch echte Ölbildner sind) gleichzeitig ihre Öltröpfchen frei. Im Blutbild kann man alsbald den im Blutserum zirkulierenden Detritus in durchgefärbten, schwarzen Rückständen erkennen. Außerdem bilden die Öltröpfchen mit dem Blutserum ein mykotisches Emulgat, in welches die keimfähigen, keimaktiven Sporen eingebunden erscheinen. Dadurch werden sie mit in alle Zonen des menschlichen Zellenstaates getragen.

Die endogenen Sekundär-Mykosen durch Schimmelpilze nehmen ebenso beängstigend zu, wie die exogenen, echten Mykosen. Die exogenen Mykosen, z. B. Candida-Mykosen stehen in der Beachtung unberechtigterweise im Vordergrund. Sie finden bei der Ärzteschaft weit größere Beachtung als die ebenso bedeutungsvollen Schimmelpilzmykosen.

Die neue Analyse in unserem Labor ermöglicht bereits aus dem Blut die Verifizierung endogener und exogener Pilze. Wir bieten dem Arzt diesen Service an, um das Risiko für den Patienten durch einen besseren Überblick zu reduzieren. Und gerade hier bedarf es der klärenden Erkenntnis, daß viele entzündliche Krankheitsvorgänge durch Antibiotika, Korticosteroide, Sulfonamide und viele andere ähnliche Wirkstoffe (die Pilz-Wuchs- und Pilz-Reizstoffe sind), zwar die virus- und bakterienbedingten Entzündungen kurzfristig hemmen, sie bringen aber die pilzprovokanten Entzündlichkeiten nicht zum Stillstand, im Gegenteil, sie fördern sie. Rückfälle sind dann meist das Ergebnis dieser Medikationen.

Medikationen jeder Art, die ohne genaue Bestimmung der Blut-Mykose verschrieben werden, halte ich für fragwürdig. Das Wissen um die verifizierbaren Pilze im Blut erleichtert den Behandlungsplan und gibt mehr Sicherheit. Hier ist die Blut-Mykose-Analyse gefragt, und sie ist zweifellos von großer Bedeutung für jeden Betroffenen. Der Arzt wird mit seinem Problem nicht alleingelassen. Er wird nicht mehr nur symptomatisch handeln müssen. Er kann jetzt das Medikament wählen, das aus dem Blutbefund hervorgeht. Der als dominanter Pilz hervortretende Pilzstamm wird isotherapeutisch beeinflußt, indem die pathogenen Urkeime (Chondritine) eines oder mehrerer dominanter Pilzstämme zum Heilmittel werden können. Diese Überlegung und diese Möglichkeit, in den eigenen Therapieplan des behandelnden Arztes eingebaut, schließt eine bisher offen gebliebene Lücke der therapeutischen Maßnahmen und kann Wunderbares vollbringen.
Diese völlig ungiftige und ungefährliche Medikation durch Chondritine greift in die biologischen und immunologischen Funktionen ein, ohne dabei das Gleichgewicht zu stören, wie es invasive Medikationen tun können. Die Unterdrückung des Immunsystems bei Transplantationen, schweren chirurgischen Eingriffen, bei der Behandlung der Tumorpatienten, begünstigt das Milieu für die Entstehung opportunistischer Pilzkrankheiten. Einerseits sind invasive Medikationen lebensrettend, das darf man nicht vergessen, aber der Gedanke ist dennoch bestürzend, u. U. einen Patienten an eine weniger gefährliche Zweiterkrankung zu verlieren, der zuvor durch viel Mühe und großen Aufwand am Leben erhalten blieb und geheilt wurde. Bestürzend ist auch der Gedanke, daß eine Nebenkrankheit mykotisch nicht abgeklärt wurde. Mit der zur

Zeit als „Krücke" verfügbaren isopathisch-antimykotischen Therapie hätte diese Nebenkrankheit vermutlich erfolgreich behandelt werden können. Sowohl die Schimmelpilze Mucor und Aspergillus als auch die Sproßpilze Candida sind befähigt, alle Organe und deren Systeme zu befallen. Die Infektion durch exogene Pilze drückt sich durch Entzündungen, Schwellungen, Rötungen, Schmerzen und auf Schleimhäuten durch Mikroblutungen und Schleimabsonderungen aus. Durch derartige Reiz-Signale werden auch die endogenen Pilze geweckt und aus ihrer Latenz geworfen. Sie werden von innen her wuchsaktiv. Dieser Mischbefall verursacht eine ganze Reihe alltäglicher Symptome. Durch den Blutstrom werden die immigrierenden Pilzkeime und Sporen sodann in alle Zonen des Zellenstaates geführt.

Wie kommen Pilze durch das Blut in den Körper?

Die Leukozyten sind Träger mykotischer Agentien, durch deren Vorhandensein zirrhotische, tumorale Wucherungen am Karyon (Kern) zur Ausbildung kommen. Schon seit Jahren zeigt die neue Untersuchungstechnik, daß im Blut bei Immunschwäche am Karyon der Leukozyten auffällig höckerige Wucherungen auftreten. Die Karyon-Wucherungen sind auffällig diffus, sternförmig, blumenkohlartig und nehmen an Größe und Gestalt zu, wenn es sich um Krankheitsfälle handelt, die chronisch sind. Sie zeigen aber auch die verschiedenen Phasen, wie sie bei der Entwicklung von Cancerosen häufig vorkommen.

Ihre Entstehung läßt sich folgendermaßen beschreiben: Neben für den Körper harmlosen Keimen können potentielle Erreger als Schwebeteilchen (Viren, Bakterien, Pilzsporen oder Myzelienfragmente) aus der Athmosphäre über die Lunge und andere Schleimhautregionen in den Organismus gelangen. Ein anderer Weg führt über die Ernährung, also über die Magen-Darm-Passage, in den Organismus.

Wenn solche Keime in den Organismus gelangen, müssen sie vorerst nicht unbedingt krankmachende Folgen haben. Ihre Fortentwicklung aber bestimmt den langsameren oder rascheren Verlauf einer Krankheit als Spätfolge, deren Ursache meist nicht immer auf Anhieb erkannt wird. Hier stellt sich die Frage, ob Pilze als dominante Krankheitsverursacher vom Mensch und Tier angesehen werden können. Sind Pilzsporen oder Myzelienteilchen nun einmal auf die Schleimhaut eines erhöht anfälligen Menschen gelangt, werden die neutrophilen Leukozyten aktiv und phagozytieren sie. Interessant dabei ist, daß die Leukozyten diese Sporen und Myzelienteilchen nicht zur Auflösung bringen. Vermutlich fehlt es ihnen an einem Verdauungsenzym. Wenn sie aber ins Protoplasma des Leukozyten gelangen, keimen sie dort unvermittelt aus und bilden büschel- und strauchartige Verfilzungen, die in Fotoaufnahmen bei 1.200 : 1-facher Vergrößerung als „Leukozyten-Wucherungen" zu erkennen sind.

Über die Blutbahn streuen die Erreger nicht selten in alle Organe. Das Invasionsvermögen der Mucor-Mykosen in Blutgefäße ist hinlänglich bekannt, wobei die Gefäße selbst zerstört bzw. durch Pilzthromben verstopft werden können. Es sind die Endothelien der Endstromgefäße, die zum Grundsystem gehören. Sie werden beim Gefäßsystem zuerst betroffen. Man nimmt an, daß eine Erregerstreuung in die Organe über den Blutkreislauf von der Lunge ausgeht, oder über das Schleimhautsystem des Darms via Pfortadersystem, was der häufigste Weg sein dürfte.

Bei Vorgeschädigten, mit einer Grundkrankheit behafteten Patienten, werden Mykosen möglich, die allergisch bedingte Infektionen auslösen und nach Inhalation von Sporen und Myzelienfragmenten ein invasives Myzelien-Wachstum bewirken.

Unbekannt war bisher die grundlegende Erkenntnis aus unserem Forschungslabor, daß aktive Mykoparasiten in einem für den Pilz unphysiologischen Nährmedium die Wuchsaktivität verlieren und in einen pseudokristallinen Zustand übergehen können. Myzelien und Hyphen zerfließen schleimig und werden somit in diesem gelösten, viskösflüssigen Zustand als pseudokristalline Bröckel, kristallförmige Strukturen und Skleromyzeten mit dem Blutstrom weggetragen. Bei geeignetem Nährmedium allerdings keimen aus diesen Pseudokristallen die Myzelien und Hyphen explosionsartig wieder aus. Pseudokristalle sind eine Schutzform für die Mykoparasiten, sie sind mit anorganischen Kristallen nicht identisch. Wenn allerdings eine Entzündung auf schleimhautausgekleidete Organe übergreift, setzen die latenten, endogenen Mykoparasiten ihre verhängnisvolle Wanderung fort. Um ein lapidares Beispiel zu nennen: Oft wird dem weiblichen Fluor nicht die gebührende

Beachtung durch den untersuchenden Gynäkologen geschenkt. Diese Eingangspforte wird sich allmählich entzündlich verändern, weil Candida, Aspergillus, Askomyzeten und eine Reihe anderer parasitärer Pilze sich in diesem optimalen Biotop heimisch fühlen und sich invasiv vermehren. So werden die Mutterorgane pilzbedingt über lange Zeit entzündlich geschädigt. Diese Pilze sind nur sehr schwer und durch lange Behandlungsmaßnahmen völlig auszumerzen. Recht schnell finden die Pilze den Weg über hämatogene und lymphogene Kanäle in den gesamten Organismus. Neben den Faktoren, die das Pilzwachstum fördern, kommt es auf die Eigenschaften eines Pilzes an, ob er unter den bestehenden Umständen überhaupt in der Lage sein wird, zum Krankheitserreger zu werden. Pathogene Pilze sind im Warmblüter-Organismus befähigt, Dauerhaftigkeit anzunehmen. So können die Pilze überleben, ohne den Wirt zu schädigen. Das ist der Grund, warum bei Vorgeschädigten die Mykosen häufig zu Rückfällen führen. An einen mykotischen Einfluß denkt man zumeist gar nicht. Es gelingt vielleicht, durch entsprechende Therapeutika die Krankheit kurzfristig unter Kontrolle zu bringen, nicht aber den Erreger abzutöten. Saprobier leben im Makroorganismus von abgestorbenen Körperzellen. Sie sind für den Pilz optimal verdaubar. Das ausgezeichnete Nährsubstrat verhilft den pathogenen Mykoparasiten leicht die Latenzphase unbemerkt zu überwinden, um danach heftig und hoch virulent in seine nächste Umgebung einzudringen. Die so entstandenen Infektionskrankheiten durch Pilze sind mit den Vorgängen der Bakterien- und Vireninfektionen nicht vergleichbar. Daß aber Pilzinfektionen Hand in Hand mit Viren- und Bakterieninfekten einhergehen, ist anzunehmen.

Thrombozyten und Pseudo-Thrombozyten

Die Thrombozyten sind als Blutplättchen wohl die kleinsten Bestandteile des Blutes. Sie sind aber keine echten Zellen, sondern Bruchstücke, die aus den Megakaryozyten stammen. Die Blutplättchen haben die Tendenz, sich an Gewebsverletzungen anzuheften und sich durch Fibrinfäden untereinander zu verkleben.
In der vitalen Blutuntersuchung fallen die Thrombozyten durch eine aktive Beweglichkeit auf. Bei längerer sorgfältiger Musterung ist im Dunkelfeld die Bildung von Pseudopodien zu erkennen, die später das Fibrinnetz entwickeln.

Neben diesen echten Thrombozyten wird das Blut auch durch unechte Thrombozyten bevölkert. Ich nenne sie vorläufig: „Pseudo-Thrombozyten". Sie stammen (vermutlich) aus mykotischem Kernmaterial, das sich unter der Membranhülle der Erythrozyten befindet. Die genaue mikroskopische Musterung zeigt, daß die Erythrozyten befähigt sind, zellfremde Kernkörper zu erkennen und sie durch die Membranhülle ins Serum abzustossen. Mit anderen Worten: Die Erythrozyten registrieren die Mykoproteine, die nur scheinbare Thrombozyten sind und katapultieren sie, wenn sie eine relative Größe aufweisen, durch eine rohrartige Rüsselbildung aus der Zelle hinaus. Sie färben sich basophil wie die echten Thrombozyten auch.
Ein wichtiges Merkmal unterscheidet diese beiden Typen deutlich. Die Thrombozyten bilden Pseudopodien und dadurch ein Fribrinnetz. Die Pseudo-Thrombozyten hingegen verharren latent, bilden keine Pseudopodien, aber unmittelbar bei geeigneten pH-Verhältnissen keimen aus ihnen Pilz-Myzelien aus. Ob sie sich an der Fribrinbildung beteiligen, ist zur Zeit noch nicht bekannt.
Diese Erkenntnis beinhaltet die folgende bedeutende Konsequenz: Bei Laborbefunden werden die Pseudo-Thrombozyten – weil sie durch die Färbung unauffällig sind –, ebenso als Thrombozyten mitgezählt, was zu Fehlschlüssen und Fehlresultaten führen könnte. Bisher hatte man diesen Pseudo-Thrombozyten kaum Beachtung geschenkt.

Krankheitsbilder von Mykosen

Mucoraceen sind befähigt, in die Blutgefäße einzudringen. Dabei entstehen:

- Herz-Kreislauf- und arterio-venöse Störungen mit Einfluß auf die Viskosität des Blutes, O_2-Mangel
- Infarkte, Apoplexie, Thrombosen, Embolien, Stauungsbeschwerden im venösen System, Ulkerationen
- Hautkrankheiten mit verhornendem Charakter, rhinozerebrale, pulmonale und gastrointestinale Krankheiten, trockene Ekzeme

Aspergillaceen (Penicillien, Hyphomyzeten) zeigen folgende Krankheitsbilder:

- akute Erkrankungen im Respirationstrakt
- Das Eindringen des Myzels in die Blutgefäße führt zur Disseminierung des Erregers (Ausbreitung des Pilzes in andere Organe)

wie Herz, Leber, Milz, ZNS, Stirn und Nebenhöhlen.
- nach primärer pulmonaler Affektion Ansiedlung in Nasen-, Stirn- und Nebenhöhlen, Entzündungen im oberen und unteren Kieferhöhlenbereich und der Augen
- Hautaffektionen sind im Bereich des Gehörganges auffällig
- nässende Ekzeme, generalisierende Hauterkrankungen
- papillöse Effloreszenzen, die sich ulcerierend an Haut, Unterhaut, Beinen, Armen, im Gesicht und am Hals ausbreiten
- Lymphstauung bei größerer Ausdehnung der mykotischen Verfilzung, Elephantiasis vorwiegend der unteren Extremitäten
- In der Cutis zeigen sich chronisch entzündliche Infiltrationen und exudative Reaktionen nach Ulceration.

Die Candidose führt zu folgenden Krankheiten (eng gefaßt):
- Primärherde des Respirationstraktes mit Pilzrasenbildung, Krankheiten des Digestionstraktes
- Leukoplakie
- Gefäßbefall (kann lebenswichtige Gefäße befallen und eine Cardialmykose ermöglichen)
- Rötung, Schwellung mit Mikro-Blutungen an der Schleimhaut mit Schleimabsonderung
- Oesophagus-Mykose mit Zungenbelag
- hämorrhagisch-nekrotisierende Entzündungen
- Blutungen durch venöse Gefäße, Thrombosebildung mit Mucorbeteiligung
- Erkrankungen der Haut, ähnlich der Aspergillus- und Mucor-Mykose cutisverhornend
- Allergosen
- Befall von Dünn- und Dickdarm: katharralische, hämorrhagisch-nekrotisierende, herdförmig ulcerierende, pseudo-membranös-nektrotisierende, follicular-ulcerierende und abzedierende Enterocolitis und Enteritis gravis mit Dickdarmbeteilung
- Morbus Crohn
- invasive Entzündungsformen der Schleimhaut mit oedematösen Schwellungen
- Durchwanderung der Mucosa und Bildung einer Metastasierung in Milz, Leber, Nieren, Herz und Gehirn mit schließlich einer Generalisierung
- Befall der Harnorgane, Reizblase u. v. m.
- Eine wichtige Eintrittspforte ist die relativ harmlose Vaginal-My-

kose vorwiegend bei Candida-albicans-Befall der Vulva oder der Vagina, die durch lästigen unangenehmen Juckreiz und Brennen beim Wasserlassen auffällt, meist von einem mehr oder weniger stark gefärbten Fluor begleitet.

Man weiß heute bereits, daß die toxinbildenden Pilze von großer Bedeutung für den Wirt sind, denn ihre Toxine können organspezifisch schädigen.

Die isopathische und immunbiologische Therapie mit Chondritinen verschiedener Pilz-Spezies schließt bewährte und wissenschaftlich anerkannte Zusatzbehandlungen chirurgischer, allopathischer oder homöopathischer Richtungen keinesweg aus. Die Unterdrückung des stets wuchsbereiten Parasiten geht Hand in Hand mit medizinischen Betrachtungsweisen. Es ist verständlich, daß Pilz-Myzelien, die sich im Blut aktiv verfilzen und in ihr niedrigstes Lebensstadium, das Protitstadium (kolloidale, unbewegliche, latente Form), zurückgeführt werden, auch die Heilbestrebungen des Körpers unterstützen, so daß sich die spezifisch zum Einsatz kommenden Medikamente wieder besser entfalten können.
Wichtig ist zu wissen, daß Injektionen von Antibiotika und Sulfonamiden als Antidote wirksam sind, d. h., die Wirkung der Chondritine ganz erheblich reduzieren oder sogar ganz unwirksam machen.
Bei den Chondritinen handelt es sich um diätische, pflanzliche funktionsregulierende Kolloide, die die Einleitung rein biologischer Massenvorgänge bewirken. Die daraus hervorgehenden Stoffwechsel-Abbau-Produkte der Pilze haben im Wirtsorganismus nicht mehr die Tendenz parasitär zu leben. Sie verlassen, durch die chonditrinen Regulatoren angeregt, den Organismus normalerweise im lebenden Zustand über die Entgiftungs- und Ausscheidungswege.
Wichtig ist die Erkenntnis, daß kaum eine Erkrankung erfolgt, ohne daß nicht Pilz-Parasiten ihren Einfluß geltend machen. Deshalb ist die prophylaktische Analyse der Blut-Mykose ein wichtiger Parameter, dessen nutzbringende Aussage auch bei schweren Krankheitsformen von entscheidender Bedeutung ist.
Für die Analyse der Blut-Mykose werden nur diejenigen Pilze erfaßt, die auch verifiziert werden können, um eine gezielte Isothe-

rapie zu ermöglichen, die das Myzelienwachstum stoppt und die Symbiose zwischen Wirt (Mensch) und Parasit (Pilz) normalisiert.

Pilze als Überlebenskünstler

Die Blut-Mykose nimmt ihren Anfang durch kolloidales, mykotisches Eiweiß als lebende Substanz. Sie entwickelt sich über verschiedene pH-Verriegelungen zum wuchsfähigen Spor, anschließend zum Myzel und letztlich zur Kulminante des Pilzes.
Das kolloidale Eiweiß ist eine frühe, apathogene Erscheinungsform kernloser Urformen. Das Chondrit, das ebenfalls noch zur Urform des obligaten Parasiten gehört, bestimmt die Wuchsaktivität der niedrigsten Lebensform der Pilze.
Die Chondrite sind Symbionten. Sie leben in jeder Zelle des Wirts, also im gesamten Wirtsgewebe von Mensch und Tier, vorwiegend im Blut-Gewebe. Es sind Urkeime differenter Schimmelpilze.
Wir wissen bereits, daß Urkeime obligater Parasiten lebende, unbewegliche, homogene, spezifische, pflanzliche Eiweiß-Kolloide, d. h. apathogene Primitivstadien der Schimmelpilze und Monilien sind, die die Fähigkeit haben, mit den wandständigen Urkernen der höheren virulenten Formen aus differenten Organismenreihen der Pilze zu kopulieren. Dabei wird die krankmachende Form und Phase in eine freilebende, vagabundierende und nicht mehr pathogene Lebensform zurückgeführt.

Diese Urformen als lebende, unbewegliche Eiweiß-Kolloide haben die Fähigkeit, durch den Einfluß von Säuren und Basen ihre Form zu verändern. In einem sauren Medium sind sie aktiv, lebens- und regulationsfähig (sie regulieren die Erhaltung ihrer eigenen Art und die gesunderhaltende Symbiose zum Wirt), ohne höhere, pathogene Wachstumsformen anzustreben.
Verändert sich das Lebensmilieu der Chondrite (Urformen) und stoßen Säuren und Basen in ihren Lebensräumen aufeinander, werden kristallähnliche Strukturen gebildet, die sklerotische, bröcklige oder geometrische Formen annehmen, weich sind und alle vorhandenen flüssigen Blutbestandteile in sich aufnehmen. Die Chondrite, wie auch höhere Lebensformen treten in einen Zustand der unbeschränkten Latenz ein.

Im kranken Organismus ist dieser regulierende Mechnismus durch unphysiologische pH-Verhältnisse gestört. Die automatische Regu-

lation der eigenen Art setzt teilweise oder ganz aus. Folge davon ist ein unkontrolliertes unentwegt aggressives Myzelienwachstum, das sich nicht mehr regulär auflöst, sich verflüssigt und mit dem Blut-Serum emulgiert. Je nach Allgemeinzustand bildet sich eine hektische mykotische Verfilzung aus, die zu einer geringeren Regulations- und Abwehrbereitschaft führt.
Durch die endogene arteigene Abwehr der spezifischen obligaten Pilze wird gegenüber monomykotischer und in zunehmendem Maße noch vermehrt durch polymykotische Wuchsaktivität der Pilzkeime ein sehr auffälliger Leberstau durch die pseudokristalline Bröckelbildung geschaffen.
Der unverhältnismäßige mykotische Detritus, der sich in großer Weise anhäuft, kann nun von der Leber nicht mehr ausreichend entgiftet und von den Nieren nicht mehr optimal ausgeleitet werden.
Diese Stauungsvorgänge sind im mikroskopischen Blutbild daran zu erkennen, daß sich große Aggregate von mykotischem Detritus anhäufen, z. T. auch altersbedingt zerfallen und sowohl konzentrierte Säuren als auch Toxine freisetzen, die organspezifische, pathogene Wirkung erzeugen.

Mykotische Eiweißkristalle als Lebensphase der Pilze

Mykotische Eiweißkristalle sind lebende „Pseudokristalle". Ihr Latenzverhalten übt eine Schutzfunktion gegenüber dem Wirt einerseits aus und dient andererseits der Lebenserhaltung der eigenen Art, die innerhalb des Wirtsorganismus auch der Erhaltung der Symbiose Wirt/Parasit dient.
In Diskussionen wird immer wieder die negierende Behauptung aufgestellt, es handle sich bei diesen pseudokristallinen Erscheinungsformen nicht um Pilze, sondern lediglich um „Eiweißkristalle" von unbedeutendem Wert. Diese Eiweißkristalle sind keine leblosen, unbedeutenden Blutbestandteile. Diese Ansicht ist falsch. Denn die mykotischen Eiweißkristalle beinhalten vitales, lokomotionsfähiges, unverwüstliches Leben von unvorstellbarer Dauer. Es sind dies Ur- oder Frühformen der Pilze. Man nennt sie praemykotische Systasen (s. Pleormorphismus Jost-Dumrese/B. Haefeli, Haug-Verlag, im Buchhandel.) Die bedauerliche Fehlinformation der Ärzte besteht darin, daß sie nicht wissen, daß der Zustand mykotischer Eiweißkristallisation eine Lebensphase der Pilze darstellt, die einerseits dem Wirt gegenüber Schutzfunktio-

nen erfüllt und andererseits der Erhaltung ihrer eigenen Art dient, um unbegrenzte Zeit überleben zu können. Eiweißkristalle sind hochvitale lebende Eiweiß-Strukturen, die durch ihren pleomorphen Strukturwandel gestaltliche Veränderungen durchlaufen und in völlig anderem Erscheinungsbild auffallen können. Durch diesen Struktur-Wandel verlieren die mykotischen Eiweißkristalle ihre genetische Information keineswegs. Sie entwickeln eine Schutzhaltung und ziehen sich in einen pseudokristallinen Schreckzustand zurück, um bei optimalen Lebensumständen wie Nahrung, Feuchtigkeit und Wärme ihre Keimfähigkeit, ihre Wuchsaggressivität und ihre Toxizität (selbst nach einer Jahrmillionen dauernden Latenz) wieder erlangen.
Waren es vor ca. 200 Jahren die Bakterien und um die Mitte unseres Jahrhunderts die Viren, die in mühsamer Kleinarbeit durch Forschende gefunden worden sind, so sind es zur gegenwärtigen Zeit die Pilze, die zum Gegenstand der Diskussion werden.

Die wesentlichen Veränderungen der ausgewachsenen Myzelien finden in unzähligen organischen Bestandteilen des Erdreiches, der Tier- und Pflanzenwelt Nahrung und Entwicklungsmöglichkeiten. Ihre Selbstschutzmechanismen (die hier Eiweißkristllisation bedeuten) beschließen keineswegs den Lebenskreislauf der Pilze. Sie ziehen sich bei Entzug ihres Lebensmilieus in eine Schreckform zurück, die ähnlich der kristallinen Form auffällt und jederzeit wieder in der Lage ist, sich aus ihrer Schreckform zu befreien. Sie verhalten sich in ihrer Latenz abwartend und bleiben lebensfähig. Sie verharren im Zustand der Erstarrung, bis die Natur ihnen den neuen notwendigen Lebensraum schafft, aus dem sie sogar nach Jahrmillionen zu neuem Leben erwachen können, sich in der genetisch programmierten Art aufwärts entwickeln und hochaktiv lebensfähig, zumeist toxisch sein können und es auch bleiben.

Diese Entwicklungsstufen sind von großer Bedeutung für unsere Gesundheit. Wie bereits erwähnt, sind diese Keime in der Lage, bei genügend Feuchtigkeit, Nährstoffen und Wärme jederzeit sowohl in der Kultur als auch auf dem Objektträger auszukeimen, solange diese optimalen Lebensgrundlagen gegeben sind. Auf dem Objektträger jedoch erlöschen sie relativ früh. In Ermanglung an Nährstoffen erstarren die wuchsfähigen Pilzkeime und bilden kristalline Strukturen In dieser Erstarrung, der Latenzphase, überdauern diese Eiweißkristalle:

- in der ersten Phase als weiche, gallertartige Peudokristalle
- in der zweiten Phase nach Eintrocknung des mykotischen Eiweiß-Substrates bilden sich die harten Kristalle,
- letztlich zerfallen nach völligem Entzug der Nährquellen die Kristalle und verwandeln sich endgültig zu Staub. Diese mykotische Staubform bleibt über Jahrtausende unverändert lebensfähig und überdauert große Hitze und Kälte mit allen ursprünglichen Lebensfähigkeiten der Pilze, wie man es aus alten Grüften kennt.

Aus Presseberichten:
Die biologische Unkenntnis führte im Jahre 1922 zum Tod jener Archäologen, die nach ägyptischen Königsgräbern suchten, z. B. nach dem Grab des ägyptischen Königs Tutanchamun. Die Todesursache dieser Forscher war lange Jahre von Geheimnissen umwittert. Man glaubte an einen Fluch der Pharaonen. Die Rätsel sind heute gelöst. Man weiß durch die Doktorarbeit der Französin Caroline Stenger-Philipe und durch frühere Publikationen, daß sich der Schimmelpilz Aspergillus (Gießkannen-Schimmel) auf allen organischen Materialien wie Leder, Holz, Textilien, Öl, Harz als auch auf totem und lebendem Organgewebe wie Lunge, Schleimhäute und Haut beim idealen feuchtwarmen Klima ungehindert und in großen Mengen vermehrt. Beim Öffnen der Grabkammern und beim Manipulieren wurden die zu Staub verwandelten mykotischen Eiweißkristalle in hoher Konzentration in die Atemluft aufgewirbelt, die jene Archäologen, die in die pilzstaubverseuchten Gräber eingedrungen sind, eingeatmet haben. Diese keimfähigen Staubpartikel gelangten so dann nach über 3000 Jahren über die Lungenschleimhaut in die Blutbahn und von dort wurden sie in alle Regionen des Organismus geschwemmt, wo sie ihre tödliche Wirkung für jene entfaltet haben, die das Grab öffneten. Bei der Ausgrabung des Leichnams von Tutanchamun sollen 50 Menschen den Tod efunden haben.

Die Öffnung des Grabes des Jagellonenkönigs Kasimir im Jahre 1973 in Krakau durch die beiden polnischen Archäologen Dr. Rosezyckim und Prof. Smyk führte zum Tode von elf Wissenschaftlern und einem Priester. Die mumifizierte Leiche war übersät von Apsergillen, z. B. des Aspergillus flavus.

Anfangs der achtziger Jahre erkrankten im Zentrum für Knochenmarktransplantationen in Buffalo (US-Staat New York) 38 Prozent aller transplantierten Patienten eines Jahres an Aspergillose gegenüber von 6 Prozent in den Jahren zuvor, als in der Nähe des alten Kliniktraktes ein neues Gebäude hochgezogen wurde.

In einer US-Klinik für Nierentransplantationen (Publikation ohne Ortsangabe) starben innerhalb von zwei Jahren sieben Empfänger einer Spenderniere an den gefährlichen Schimmelpilzen, nachdem direkt neben dem Klinikgelände umfangreiche Straßenarbeiten vorgenommen wurden.

An der Uni-Klinik in Frankfurt sollen durch Bausanierungsmaßnahmen Schimmelpilzsporen des Aspergillus fumigatus freigesetzt und zum Tod empfänglicher Risiko-Patienten geführt haben. Trotz aller Vorsicht und hochentwickelter Hygiene bleibt auch unsere Zeit von derartigen Unglücksfällen nicht verschont, wie die Presse vom 19./20. Dezember 1992 durch den Wiesbadener Kurier zu berichten weiß: „Frankfurt (AP/dpa). Nach den Berichten über Todesopfer des Schimmelpilzes Aspergillus fumigatus an der Frankfurter Uni-Klinik haben Allergieforscher bessere Klimaanlagen und regelmäßige Kontrollen der Raumluft gefordert. Die Gesellschaft für angewandte Allergieforschung erklärte in Meerbusch bei Düsseldorf, sie mache seit Jahren darauf aufmerksam, daß Klimaanlagen Hauptquellen für Schimmelpilze in Bürohäusern, Hotels und Krankenhäusern seien. Unzureichende Wartung, zu seltene Filterwechsel und Konstruktionsmängel seien dafür verantwortlich. Viele Filter könnten Pilze und andere Allergene weder wirksam noch dauerhaft zurückhalten. Die Forschung sei hier zu Neuentwicklungen aufgefordert. Nicht nur abwehrgeschwächte Menschen sind den Angaben zufolge gefährdet, sondern auch Allergiker, die schon auf kleine Mengen Schimmelpilzsporen mit Schnupfen, Husten, Asthmaanfällen, Hautausschlägen, Migräne und Gelenkbeschwerden reagierten. Die Deutsche Presseagentur hat derweil erfahren, daß Schimmelpilz-Infektionen kein generelles Problem in deutschen Krankenhäusern seien. Ältere Patienten, Aids-Kranke oder Organempfänger seien aber stets gefährdet."

Pilze verändern sich vorübergehend in Form und Gestalt. Alle Formveränderungen beruhen letztlich auf dem Prinzip der Nachfrage und des Angebotes an Nährquellen. So bilden die gesetzmäßigen Formveränderungen der Myzeten, die sowohl in Preudokristallen, als auch in Staubform als zerfallende Kristalle in Erscheinung treten, lediglich eine Zwischenphase im zyklogenetischen Lebenslauf der Pilze. Dadurch wird der „Fluch der Pharaonen" geklärt. Die zyklogenetische Auf- und Rückwärtsentwicklung der Pilze, die pleomorphistischen Gesetzen folgt, läßt die wachsende Gefahr der zunehmenden Endomykose-Erkrankungen in heutiger Zeit endlich begreifen.
Und ganz zuletzt sind es die endogenen Pilze, die unseren Körper nach dem Tode in der Gruft zum endgültigen Zerfall bringen.

Tagesschaumeldung Schweizer Fernsehen DRS vom 21. 3. 1994, 19.30 Uhr und Luzerner Neueste Nachrichten LNN, 23. 3. 1994:
Wissenschaftler züchten Pilze aus „Ötzis" Schuhen:
London, 21. März (sda/dpa). Wissenschaftlern der Universität Innsbruck ist es gelungen, 5.300 Jahre alte Pilzsporen aus den Schuhen des Gletschermannes „Ötzi" wieder zum Leben zu erwecken. Die Sporen der Pilzarten Absidia corymbifera und Chaetomium globosum stammten aus dem Heu, mit dem die Lederschuhe des Steinzeitmannes gegen Kälte ausgestopft waren. Die Forscher Kurt Haselwandter und Michael Ebner legten die Heuproben in eine Nährlösung und die Pilze keimten. Bei ihnen handelt es sich um die ältesten lebenden Pilze der Welt, berichtet das britische Wissenschaftsmagazin „New Scientist" in seiner neuesten Ausgabe (vermutlich März 1994, S. 10).

Haselwandter und Ebner sind überzeugt, daß es sich nicht um eine nachträgliche Verunreinigung des untersuchten Materials mit den Sporen von heute lebenden Pilzen handelt. „Die hätten unter den Versuchsbedingungen nicht so rasch wachsen können", meinen die Forscher.
Der überraschende Fund von lebenden Pilzen aus der Jungsteinzeit könnte helfen, die Evolution besser zu verstehen. Gegenüber ihren uralten Artgenossen haben sich die heute lebenden Vertreter von Absidia und Chaetomium etwa 60000 Generationen weiterentwickelt. Vielleicht kam es dabei schon zu geringfügigen Veränderungen im Erbmaterial, vermuten die Forscher.

Im Geschäftsbericht 1990 der Vereinigten Schweizerischen Rheinsalinen AG zeigen Heinz Schürch und Guido Ebner den Überlebenskünstler „Pilz“ Scopulariopsis halophila nov. Spez. in kristallinem Salz, der die unvorstellbare Zeit von ca. 200 Millionen Jahren in völliger Abgeschiedenheit 145 Meter unter der Erdoberfläche heil überlebt hat.

Diese bedeutenden Beispiele zeigen, daß die Arteigenheit der Pilze in Form und Gestalt und die Vielfalt der differenten Pilzspezies immer wieder und überall aktiv sein können. Sie sind nicht zeitgebunden. Sie überdauern Jahrhunderte. Sie sind überall in unserer Umwelt, am und im menschlichen Organismus und ganz besonders im flüssigen Transportsystem des Blutes zu finden und sie werden dadurch zum Beweis für ihre Existenz. Ihr auffälliges Lebensverhalten durch ihre blutspezifischen Wuchsaktivitäten machen sie zum Risiko und zur Gefahr für jeden Säuger.

Blutzellen beinhalten parasitäres, mykotisches Eiweiß, welches je nach Ernährungsweise innerhalb der Vakuolen der Erythrozyten zu- oder abnimmt. Dadurch wird das Volumen der Vakuolen bestimmt. Schadstoffeinflüsse und chronische Ernährungsfehler bilden Vakuolen innerhalb der Erythrozyten-Membran. Sie quellen ganz erheblich auf und bilden tropfenartige Behälter, die über den Membranrand hinausreichen und platzen. Der saure Inhalt ergießt sich ins Blut-Plasma und geht dort ein Emulgat ein, das letztlich zu schleimartigen Konturen führt.
Die in den Vakuolen eingenisteten Sporen der verschiedensten Pilze werden hier im Blutplasma aktiv und entwickeln innerhalb dieses flüssigen Emulgats erste Strukturen, die in der Folge wuchsaktiv zu umfangreichen Myzelienbüscheln auskeimen.

Zusammenfassend sind drei differente Phasen erkennbar:

a.) Das Emulgat bildet keine Myzelien sondern Pseudokristalle. Das sind weiche Formen mit kristallähnlichem Charakter, die sich längsseits zu feinen Fäden aufspalten, die dann zu subvisiblen Keimen zerfallen und erneut als Regulatoren wirksam werden können. Das ist die gesunde, arteigene Regulation obligater Parasiten, die den Wirtsorganismus nicht schädigt.

b.) Das flüssige, schleimige Substrat zeigt sehr deutlich, daß sich aus dem Emulgat (das auch als pseudokristalline Schreckform

Ausdruck findet), bereits erste Konturen von Pilzen bilden, die als Pilz-Hyphen oder Myzelien zu erkennen sind. Es sind Entwicklungsvorgänge, die stets durch pH-Verschiebungen in Erscheinung treten, wenn erhebliche Stauungen in den Ableitungswegen bestehen, die eine ordentliche Entgiftung behindern.

Alsbald verwandelt sich dieses Eiweiß-Substrat wiederum in die pseudokristalline, geometrische Form, aus deren Ecken das Pilz-Myzel ungehindert zur Entwicklung kommt. Damit schließt sich der Kreis von Aufbau und Abbau der obligaten Parasiten innerhalb der genetischen Einheit der pleomorphen Entwicklungsstufen: Eiweiß–Kolloid–Mykospor–Pilz.

c.) Auf den Objektträger aufgebrachtes Blut wird mit dem Färbemedium HAE II gefärbt, das keine wuchsaktiven Nährstoffe enthält. Blutzellen und Pilze saugen sich mit Färbeflüssigkeit voll und sind dadurch nach der Eintrocknung des gefärbten Blutabstrichs in der Lage, durch das Vorhandensein beschränkter Nährstoffe des Blutes im Ausstrichpräparat noch solange lebensaktiv und wuchsfähig zu bleiben, bis die natürliche Nahrungsquelle versiegt. Sobald eine Änderung der optimalen Lebensumstände eintritt, d. h., Feuchtigkeit und Nahrung aufgebraucht sind, beginnen die Hyphen und Myzelien bis hin zur Kulminante der Pilze in allen Lebensformen zu erstarren. Sie verharren in diesem starren Dauerzustand der Latenz unverändert Jahre in Form und Gestalt. Dieser Vorgang der Arterhaltung läßt sich bei allen Pilzen des Blutes im Mikroskop beobachten. Die Aufhebung der Latenz erfolgt immer durch Hinzufügen der natürlichen Nahrungsquellen. Es bilden sich danach immer sowohl dieselbe Art der obligaten Parasiten, als auch die nämliche Art schmarotzender Pilze.

Die Erfahrung zeigt, daß eine Besiedlung des Wirts durch Pilze vorerst noch keine Erkrankung zur Folge haben muß. Sind die Pilze aber verifizierbar, dann müssen sie einer Behandlung zugeführt werden, gleichgültig, ob sie schon pathogene Wirkung haben oder nicht. Eine Eliminierung durch Medikamente wird keinen Erfolg haben, denn Pilze lassen sich nicht vernichten. Sie werden sich durch den Einfluß einer aggressiven Behandlung zwar kurzfristig zurückziehen (sie verwandeln sich in einen pseudokristallinen Zustand), um bei Wiedererlangung des optimalen Lebensmilieus erneut hektisch wuchsaktiv zu werden.

Zuständigkeit Routine:
BHS-Labor (Schweiz)
Blut-Mykose-Routine-Analysen
Postfach 268, CH-8808 Pfäffikon/Sz

Forschungslabor:
BHS-Labor
Blut-Mykose-Forschung
Rotseeweg 9, CH-6030 Ebikon/Lu

Quellennachweis:
Jost-Dumrese/Bruno Haefeli: „Pleomorphismus", Haug-Verlag Heidelberg (im Buchhandel)
Bruno Haefeli: Archiv-Literatur (vergriffen)
Bruno Haefeli: Die Blutmykose – Handbuch für Therorie und Praxis
Bruno Haefeli: Krebs muß nicht unabwendbares Schicksal sein
Bruno Haefeli: 4 Hefte als Informationen über die Blut-Mykose

Bezugsquelle: BHS-Labor, Postfach 268, CH-8808 Pfaffikon

Wenn viele kleine Leute an vielen kleinen Orten
viele kleine Dinge tun, dann verändern sie die Welt.
Beginne bei Dir selbst.

Einsicht eines Weisen

Erfahrungen einer Selbsthilfegruppe mit Pilzerkrankungen und chronischer Müdigkeit

Christa Schröder, Berlin

Die Selbsthilfegruppe für Pilzerkrankungen und Chronische Müdigkeit – CFS und MCS – wurde im Oktober 1993 gegründet und befaßte sich damals ausschließlich mit dem sogenannten CFS (Chronisches Müdigkeits-Syndrom). Bei dem Versuch, diese Betroffenen differentialdiagnostisch einwandfrei dem CFS zuzuordnen, stellte sich jedoch heraus, daß die Einordnung aufgrund der für dieses Krankheitsbild geforderten Ausschlußdiagnostik nicht ausreichte. Auch die Einordnung anhand der vorgeschriebenen Kriterien (2 Hauptkriterien und 8 Nebenkriterien) war nicht ausreichend, um CFS von ähnlichen Krankheitsbildern abzugrenzen.

Wir entwickelten daraufhin eigene Diagnosemuster. Dabei stellte sich schon bald heraus, daß Pilzerkrankungen beim sogenannten CFS nicht nur eine große Rolle spielten, sondern nach unseren Erkenntnissen Pilzsubstanzen sehr wahrscheinlich an den dem CFS vorausgehenden Stadien beteiligt waren, wenn nicht sogar die Grunderkrankung darstellten.
Ebenso konnte festgestellt werden, daß bei den sogenannten Umwelterkrankten, die unter der Bezeichnung MCS (vielfältige Chemikalienunverträglichkeiten) eingeordnet werden, ebenfalls überwiegend Pilzsubstanzen eine große Rolle spielten.
Da wir bedeutende Zusammenhänge zwischen Pilzerkrankungen und den Krankheitsbildern CFS und MCS feststellen konnten, werden heute in unserer Selbsthilfegruppe Betroffene mit dem Krankheitsbild CFS ebenso betreut wie Betroffene mit dem Krankheitsbild MCS.
Bei dem größten Teil der uns aufsuchenden Betroffenen handelt es sich jedoch – unabhängig von den Krankheitsbildern CFS und MCS – um Pilzerkrankungen unterschiedlichster Genese.

Wir beschäftigen uns in erster Linie mit langjährigen und sehr hartnäckigen Pilzerkrankungen, mit Pilzerkrankungen jenseits der Schleimhautbarriere (Endomykosen) sowie Erkrankungen durch Stoffwechselprodukte von Pilzen oder Toxinen (Mykotoxikosen) und empfehlen zunächst eine gezielte Abklärung.

Die Unkenntnis vieler Therapeuten auf diesem Gebiet führte dazu, daß wir eigene diagnostische und therapeutische Wege gehen mußten, um ganz oder teilweise gesund werden zu können. Im November 1995 wurde der Selbsthilfegruppe ein Förderverein angegliedert, dessen wesentliche Aufgabe darin besteht, die Öffentlichkeitsarbeit und die Selbsthilfeinitiativen finanziell zu unterstützen. Für einen derzeitigen Jahresbeitrag von 30,00 DM kann bei uns jeder Mitglied werden, der die Ziele unserer Gruppe unterstützen möchte - unabhängig von eigener Betroffenheit. Unser Förderverein ist gemeinnützig anerkannt. Wir informieren und beraten regional und überregional unter der Anschrift:
Selbsthilfegruppe für Pilzerkrankungen und Chronische Müdigkeit – CFS und MCS –
Weskammstr. 11, 12279 Berlin, z. H. Frau Christa Schröder
Als Leiterin dieser Selbsthilfegruppe sind mir Pilzerkrankungen nicht unbekannt. Bevor ich selbst an sogenannten systemischen Pilzerkrankungen (Endomykosen) und Organmykosen erkrankte, lernte auch ich Hautmykosen, Vaginalmykosen, Nagelmykosen, Mykosen des Verdauungstraktes sowie des gesamten Atemtraktes kennen. Es wurde von drei kompetenten, jedoch unabhängig voneinander diagnostizierenden Spezialisten die Diagnose CFS gestellt. Durch ungünstige Arbeitsplatzbedingungen in Verbindung mit ungeeigneten Medikationen entwickelte sich dann letztendlich noch das sogenannte MCS, ebenfalls von Spezialisten diagnostiziert und bestätigt.

Und so fing unsere Arbeit an ...

Viele Betroffene mit sogenannten Candida-Mykosen suchten bereits unsere Gruppe auf. Auch ich war damals noch der Meinung, selbst an einer Candida-Mykose erkrankt zu sein. Zahlreiche Besuche bei Ärzten aller Fachrichtungen hatten die Betroffenen hinter sich, bevor sie von unserer Selbsthilfegruppe hörten. Viele unterschiedliche Diagnosen, immer wiederkehrende Pilzinfektionen in den unterschiedlichsten Bereichen (Genitalbereich, Haut, Verdauungstrakt, Atemtrakt, Nagelpilze, Fußpilze), aber auch zahlreiche Medikationen unterschiedlichster Art (Antimykotika, Nosoden, Bioresonanz, Hydro-Colon-Therapie, Autovaccine u. a.) – aber nichts hatte auf Dauer Erfolg. Die Pilze kamen immer wieder.
Ich fing an, in Einzelgesprächen mit den Betroffenen gründliche Anamnesen zu erheben und in Verbindung mit meiner eigenen

Krankengeschichte studienmäßig Dinge zusammenzutragen, die zu einem besseren Verständnis über diese Erkrankung sowie zu geeigneteren und differenzierteren Diagnoseverfahren führen sollten. Schließlich hatten viele Betroffene schon einen langen Leidensweg hinter sich, waren auf viel Unverständnis bei Therapeuten gestoßen und mußten sich vielfach als Hypochonder oder psychisch krank einstufen lassen. Die meisten waren am Ende ihrer Kräfte: Müdigkeit, Magen-Darm-Probleme, Herzbeschwerden, Muskelschmerzen, Gelenkbeschwerden, rheumatische Beschwerden, Vergeßlichkeit, Antriebslosigkeit, Konzentrationsstörungen, Juckreiz, Ekzeme, ständiges Frieren, Absterben der Gelenke, Infektanfälligkeit und vieles mehr ...
Sollte wirklich nur ein an sich harmloser Hefepilz namens Candida albicans für all diese Symptome verantwortlich sein? Mir kamen Zweifel! Ich fing an, nach anderen Möglichkeiten zu suchen – und fand sie:
Zunächst begann ich, die am häufigsten in der Praxis angewandten Diagnoseverfahren für Candida albicans miteinander zu vergleichen. Sie widersprachen sich erheblich. Aber mit zwei Werten konnte doch etwas ziemlich zuverlässig nachgewiesen werden – nur die Interpretation entsprach nicht den üblichen Gegebenheiten. HAT (Hämagglutinations-Hemmungstest) und IFT (Immunfluoreszenztest) waren allein nicht verwertbar, jedoch im Zusammenhang recht aussagefähig – aber nicht so sehr für Candida-Mykosen, sondern für eine völlig andere Art der Pilzerkrankungen: Schimmelpilze.
Hefepilze als äußerliches Kennzeichen für eine sich vermutlich dahinter verbergende Schimmelpilzproblematik! Damals erschreckte mich dieser Gedanke sehr. Heute habe ich gelernt, damit umzugehen. Ich habe diese Richtung weiter verfolgt. Seitdem unterzogen sich ca. 600 Betroffene den von uns vorgeschlagenen Untersuchungen. Immer das gleiche Ergebnis:

Nicht Candida, sondern Erkrankungen durch Schimmelpilze

Vieles hat sich seitdem verändert. Aus anfänglicher Skepsis entwickelte sich durch ständiges Dazulernen – in erster Linie anhand von Kasuistiken – eine gewisse Routine. Es war nicht leicht, Ärzten verständlich zu machen, daß wir es hier mit einer ganz anderen Materie zu tun haben, etwas, wovon die meisten noch nie etwas gehört hatten. Aber die Erfahrungen und letztendlich auch die Erfolge der von mir anhand meiner eigenen Erkrankung entwickelten Therapien gaben uns bisher recht. Ich bin weder Ärztin noch Heilpraktikerin. Alle folgenden Informationen ergeben sich aus den Erfahrungen mit der eigenen Erkrankung sowie den Erfahrungen aus der Gruppenarbeit und erheben keinen Anspruch auf Vollständigkeit.

Zur Abklärung und Differenzierung ähnlicher Krankheitsbilder sowie bei langjährigem und immer wiederkehrendem Pilzbefall sollte differentialdiagnostisch abgeklärt werden im Hinblick auf

- vorübergehende Schleimhautbesiedlungen ohne pathologischen Wert
- invasive Aspergillosen (primär oder sekundär als Folge einer vorangegangenen schweren Grunderkrankung)
- Erkrankungen durch Stoffwechselprodukte von Pilzen (z. B. Sporen)
- Erkrankungen durch Mykotoxine (Giftstoffe von Schimmelpilzen)
- Erkrankungen durch erhöhte Endotoxin- bzw. Zytotoxinbildung über eine geschädigte oder fehlbesiedelte Darmflora
- vorübergehende „Blut-Mykosen“ aufgrund bestehender viraler Belastungen (ohne pathologischen Wert).

Zunächst empfehlen wir den Betroffenen, sich einer gründlichen und zuverlässigen mikrobiologischen Stuhluntersuchung zu unterziehen, bei der es vor allem darum geht, pathologische Fehlbesiedlungen im Darm zu erkennen sowie den Zustand der Darmflora allgemein abzuklären. Hieraus können nach unseren Erfahrungen in Verbindung mit der Anamnese schon deutliche Hinweise auf die eigentliche Erkrankung gewonnen werden.
Zur Abklärung sogenannter „Infekt-Allergien“ könnte zusätzlich durch einen auf diesem Gebiet erfahrenen Allergologen ein Intrakutantest durchgeführt werden. Dieser „Allergietest“ ist auswertbar wie z. B. ein Multimerieuxtest und kann zur Unterscheidung zwischen Allergie und Infektion beitragen. Bei begründetem Verdacht und bei langjährigen Pilzerkrankungen empfehlen wir darüberhinaus eine serologische Untersuchung, die z. Z. leider nur in einem Privatlabor ausssagefähige Befunde ergibt und von den Krankenkassen auf Empfehlung des Medizinischen Dienstes der

Krankenkassen bedauerlicherweise noch immer nicht oder nur zum Teil getragen wird, obwohl andere auf dem Markt befindliche Verfahren bei der Diagnostik dieser Erkrankung versagen.

Bei schweren Krankheitsbildern erscheinen im Einzelfall noch weitere serologische Untersuchungen sinnvoll. Diese können sich z. B. beziehen auf

- Bestimmung spezifischer Immunglobuline für einzelne Viren
- immunologische Untersuchungen zur Abklärung zellulärer oder humoraler Immundysfunktionen
- Bestimmung einzelner Tumor-Marker
- Überprüfung hormoneller Fehlsteuerungen
- weitere individuelle Untersuchungen.

Auch bildgebende Verfahren sind bei bestimmten Krankheitsverläufen als durchaus sinnvoll anzusehen.
Die in unserer Selbsthilfegruppe praktizierten Therapien richten sich im wesentlichen nach dem Schweregrad der Erkrankung. Die folgende Aufzählung gibt einen Überblick über die von unserer Selbsthilfegruppe empfohlenen Therapiemöglichkeiten:

- Meiden Sie Mykotoxine in Nahrung und Umwelt durch gezielte individuelle Ernährungsumstellung und Wohnraumsanierung.
- Betreiben Sie Krankengymnastik auf neurophysiologischer Grundlage mit dem Zweck einer gezielten Glukoseabspeicherung in der Muskulatur (Dauerbehandlung, zunächst basierend auf passiver Krankengymnastik).
- Allergenmeidung kreuzreagierender Substanzen
- Medikamenten-Reduktion bzw. Absetzen schädigender Medikamente aufgrund vorangegangener Fehldiagnostik
- Aufbau der Schleimhäute durch körpereigene Substanzen
- Exogener Streßabbau zur Unterstützung der durch Neurotransmitterstörungen endogen ausgelösten Streßfaktoren
- Wiederherstellung des körpereigenen Gleichgewichts durch unterstützende Maßnahmen (z. B. Kneipp)
- Anstreben des Verständnisses für in Symbiose mit dem Menschen lebenden Erreger (Schimmelpilze – Viren, Hefepilze – Bakterien)

Neben der Sanierung des gesamten Umfeldes steht vor allem eine gezielte Ernährungsumstellung im Vordergrund. Hierbei handelt es sich nicht um eine „Diät“ herkömmlicher Weise, sondern vielmehr um eine vorübergehende Meidung der Substanzen, durch die man erkrankt ist. Vielen fällt es zunächst schwer, sich an gewisse Einschränkungen zu halten. Oft besteht der Fehler darin, daß zu früh angenommen wird, man sei wieder gesund. Oft liegt das Problem jedoch lediglich am Umgang mit den Nahrungsmitteln, an der Bequemlichkeit, selbst Mahlzeiten zuzubereiten oder ganz einfach daran, daß man aufgrund vorangegangener zahlreicher Diäten, die keinen Erfolg zeigten, nicht mehr gewillt ist, etwas anderes „auszuprobieren.“

Diese empfohlene Ernährungsform soll gleichzeitig dazu beitragen, die Darmflora unterstützend mit aufzubauen. Listen von Nahrungsmitteln, die man essen kann oder nicht, sind nach unseren Erfahrungen bei Pilzerkrankungen kaum pauschal anwendbar, da die Nahrungsmittel selbst ständig unterschiedlichen Belastungen ausgesetzt sind und auch die Produktionsverfahren ständig variieren. Es ist deshalb wichtig, daß die Betroffenen lernen, sich auf bestimmte Faktoren zu konzentrieren, denn der Blumenkohl vom Händler A kann eventuell verzehrt werden, während der Blumenkohl vom Händler B für Betroffene ungeeignet ist und beim Verzehr schwere Krankheitssymptome hervorrufen kann. Die Ernährungsumstellung wird nach folgenden Richtlinien empfohlen:

- Wählen Sie die Lebensmittel nach Qualität aus und bevorzugen Sie weitgehend unbehandelte Produkte!
- Essen Sie langsam und in gemütlicher Atmosphäre!
- Versuchen Sie, sich an maximal fünf kleine Mahlzeiten zu halten, essen Sie jedoch nicht mehr, als Sie sonst mengenmäßig essen würden!
- Kauen Sie alles gründlich und beachten Sie eventuelle Körperreaktionen (Anschwellen im Mund- und Rachenbereich, verstärktes Schleimen, Brennen auf der Zunge und im Mundbereich, Engegefühl beim Schlucken usw.)!
- Verteilen Sie die Nahrungsmittel so über den Tag, daß keine Unterzuckerung eintreten kann! Als Zwischenmahlzeit empfehlen sich Magerquark, Bioghurt oder ein Stück Obst (Birne, Beerenobst, Melone)!
- Schränken Sie den Verzehr von Innereien, Muscheln, Lebertran, Fischleber, Wildpilzen, Mohn, Sesam und Flußfischen ein!
- Nehmen Sie Vitamine und Mineralstoffe sowie Spurenelemente ausschließlich mit den natürlichen Lebensmitteln auf!

- Dicken Sie nichts an!
- Waschen Sie alles gründlich oder schälen sie es! Bei einwandfreien Lebensmitteln reicht das Abreiben mit einem Tuch oder mit Papier von der Küchenrolle.
- Schälen Sie Kartoffeln - wenn überhaupt - erst nach dem Kochen! Unbehandelte und ökologisch einwandfreie Kartoffeln können Sie auch mit Schale verzehren.
- Nehmen Sie keine Vitamin(Multivitamin)tabletten zu sich, sondern decken Sie Ihren Vitaminbedarf ausschließlich durch natürliche Lebensmittel!
- Ersetzen Sie gewohnte Nahrungsmittel nach und nach durch gesundheitlich einwandfreie Produkte!
- Essen Sie in der Anfangsphase alle Nahrungsmittel einzeln nacheinander und achten Sie auf die Signale des Körpers! Es handelt sich hierbei nicht um eine Form der Rotationsdiät, sondern vielmehr um ein Kennenlernen der nicht gekennzeichneten schädigenden Inhaltsstoffe anhand von Körperreaktionen.

Zunächst wird den Betroffenen eine Liste ausgehändigt, die dazu dient, sich mit der Materie besser vertraut zu machen, beim Einkaufen verstärkt auf Inhaltsstoffe zu achten und zum Fragen anzuregen. Denn nur der kann auf Dauer lernen, mit der Erkrankung umzugehen, dem es möglich war, das Wesentliche zu erfassen und der in der Lage ist, selbständig die Nahrungsmittel nach bestimmten Kriterien zu beurteilen. Ein stures Anwenden anhand von Nahrungsmittellisten führt hier nicht zum Erfolg und ist deshalb abzulehnen.
Die meisten Industrie-Nahrungsmittel unterliegen ständigen Veränderungen durch Zusatzstoffe oder Produktionsprozesse. Es ist deshalb wichtig, sich immer wieder neu zu orientieren. Die folgenden Nahrungsmittelempfehlungen sollten in den täglichen Speiseplan nach und nach mit eingearbeitet werden. Die in Klammern angegebenen Produkte haben sich nach unseren Erfahrungen beim Einstieg in die Ernährungsumstellung als außerordentlich günstig erwiesen.

- Essen Sie überwiegend Roggenknäckebrot (WASA, Roggen dünn), auf keinen Fall Mischbrot oder Schwarzbrot! Sollten Sie dies aufgrund einer starken Schädigung der Darmflora wider Erwarten nicht vertragen, bieten sich vorübergehend Toastbrot oder französische sowie italienische Baguettes an.

- Essen Sie täglich ca. 250 g Bioghurt (Fa. Onken, ohne Zusätze) und versuchen Sie, ab und an Magerquark (Emzett, bis 20 %) mit einzuplanen!
- Essen Sie täglich maximal ca. 50 g Hartkäse, der auf Bakterienbasis hergestellt wurde, (z. B. Schweizer Emmentaler, Schweizer Greyerzer, Schweizer Sbrinz oder Parmesan) und achten Sie darauf, daß der Käse nach Möglichkeit kein Natamycin enthält! Je größer die Löcher im Käse, desto ungeeigneter ist er! Weiche Käsesorten sind zu meiden!
- Bevorzugen Sie grüne Gemüsesorten (z. B. Broccoli, Porree, Kohlrabi, Zucchini) und bereiten Sie alles fettarm und nur leicht gedünstet zu!
- Essen Sie höchstens ein- bis zweimal wöchentlich frischen Seefisch (auch tiefgefroren, Fa. Aldi), gekocht oder gedünstet, jedoch unpaniert! Hai eignet sich besonders gut.
- Essen Sie Fleisch höchstens einmal wöchentlich und bevorzugen Sie magere Fleischstücke von Rind, Schwein, Lamm, Pute (Filet, Brust o. ä.). Braten Sie das Fleisch gut durch!
- Ein bis zwei Eier wöchentlich (hartgekocht) sind erlaubt!
- Essen Sie häufig Kartoffeln, möglichst als Pellkartoffeln, und achten Sie beim Kaufen auf Beschädigungen, Schimmel oder „zu gutes Aussehen"!
- Trinken Sie mindestens 3 l täglich (z. B. „einfache Mineralwasser", dünn aufgebrühten Tee [Kamille, Hagebutte, Löwenzahn, Brennessel], möglichst aus Teebeuteln); keinen Kaffee, keinen Schwarzen Tee!

Wegen des hohen Mykotoxingehalts sind insbesondere zu meiden:
- alle Getreidesorten
- Müsli
- Milch
- Blattsalate
- Zucker
- Zuckeraustauschstoffe
- Süßstoffe
- Konservierungsstoffe
- Aromastoffe
- Farbstoffe
- Geliermittel

- Zitronensäure
- Fertigprodukte
- Säfte
- Limonaden
- Alkohol
- Nüsse
- Mandeln
- Schokoladenartikel jeder Art
- Zigaretten
- Sojaprodukte
- Tomatenmark
- Ketchup
- stark belastete Gewürze (z. B. Curry, Cayenne, Beifuß)
- Produkte, die Hefe enthalten
- Fette, die nicht auf Oliven- oder Sonnenblumenbasis beruhen
- geräucherte Wurstwaren (bis auf einzelne)
- geräucherte Fischwaren

Die vorgenannten Stoffe können wohl kaum völlig gemieden werden. Man sollte sich jedoch bemühen, sie so wenig wie möglich zu sich zu nehmen.

Wesentliche Unterstützung finden die Betroffenen in der begleitenden Gruppenarbeit. Neben den Gesprächsgruppen werden insbesondere in Form eines Animationsprogramms unterstützende Maßnahmen angeboten, die sich z. B. auf das Erlernen neuer Zubereitungstechniken, das Erkennen ungeeigneter Nahrungsmittel, das Einüben geeigneter krankengymnastischer Übungen oder auf Übungen zur Förderung der Grob- und Feinmotorik sowie der Konzentration beziehen. Auch vor dem Versuch, den Betroffenen aus der oft schon unbewußt sich selbst geschaffenen Isolation herauszuhelfen, schrecken wir nicht zurück.

Mit unserem Konzept konnten wir schon vielen Betroffenen helfen, jedoch nur denjenigen, die gewillt waren, ihr weiteres Leben neu zu ordnen, umzuorganisieren und wieder selbst in die Hände zu nehmen, die in der Lage waren, als mündiger Patient aufzutreten, bereit waren, gewisse Einschränkungen im Interesse ihrer Gesundheit vorübergehend oder auch dauerhaft voll zu akzeptieren, ohne darunter zu leiden, und denen die Wiedererlangung

ihrer Gesundheit oder eines Teils davon wichtiger war als die eigene Bequemlichkeit.
Der von uns beschrittene Weg ist nicht einfach. Er erfordert sehr viel Geduld. Es wird auch Rückschläge geben und unter Umständen auch unschöne Auseinandersetzungen mit Ärzten und Institutionen, denen diese Materie einfach fremd ist. Aber es ist zu schaffen. Viele Betroffene, die diesen Weg gingen, halten uns auch heute noch die Treue, obwohl es ihnen gesundheitlich deutlich besser geht und sie eigentlich von Krankheiten nichts mehr wissen wollten. Die vielen positiven Erfahrungen und Reaktionen, die mich täglich erreichen, geben auch mir als Selbstbetroffene die Kraft, in dieser Sache weiterzumachen in der Hoffnung, anderen Dinge zu ersparen, denen ich mich aufgrund schwerster Erkrankungen nicht entziehen konnte.

Erfahrungsberichte

Fußpilz, Nagelpilz und Darm-Mykose ade!

Seit 30 Jahren leide ich an immer wiederkehrenden Fuß- und Nagelpilzen. Trotz ständiger Behandlung mit antimykotischen Salben, Nagellacken u. ä. kam es immer nur vorübergehend zur Besserung der Symptome. Vor fünf Jahren begann man, mir zusätzlich in regelmäßigen Abständen systemisch wirkende Antimykotika unterschiedlichster Art zu verabreichen. Aber auch diese halfen nur vorübergehend und führten langsam schleichend zur Verschlechterung des Allgemeinbefindens.

Anfang 1996 wurde bei einer Routineuntersuchung „Candida albicans“ im Vaginalbereich festgestellt. Man behandelte mich wegen der Hartnäckigkeit mehrmals mit unterschiedlichen systemisch wirkenden Antimykotika. Als die Pilzbesiedlung nach jeder erfolgten Behandlung stärker wurde, begann ich, nach anderen Möglichkeiten zu suchen und wandte mich im Sommer 1996 an die Selbsthilfegruppe für Pilzerkrankungen.
Meine wesentlichen Beschwerden konzentrierten sich damals auf Fußpilz, Nagelpilz, Pilze im gynäkologischen Bereich, Müdigkeit, Antriebslosigkeit, Muskelschmerzen, Gelenkbeschwerden, Frieren, „Absterben“ der Fingerendglieder, Infektanfälligkeit, Augenentzündungen sowie Magen-Darm-Probleme.

Anhand einer mikrobiologischen Stuhluntersuchung wurde das Fehlen von Lactobazillen festgestellt sowie eine erhebliche Fehlbesiedlung des Darmtraktes mit den pathologischen Keimen E. coli, Clostridium diff. und Klebsiella pneu.
Die serologische Untersuchung zeigte stark erhöhte toxische Werte im Bereich der Schimmelpilze. Durch eine daraufhin erfolgte Wohnraumbegehung konnte eine erhebliche Wohnraumbelastung durch Mykotoxine festgestellt werden. Mir wurde von der Selbsthilfegruppe vorgeschlagen, wie folgt zu handeln:

1. Stoppen der Eintrittspforte für Pilzsubstanzen im Fuß- und Nagelbereich durch vorübergehende Anwendung von „Melaleuka" (Teebaumöl). Sollte dieses Präparat nicht erhältlich sein, kann auch anderes Teebaumöl verwendet werden.
2. Darmsanierung durch orales Zuführen von Lactobazillen und E. coli.
3. Abschirmen des gynäkologischen Bereiches durch kurzfristiges Einführen von Lactobazillen.
4. Ernährungsumstellung mit dem Ziel, die krankmachenden Substanzen zu meiden.
5. Wohnraum-Sanierung. Da davon auszugehen war, daß das gesamte Haus belastet ist und die Sanierung einer einzelnen Wohnung kaum den gewünschten Erfolg gebracht hätte, wurde mir ein Wohnungswechsel dringend empfohlen.

Im September 1996 bezog ich eine andere Wohnung. Seit Januar 1997 geht es mir fortlaufend besser. Muskel- und Gelenkbeschwerden sind verschwunden. Die neurologische Problematik besserte sich zusehends. Schleimhautbesiedlungen mit Pilzen sind bisher nicht wieder aufgetreten. Die befallenen Fußnägel wachsen inzwischen gesund nach. Positive Darmbakterien konnten inzwischen wieder angesiedelt werden, jedoch noch nicht ausreichend, so daß ein Präparat noch für längere Zeit erforderlich sein wird. Die Ernährungsumstellung habe ich als so positiv empfunden, daß ich von mir aus nicht mehr darauf verzichten möchte. Ich kann inzwischen zwar alles wieder in Maßen essen, ohne Krankheitszeichen zu verspüren, habe mich jedoch entschlossen, weiterhin die schädigenden Stoffe zu meiden.
Kommentar:
Hinter langjährigem Leiden an Fuß- und Nagelpilzen konnten wir bisher immer das Vorliegen einer Endomykose (Pilzerkrankung

jenseits der Schleimhautbarriere) feststellen, die aufgrund ungeeigneter Testverfahren nicht rechtzeitig erkannt worden war. Vaginalmykosen sind nach unseren Erfahrungen sekundäre Erkrankungen aufgrund eines stark geschwächten Abwehrmechanismus im Darmbereich, bei dem es häufig nach Antibiotika- und Antimykotikagabe zu oft erheblichen bakteriellen Fehlbesiedlungen kam. Bei rechtzeitigem Aufbau der Darmflora könnten diese Sekundärinfektionen weitestgehend vermieden werden. Ohne antimykotische Behandlung und lediglich durch Einsatz von Lactobazillen im Darm- und Vaginalbereich sind jedoch auch diese Pilzerkrankungen gut zurückbildbar.

Vaginal- und Darmmykosen bin ich los!
Seit 10 Jahren litt ich an immerwiederkehrenden Vaginalmykosen, die zunächst mehrmals mit Vaginalzäpfchen behandelt wurden und kurzfristig auch zur Besserung führten. Aber in immer kürzerer Zeit kam es zu immer schwereren Rückfällen. Schließlich verordnete man mir ein orales Antipilzmittel. Aber auch damit war der Pilz nicht wegzubekommen. Es kam zu schweren Unterleibsschmerzen, Zwischenblutungen, verstärkten Blutungen und hormonellen Störungen. Meine Gynäkologin diagnostizierte „Wechseljahrsbeschwerden", die jedoch in späteren endokrinologischen Untersuchungen nicht bestätigt werden konnten.
Nach zwei Jahren intensivster Antipilz-Behandlung waren erste Zysten sichtbar. Man behandelte mit einem Antibiotikum und zusätzlich mit systemischen Antipilzmitteln wie Diflucan, Sempera, Ampho moronal. Bei weiteren gynäkologischen Untersuchungen fand man einen stark vergrößerten Uterus mit Verdickungen sowie ein Myom von 6 cm Durchmesser. Die Pilze wurden immer mehr und hatten sich inzwischen auch auf den Magen-Darm-Trakt ausgebreitet. Ich litt unter Antriebsschwäche, Müdigkeit und Vergeßlichkeit, ohne daß jemand Ursachen dafür finden konnte. Letztendlich gab es für die Ärzte nur noch psychische Ursachen und man stellte die Diagnose Paranoia mit hypochondrischem Wahn.

Im Februar 1994 wandte ich mich an die Selbsthilfegruppe für Pilzerkrankungen. Dort empfahl man mir zunächst eine mikrobiologische Stuhluntersuchung, die folgendes Ergebnis zeigte: Lactobazillen, Bifidobakterien und E. coli waren nicht nachweisbar. Citrobacter und path. E. coli waren stark erhöht.

Man empfahl mir eine Behandlung nach folgendem Schema:

- Sofortige Ernährungsumstellung
- Darmsanierung durch Gabe von Lactobazillen über einen Zeitraum von zwei Monaten
- Zuführen von Lactobazillen in den Vaginalbereich für ca. einen Monat
- Zwei Monate nach Beginn der Behandlung und Absetzen der Lactobazillen mehrmonatige Behandlung mit einem E. coli-Präparat

Bereits ein halbes Jahr nach Beginn der Behandlung waren keine pathologischen Keime mehr nachweisbar. Auch die Pilze im gynäkologischen Bereich und im Darm waren nicht mehr vorhanden. Nach einem weiteren halben Jahr hatten sich die Zysten und der Uterus deutlich verkleinert und zwei Jahre nach Behandlung war auch das Myom nicht mehr feststellbar. Von den Zysten war nur noch ein „Zystchen" von ½ cm Größe übriggeblieben. Man empfahl mir, die Ernährung vorläufig beizubehalten und erst später nach und nach zu lockern. Mir geht es seitdem wieder sehr gut. Müdigkeit und Konzentrationsprobleme kenne ich nicht mehr und kann meinen Beruf wieder voll ausüben.

Magengeschwüre verschwanden nach Aufbau der Darmflora!

15 Jahre lang plagte ich mich herum mit Durchfällen, Blähungen, chronischer Gastritis, Magengeschwüren, Nahrungsmittelunverträglichkeiten, Übelkeit und Verstopfung. Es wurden immer wieder Magen- und Darmspiegelungen durchgeführt, jedoch konnte nie etwas gefunden werden. Vor acht Jahren diagnostizierte man dann Helicobacter pyl. und behandelte mit zahlreichen Antibiotika. Vorübergehend kam es auch zur Besserung. Aber schon bald zeigte sich ein Magengeschwür nach dem anderen. Und immer wieder waren Antibiotika Mittel der Wahl. Jahrelang wurden mir Säureblocker verordnet, die zum Schluß auch kaum noch halfen und in immer größeren Mengen eingenommen werden mußten. Nachdem sämtliche Untersuchungen auf Durchfallerreger negativ ausfielen, wurde vor vier Jahren die 1. Stuhluntersuchung auf Pilze durchgeführt. Man fand eine erhebliche Darmbesiedlung mit dem Hefepilz „Candida albicans" und verordnete für längere Zeit Nystatin. Aber spätestens drei Wochen nach Absetzen des Medika-

ments waren die Pilze wieder da, und auch die Magenschmerzen setzten erneut ein. Ständige Müdigkeit, Antriebslosigkeit, Muskel- und Gelenkschmerzen und eine sich verstärkende neurologische Problematik ließen mich an das CFS (Chronische Müdigkeitssyndrom) denken. So nahm ich Kontakt zur Selbsthilfegruppe auf.

Im Vordergrund stand eine mikrobiologische Stuhluntersuchung, bei der zum Ausdruck kam, daß positive Darmbakterien überhaupt nicht nachweisbar waren. Als pathologische Keime fand man Clostridium diff., E. coli, Citrobacter und Helicobacter pyl. Durch eine gezielte serologische Untersuchung auf Aspergillus und Candida albicans konnte eine hohe Mykotoxinbelastung nachgewiesen werden. Ein stark geschwächtes Immunsystem war ebenfalls erkennbar, so daß es zunächst darum gehen sollte, die stark abwehrgeschwächte Darmflora wieder aufzubauen, um weitere Toxineinschwemmungen so gut wie möglich zu verhindern.
Die Therapie bestand aus

- Ernährungsumstellung
- Aufbau der Darmflora mit Lactobazillen über mindestens 1 Jahr.
- Wohnraumsanierung
- Einsatz eines Enzympräparates für einen längeren Zeitraum.

Nach einem Jahr waren die Magengeschwüre weg. Helicobacter konnte nicht mehr nachgewiesen werden. Die Darmflora hatte sich zum Teil wieder aufgebaut. Säureblocker waren nicht mehr erforderlich. Die CFS-Symptomatik hatte sich stark verbessert. Müdigkeit und Muskelschmerzen waren fast verschwunden, so daß das Leben wieder besser zu ertragen war. Ich arbeite auch heute noch an der Besserung meines Gesundheitszustandes und bin froh, damals den Weg zur Selbsthilfegruppe gefunden zu haben.
Am schwersten fiel es mir jedoch, meine Wohnung aufzugeben. Aber auch über den Wohnungswechsel bin ich heute froh, denn meine Belastbarkeit ist deutlich gestiegen, und ich muß kaum noch Einschränkungen in Kauf nehmen. Allerdings meide ich bewußt toxisch belastete Räume; denn ganz zurückbilden konnte ich diese Problematik noch nicht. Es sind eben kleine Schritte, die man gehen muß. Man muß einfach akzeptieren, daß ein jahrelanger Krankheitsverlauf nicht plötzlich verschwinden kann. Es erfordert viel Geduld. Man sollte aber dabei auch nicht vergessen, wie

schlecht es einem vorher ging, ehe dieser andere Weg eingeschlagen wurde.

An drei weiteren Kasuistiken soll verdeutlicht werden, mit welchen Schwierigkeiten gerechnet werden muß, wenn zunächst harmlose Schleimhautbesiedlungen mit Hefepilzen als pathogen eingestuft werden oder die vorhandenen Symptome nicht eingeordnet werden konnten.

Entzündungen: Besserung nach Darmsanierung

Es handelt sich um eine 40jährige Betroffene, die in den Jahren 1986 bis 1989 unter rezidivierenden Halsentzündungen, Entzündungen der Nasennebenhöhlen, Lymphdrüsenschwellungen und Sinusitis litt. Während dieser Zeit erhielt sie diverse Breitspectrum-Antibiotika, letztendlich Penicillin, was zu starken Hautreaktionen führte.

Im September 1989 erkrankte sie an einer fieberhaften Angina mit einseitig geschwollenen Lymphdrüsen. Deutlich sichtbar war ein grün-braunes Sekret im gesamten Mund- und Rachenraum. Behandelt wurde mit Tetracyclinen sowie aufgrund der Beläge mit einem lokal wirkenden Antimykotikum. Im November kam es zu Herzrasen, Herzrhythmusstörungen, Kreislaufbeschwerden, Blutdruckveränderungen mit Tendenz zu erhöhtem Blutdruck. Grenzwertige Langzeitblutdruckmessungen führten zur Dauermedikation mit einem blutdrucksenkenden Mittel.

Im Januar 1990 kamen Atemprobleme hinzu. Es bestand ein Einengungsgefühl im Kehlkopfbereich, verbunden mit einer chronischen Bronchitis, so daß Verdacht auf eine Schilddrüsenerkrankung geäußert wurde. Endokrinologische Untersuchungen zeigten vorübergehend Werte im Sinne einer Hashimoto-Thyreoiditis. Man behandelte mit L-Thyroxin.

Im Mai 1990 begannen gynäkologische Probleme. Es kam zu unregelmäßigen Monatsblutungen, Ausfluß, einseitigen Schmerzen. Mikroskopisch wurden Hefepilze festgestellt. Man behandelte zunächst mit Vaginalzäpfchen und anschließend mehrmals mit einem systemischen Antimykotikum. Der Zustand besserte sich nicht. Daraufhin eingeleitete endokrinologische Untersuchungen führten zu keinem positiven Ergebnis. Das Krankheitsbild wurde somit unter „Wechseljahrsbeschwerden“ eingeordnet und der Patientin eine psychosomatische Behandlung empfohlen.

Im Juli 1990 traten Magen- und Darmprobleme auf, jeweils mit einseitigen starken Schmerzen, teilweise Krämpfen. Magen- und Darmspiegelungen zeigten keine pathologischen Veränderungen. In den Folgejahren verstärkten sich die Beschwerden. Es kam immer wieder zu Schmerzzuständen ungeklärter Ursache, rheumatischen Beschwerden bei negativem Rheuma-Faktor, Atembeschwerden, Schwindelanfällen, Kopfschmerzen, grippeähnlichen Erkrankungen ohne Fieberanstieg, hormonellen Störungen, Durchfall, Blähungen, Verstopfung, Muskelschmerzen, Bewegungseinschränkungen, neurologischen Problemen wie Vergeßlichkeit, Konzentrationsschwäche, Orientierungslosigkeit, Aufmerksamkeitsstörungen, teilweise Verwirrtheitszuständen bis hin zu Bewußtseinsstörungen und komaartigen Einschlafattacken. Begleitet wurden all diese Krankheitszeichen durch ständig rezidivierende Pilzerkrankungen, die sich in den kulturellen Bestimmungen als Candida albicans diagnostizieren ließen und jahrelang mit lokal und systemisch wirkenden Antimykotika behandelt wurden, wobei es zunächst geringfügige Besserungen gab, später jedoch nicht mehr.

Mit den bis zu diesem Zeitpunkt durchgeführten Untersuchungen in Form umfangreicher Apparatemedizin sowie serologischer Untersuchungen war das Krankheitsbild nicht einzuordnen, so daß die Patientin letztendlich als psychisch krank eingestuft wurde und als austherapiert galt.

Im August 1995 nahm diese Betroffene Kontakt zur Selbsthilfegruppe auf. Es wurde eine mikrobiologische Stuhluntersuchung empfohlen, die zu folgendem Ergebnis führte:

- Stark gestörte Darmflora mit pathogenen Fehlbesiedlungen
- Nicht feststellbar waren Lactobazillen, Bifidobakterien und E. coli
- Als pathogene Keime traten verstärkt auf: Klebsiella pneum., ß-hämolysierende Streptokokken, Clostridium difficile, E. coli, path.
- Geringes Wachstum von Candida albicans

Aufgrund des langen Krankheitsverlaufes wurden serologische Untersuchungen auf Aspergillus und Candida albicans empfohlen, die im Aspergillusbereich folgendes Ergebnis zeigten:

Aspergillus IgA	5	<	30
Aspergillus IgG	678	<	1000
Aspergillus IgM	134	<	20

Die Negativwerte im IgA-Bereich bestätigten die pathologischen Verhältnisse im Darm, zeigen jedoch auch, daß hier endotoxische und zytotoxische Auswirkungen der Erreger eine Rolle spielen, die zu einer mykotoxischen Potenzierung im IgG-Negativbereich beitragen.

Die stark erhöhten IgM-Werte gaben Anlaß zu gezielten viralen Bestimmungen. Es wurden spezifische Immunglobuline bestimmt für Epstein-Barr-Virus = EBV (EBNA und Anti-EA), CMV (Cytomegalie-Virus), Mumps und HHV 6 (Humanes Herpes-Virus VI). Stark erhöhte Titer fanden sich bei CMV, HHV 6 und Mumps. Eine akute Epstein-Barr-Virus-Infektion war deutlich erkennbar.

Nach entsprechender Darmsanierung, zusätzlichem Einsatz eines Enzympräparates sowie weiterer von der Selbsthilfegruppe empfohlener Therapien (siehe vorherige Ausführungen) geht es der Patientin inzwischen deutlich besser, und sie hat gute Aussichten, wieder gesund zu werden.

Die bisher aufgrund diverser Fehlinterpretationen erfolgte Medikation konnte sinnvoll abgebaut werden. Es werden keine weiteren Medikamente mehr benötigt.

Durchfälle und Krämpfe: Jetzt keine Medikamente mehr

Eine 35jährige Betroffene litt seit 10 Jahren unter Durchfällen unklarer Ursache verbunden mit Krämpfen und kolikartigen Schmerzzuständen. Erfolgte Stuhluntersuchungen auf Salmonellen und Shigellen waren immer negativ. In einer Stuhlprobe fand man Helicobacter pyl. Die daraufhin angesetzte Magenspiegelung konnte den Verdacht einer Helicobacter-Infektion nicht bestätigen.

Es folgten diverse Magen- und Darmspiegelungen, jeweils ohne positiven Befund. Wegen des Verdachts einer bakteriellen Erkrankung verabreichte man Antibiotika unterschiedlichster Art, die lediglich vorübergehend zu einer leichten Besserung führten. Bei Verdacht auf Azidose wurden jahrelang Säureblocker eingesetzt sowie eine entsprechende Diät empfohlen. Beides brachte keine Besserung. Ab April 1993 fand man in Stuhlproben immer wieder vereinzelt Kolonien von Candida albicans und behandelte mit einem lokal wirkenden Antimykotikum. Ständig rezidivierender

Pilzbefall der Schleimhäute führte schließlich zum Einsatz systemisch wirkender Amtimykotika unterschiedlichster Art, ohne daß positive Erfolge verzeichnet werden konnten.
Seit 1994 litt diese Betroffene nicht nur an der ursprünglichen Magen-Darm-Problematik, sondern zusätzlich unter Herzattacken, Schwindelanfällen, mangelnder Belastbarkeit, Antriebslosigkeit, Angstzuständen, Depressionen, Muskel- und Gelenkschmerzen, Nahrungsmittelunverträglichkeiten sowie ständiger Gewichtsabnahme ohne erkennbaren Grund.
Im November 1995 nahm sie Kontakt zur Selbsthilfegruppe auf. Eine mikrobiologische Stuhluntersuchung führte zu folgendem Ergebnis: Erheblich gestörte Darmflora mit deutlicher Vermehrung der path. Keime E. coli und Citrobacter. Lactobazillen, Bifidobakterien und E. coli waren nicht vorhanden.

Auch dieser Betroffenen wurde zu serologischen Untersuchungen geraten. Die Aspergillus-Serodiagnostik führte zu folgendem Ergebnis:

Aspergillus IgA	3	<	30
Aspergillus IgG	4283	<	1000
Aspergillus IgM	12	<	20

Das deutlich erniedrigte IgA entsprach dem pathologischen Stuhlbefund. Die IgM-Werte befanden sich im Normbereich, so daß virale Belastungen weitgehend ausgeschlossen werden konnten. Die stark erhöhten IgG-Werte zeigten jedoch ein hohes toxisches Geschehen mit Verdacht auf Tumorbildung, was sich dann auch bestätigte.

Im Vordergrund stand der Einsatz hochdosierter Enzymgaben. Zur Beseitigung der Darmproblematik wurde ein E. coli-Präparat eingesetzt. Wegen der Magenbeschwerden war zusätzlich über einen längeren Zeitraum ein Präparat mit Lactobazillen erforderlich, das gleichzeitig die Übersäuerung hemmte.
Nach einer Behandlungszeit von ca. einem Jahr waren weder Magengeschwüre noch Befall mit Helicobacter pyl. feststellbar. Sämtliche Magenmittel konnten abgesetzt werden. Die Beschwerden sind fast verschwunden. Es bestehen lediglich noch leichte Nahrungsmittelunverträglichkeiten, die jedoch bei weiterem Einhalten unserer Ernährungsempfehlungen ebenfalls bald der Vergangenheit angehören dürften.

Durchfälle treten nicht mehr auf!

Eine 56jährige Betroffene litt seit 1980 unter Durchfällen unklarer Genese. Im Jahre 1982 wurden erste Magen- und Darmspiegelungen vorgenommen, bei denen keine pathologischen Veränderungen erkennbar waren. Im gleichen Jahr erlitt sie einen Hörsturz, dessen Ursache ebenfalls ungeklärt blieb. Seit 1982 litt die Patientin zusätzlich unter starken Hustenanfällen, die sich in den Folgejahren immer weiter steigerten und zur Diagnose „Chronische Bronchitis, Asthma" führten. Dauermedikationen mit Cortison und codeinhaltigen Präparaten zeigten lediglich kurzfristige Besserungen. 1990 kamen weitere Beschwerden hinzu, die sich in Herzrhythmusstörungen, Angstattacken und Depressionen äußerten. Es wurden Beta-Blocker eingesetzt. Im gleichen Jahr diagnostizierte man im gynäkologischen Bereich Candida albicans und behandelte seitdem in regelmäßigen Abständen mit Antimykotika unterschiedlichster Art.

Im Jahre 1992 erlitt die Patientin einen schweren grippeartigen Infekt mit Engegefühl im Kehlkopfbereich sowie Erstickungsanfällen, wodurch eine wochenlange Antibiotikatherapie erforderlich wurde. Zusätzlich wurden Antihistaminika eingesetzt. Es folgte ein weiterer Hörsturz. Der Hausarzt verweigerte weitere Behandlungen und ordnete die Betroffene unter „psychisch krank" ein.

Daraufhin suchte die Patientin einen Heilpraktiker auf, der mit Bioresonanz, Hydro-Colon-Therapie, EAP und sonstigen Methoden versuchte, diese Erkrankung zum Stillstand zu bringen, jedoch ebenfalls ohne Erfolg.

Die Betroffene befindet sich seit Ende 1994 in der Selbsthilfegruppe. Eine mikrobiologische Stuhluntersuchung führte zu folgendem Ergebnis: Stark gestörte Darmflora durch Fehlen von Lactobazillen, Bifidobakterien und E. coli. Fehlbesiedlungen mit Clostridien und weiteren Aerobiern sowie Candida albicans.

Wegen der erkennbaren präkanzerogenen Stadien erfolgten gründliche gynäkologische Untersuchungen sowie serologische Untersuchungen mit folgendem Ergebnis:

Aspergillus IgA	21	<	30	Candida alb. IgA	15	<	60
Aspergillus IgG	585	<	1000	Candida alb. IgG	11360	<	500
Aspergillus IgM	11	<	20	Candida alb. IgM	8	<	50

Diese Betroffene litt an einer bronchopulmonalen Aspergillose, die zusätzlich über pathogene Darmbakterien getriggert wurde.

Auslöser fanden wir in der Wohnung der Betroffenen. Nach Sanierung des Umfeldes, Einsatz eines Enzympräparates, Einsatz darmsanierender Medikamente sowie konsequenter Ernährungsumstellung konnten die Asthmaanfälle zurückgebildet werden. Cortisonhaltige Medikamente sind nicht mehr erforderlich. Durchfälle treten nicht mehr auf. Ein- bis zweimal jährlich werden noch leichte Hustenattacken beobachtet, die jedoch keine Medikation erforderlich machen.

Fazit

Wir konnten feststellen,

- daß von kulturellen Pilzbestimmungen allein - gleich welcher Art - kein Pathogenitätsfaktor ablesbar ist.
- daß sich hinter bakteriellen Fehlbesiedlungen in Verbindung mit Hefepilzen eine Schimmelpilzproblematik verbirgt, die einer weiteren Diagnostik bedarf.
- daß bestimmte polysaccharidkapselbildende Erreger Aufschluß darüber geben, in welchem Organ sich möglicherweise die Erkrankung abspielt (z. B. Klebsiella, Kryptokokken).
- daß Stoffwechselprodukte bestimmter Darmbakterien fungizide Wirkung haben und somit zu einer Potenzierung bereits vorhandener Mykotoxine beitragen (z. B. Streptokokken A + Aflatoxin = hohe Letalität).

Man sollte sich fragen:

- Welche sinnvollen Behandlungsmöglichkeiten ergeben sich aus kulturellen Pilzbestimmungen?
- Ist eine antimykotische Behandlung überhaupt sinnvoll?
- Welche negativen Auswirkungen ergeben sich aus einer antimykotischen Therapie?
- Oder wurde seit Jahren der falsche Keim verantwortlich gemacht für eine Unmenge an Symptomen, die anders nicht einzuordnen waren?

Wir werden als Selbsthilfegruppe diesen Dingen weiter auf der Spur bleiben und nicht aufhören, nach Möglichkeiten zu suchen, die geeignet sind, Betroffenen aus der Pilzproblematik herauszuhelfen. Wir werden aber auch nicht aufhören, wissenschaftlich arbeitenden Institutionen sowie Krankenkassen und den Medizinischen Dienst auf diese Mißstände hinzuweisen, unsere Erfahrungen mit Pilzerkrankungen näherzubringen und auf ein Umdenken in Diagnostik und Therapie hinzuwirken. Dazu brauchen wir die Unterstützung vieler Betroffener. Wir hoffen, mit diesem Kapitel einen kleinen Einstieg in eine etwas andere Pilzproblematik geschaffen zu haben und sind sicher, daß der eine oder andere Betroffene daraus seine Konsequenzen ziehen wird.

Christa Schröder
Selbsthilfegruppe für Pilzerkrankungen und chronische Müdigkeit
– CFS und MCS –
Westkammstraße 11
12279 Berlin

Chronische Pilzbesiedlung bei Allergien und Hauterkrankungen. Diagnose und Therapie

Dr. G. Ionescu, Neukirchen

Nach aktuellen Schätzungen leiden über 25 Millionen Bundesbürger an Allergien und 30 bis 40 Millionen an Pilzerkrankungen. Von diesen sterben jährlich 8.000 bis 10.000 Patienten an disseminierten Mykosen. Es ist inzwischen bekannt, daß ein Pilzbefall mit Dermatophyten (Trichophyton, Epidermophyton u. a.), Sproßpilzen bzw. Hefen (Candida, Geotrichum u. a.) oder Schimmelpilzen (Aspergillus, Mucor u. a.) in der Regel eine „Erkrankung der Erkrankten" ist. Dies bedeutet, daß ein Befall verschiedener Körperteile wie Haut und Nägel, Mundhöhle, Magen-Darm-Trakt, Vaginalhöhle oder Lunge immer wieder auf eine Schwächung der immunologischen Abwehrlage des Wirtes zurückzuführen ist.
Als häufigste Verursacher von Mykosen gelten heute die Sproßpilze (Hefen), die besonders für die chronische Fehlbesiedlung des Mund-Magen-Darm-Traktes verantwortlich sind. Bei Neurodermitis, allergischem Asthma und Psoriasis gelten die chronisch assoziierten Sproß- und Schimmelpilzinfektionen als Marker dieser Erkrankungen.

Ursachen der Pilzbesiedlung

Zu den wichtigsten prädisponierenden Faktoren für eine chronische Pilzbesiedlung verschiedener Organe gehören u. a.:

- **Eine lokale bzw. allgemeine Immunschwäche,** meistens durch Umweltschadstoffe (Pestizide, Holzschutzmittel, Schwermetalle etc.), chronische Infekte mit anderen Erregern, immunsuppressive Maßnahmen wie Bestrahlungs-Chemotherapien, Antibiotika, Kortikoide, Antibabypille oder Dauerstreß bedingt. Die geschwächte zelluläre Reaktion der Granulozyten, Makrophagen, T- bzw. NK-Zellen ist unter diesen Umständen nachweisbar, genauso wie die erniedrigte Produktion verschiedener Gamma-Globuline (IgA-dimer, IgM, IgG).
- **Eine erniedrigte Kolonisationsresistenz** der Haut, der Schleimhäute, des Respirations- und Magen-Darm-Traktes durch chronische Störungen des mikroökologischen Gleichgewichtes (lokale Mikroflora) infolge wiederholten Kontaktes mit Medikamenten (Antibiotika) oder Umweltschadstoffen wie

Schwermetalle aus Zahnlegierungen, Zusatzstoffe aus der Nahrung, Alkohol, etc. oder infolge erhöhter Zuckerwerte (Diabetes mellitus).

- **Die gesteigerte Virulenz verschiedener Pilzstämme**
  Diese wird durch spezielle Adhärenzmechanismen (Candida albicans-Adhäsine) durch Penetration (Candida albicans-Protease) und Hemmung der Abwehrzellen durch Mykotoxine (z. B. Canditoxin, Aflatoxine u. a.) hervorgerufen.
- **Falsche Ernährung**
  Flaschennahrung statt Stillen in den ersten sechs Lebensmonaten, Überangebot an Süßigkeiten, Obstsäften, Mehlprodukten oder Fast-food, Mangel an Spurenelementen wie Zink, Eisen oder Mangel an Vitaminen wie A, C oder Biotin fördern ebenfalls das Pilzwachstum.

Als häufigste Übertragungsquellen von Pilzen kommen in Frage:

- Kontaminierung des Neugeborenen bei der Geburt durch falsche Vaginalflora der Mutter, wobei Sproßpilze, haemolysierende Colibakterien, Staphylokokken und andere krankmachende Erreger auf die Haut und in den Magen-Darm-Trakt des Neugeborenen übertragen werden. Da das Immunsystem des Säuglings noch in den Kinderschuhen steckt, finden die Hefen im Darm, besonders bei gleichzeitiger Gabe von Flaschennahrung, optimale Wachstumsbedingungen.
- Übertragung von infizierten Partnern oder von Haustieren. Dies kann durch Sexualkontakt, infizierte Wäsche, Waschlappen, Zahnbürste oder durch Haustiere, wie Rinder, Schafe, Pferde, Katzen oder Hunde erfolgen.
- Inhalation der Resistenzformen (Sporen) aus verschimmelten Sanitär- oder Klimaanlagen. Diese Übertragungsform tritt besonders häufig bei der Kontaminierung der Luftwege und der Lunge mit Schimmelpilzen wie Aspergillus oder Mucor sp. auf.
- Ingestion über verdorbene Nahrung. Auch der Verzehr von verschimmelten Nahrungsmitteln (Apfelsaft, Pizza, Orangensaft u. a.) kann zu einer Infektion führen.

Immunbiologische Nebenwirkungen der Mykosen

Einmal im Körper eingenistet, entfalten die pathogenen Pilzstämme durch ihre extrem hohe Stoffwechselpotenz eine Reihe von Nebenwirkungen, wie

- einen extrem starken Wettbewerb mit dem Wirtskörper um Nährstoffe, in erster Linie um die energiereichen Kohlenhydrate,
- eine rapide Verdrängung der physiologischen Mikroflora des Wirts durch ihre enorme Vermehrungsfähigkeit,
- die Hemmung der zellulären Immunfunktion (Migration der Makrophagen, Phagozytose, T-Lymphozyten-Proliferation) und der Produktion von Antikörpern durch Canditoxin,
- Hemmung der kohlenhydratabbauenden Enzyme im Darm und damit der Aufnahme der Kohlenhydratbausteine. Hypoglykämische Zustände sind oft die Folge.
- Abbau der kohlenhydratreichen Nahrung mit Produktion von Fuselalkoholen und kurzkettigen Fettsäuren mit narkotischer Wirkung,
- Schädigung der Zellmembranen (Epithelialzellen, Darmzellen, Endothelzellen) durch die eigene saure Protease,
- Umwandlung von Schwermetallen (z. B. Hg) in viel toxischere Verbindungen (Methyl-Hg),
- Freisetzung von Entzündungsmediatoren durch pilzeigene Phospholipase A_2 und Canditoxin,
- Unterhaltung allergischer Reaktionen gegen Pilzantigene und chronische Entzündungsprozesse mit Ödemen (Wasseransammlungen).

Typische Symptome der Pilzbesiedlung

Als häufig auftretende Symptome einer chronischen Pilzbesiedlung berichten die Betroffenen immer wieder über

- Heißhunger auf Süßes oder Obst,
- starke Blähungen, Verstopfung, Durchfall, Darmkoliken, breiig-klebrige Stühle,
- ständige Müdigkeit, noch stärker nach den Mahlzeiten, verbunden mit hypoglykämischen Zuständen,
- Abgeschlagenheit, Muskelzittern, Schwächeanfälle,
- Alkoholunverträglichkeit,
- kalte Hände und Füße,
- Stimmungsschwankungen, Konzentrationsschwäche,
- Übergewicht trotz Diät (Wasseransammlung),
- wiederholte Schleimhautentzündungen (Mund, vaginal) mit entsprechenden Beschwerden (Juckreiz, Brennen, Schmerzen) und positivem Pilzbefund,

- Muskel- und Gelenkschmerzen,
- rote, juckende, fein schuppende Hautausschläge im Ohren-, Achselhöhlen- Brustfalten-, Genital-, Anal-, Zehen- und Nagelbereich bzw. an der behaarten Haut,
- Windelekzeme bei Kleinkindern.

Da die Pilzeinsiedlung meist auf eine geschwächte Immun- und Stoffwechsellage zurückgeführt werden kann, findet man immer wieder einen **assoziierten Pilzbefall bei chronischen Krankheiten** wie
angeborene Immundefizienzen,
Asthma bronchiale,
allergische Rhinitis (Heuschnupfen),
seborrhoisches Ekzem,
Darmdysbiosen mit funktionellen Darmbeschwerden,
Tumore, Leukämien,
Multiple Chemical Sensitivity-Syndrom,
Arthritis,
Neurodermitis,
AIDS,
chronische Urticaria,
Psoriasis (Schuppenflechte),
Diabetes mellitus,
hyperkinetisches Syndrom.

Diagnoseverfahren bei chronischen Mykosen
Für die Diagnose eines Pilzbefalls werden neben den typischen klinischen Symptomen (s. o.) eine Reihe gezielter Untersuchungen durchgeführt, nämlich

mikroskopisch:	Direkte Objektträgeruntersuchung bzw. Mikroskopie von gefärbten Gewebeschnitten (histologische Diagnostik)
mikrobiologisch:	Wiederholte Haut-, Haar-, Nägel- und Schleimhautabstriche, gefolgt von entsprechenden biochemischen und kulturellen Untersuchungen. Wiederholte quantitative Untersuchungen der Dünn- und Dickdarmflora. Resistenzprüfungen gegen verschiedene Antimykotika.

serologisch: Untersuchungen der IgG-, IgM- und IgE-Antikörper gegen verschiedene Pilzantigene mit Hilfe von Hämaglutinations-, Immunfloreszenz-, Agglutinations- oder RAST-Tests.

Aktuelle Therapieansätze

Noch schwieriger als die Identifizierung der klinisch relevanten Gattungen (beim Menschen stehen Candida albicans, Geotrichum candidum und Aspergillus fumigatus im Vordergrund) sind die notwendigen Therapieverfahren, die zu einer dauerhaften Pilzsanierung führen sollen. Hierzu gehören wichtige Maßnahmen wie

- **Die Auswahl des richtigen Antipilzmittels**. In Salben, Tabletten, Suspensionen oder in Aerosolform, ausgewählt nach Überprüfung der Resistenz bzw. Sensibilität. Verwendet werden chemische (Polyene, Azole) oder pflanzliche Zubereitungen mit lokaler oder systemischer Wirkung.
- **Zusätzliche Sanierungsverfahren des Darmes, der Lunge oder der Haut.** Hydro-Colontherapie, Enzymtherapie, Inhalationsverfahren mit Antipilzmitteln, trockene Sauna, Sport.
- **Wiederherstellung einer normalen Mund-, Darm- und Vaginalflora** durch entsprechende Hygienemaßnahmen sowie Verabreichung von milchsäureproduzierenden Bakterien und E. coli Präparaten.
- **Entlastung des Immunsystems durch Ausschaltung blokkierender Faktoren** wie Pestizide, Holzschutzmittel, Klebstoffe, Textilfarben, Nahrungszusatzstoffe, Alkohol, Schwermetalle aus Amalgamfüllungen und anderen Dentallegierungen, assoziierte Infekte u. a. Nach Identifizierung: Ausleitungsverfahren und Haushaltssanierung.
- **Immuntherapie**, spezifisch mit Impfungen aus Pilzextrakten bzw. Autovakzine aus eigenen Stämmen. Unspezifisch mit biologischen oder pflanzlichen Mitteln zur Steigerung der zellulären Immunität (Propolisextrate, Baptisia, Thuja, Echinacea).
- **Antipilzdiät**, kohlenhydratarm, faserreich, basisch, meistens basierend auf gedünstetem Gemüse, Salat, Milchprodukten und magerem Fleisch; sollte über längere Zeit durchgeführt werden. Bei Allergikern sind unbedingt die individuellen Unverträglichkeiten zu berücksichtigen.

Die fachgerechte Identifizierung der beteiligten Pilzstämme, gefolgt von einer konsequenten Durchführung der o. g. Therapieansätze über mehrere Monate, kann zu einer langfristigen Beschwerdefreiheit führen. Wie unsere klinischen Erfahrungen zeigen, können damit häufig auch Symptome verschiedener Grunderkrankungen wie Allergien, Rheuma, funktionelle Darmbeschwerden oder Schuppenflechte positiv beeinflußt werden.

Literatur

Rieth, H.: Mykosen und Antimykotika, I–III, Pharmazie in unserer Zeit, Hrsg. von Bayer, Leverkusen, 1984.

Ionescu, G., Radovici, D., Negoescu, A.: Zikulierende Immunkomplexe, spezifisches IgE gegen Nahrungsmittel- und Inhalationsallergene, Serumhistaminspiegel und Darmpermeabilitätsstörungen bei Neurodermitikern vor und nach Testmahlzeiten. Immun. Infekt. 13, 147–155, 1985.

Ionescu, G., Leimbeck, R., Shahani, K.: Oral lactobacilli can help manage atopic eczema. Dermatology News 21 (No. 3), p. 1, p. 10, 1988.

Ionescu, G.: Candida – A different approach. Mastering Food Allergies (USA) 37, 3–6, 1989.

Ionescu, G., Kiehl, R., Wichmann-Kunz, F., Leimbeck, R.: Immunbiological Significance of Fungal and Bacterial Infections in Atopic Eczema. J. Adv. Med. (USA) 3 (1), 47–58, 1990.

Ionescu, G., Kiehl, R., Ona, L., Schuler, R.: Abnormal fecal microflora and malabsorption phenomena in atopic eczema patients. J. Adv. Med. (USA) 3 (2), 71–91, 1990.

Ionescu, G., Kiehl, R., Wichmann-Kunz, F., Williams, Ch., Bäuml, L.: Oral citrus seed extract in atopic eczema: in vitro and in vivo studies on intestinal microflora. J. Orth. Med. (USA) 5, 155–157, 1990.

Ionescu, G.: Rolle der Darmflora bei Hauterkrankungen und Allergien. Jatros Gastroenterologie 9, 6–10, 1993.

Ionescu, G.: Allergisches Asthma. Einfluß von Umweltfaktoren. Naturarzt 10, 13–19, 1995.

Meinhof, W.: Dermatomykosen. Fortschritte der Medizin, 114 (4), 31–33, 1996.

Hier noch einige Fallbeschreibungen:
Jetzt frei von Neurodermitis und Verpilzung

N. D., 8 Monate alt, männlich, mit akuter Neurodermitis, unerträglichem Juckreiz und mit Staph. aureus superinfizierten offenen

Stellen im Gesicht, am Hals, an Brust, Unterarmen, Ellenbeugen, Kniekehlen und Füßen. Besonders stark entzündlich-exudative Hautveränderungen im Ano-Genitalbereich, ursprünglich als Windelekzem diagnostiziert und mit verschiedenen Externa (u. a. mit Kortisonsalben) erfolglos behandelt.
Im Serum erhöhte spezifische IgE-Antikörper gegenüber Candida- und Saccharomyces-Hefen sowie gegen 16 Nahrungsmittelallergene.
Die Mutter, selbst mit chronischer allergischer Rhinitis (Heuschnupfen), wies in der Muttermilch dieselben passiv übertragenen IgE-Antikörper gegen Nahrungsmittel und überdurchschnittlich hohe Konzentrationen an Quecksilber, Kupfer, Silber und Zinn aus den getragenen elf Amalgamfüllungen auf.
Die Mundabstriche und die Stuhlflora des Säuglings zeigten eine massive Vermehrung von Candida albicans (5×10^6 Kol./g Stuhl) und des toxischen Proteus vulgaris-Bacteriums (2×10^7 Kol./g Stuhl) sowie stark reduzierte milchsäureproduzierende Bakterien im Darm.
Die mikrobiologischen Resistenzuntersuchungen zeigten weiterhin eine Empfindlichkeit des Candida-Stammes gegenüber Nystatin und des Proteus vilgaris gegenüber Etacridinlaktat.
Therapiemaßnahmen: Statt Stillen und Flaschennahrung wurde der Säugling auf eine zuckerfreie, hypoallergene Sojamilchzubereitung umgestellt, nach wenigen Tagen durch pürierte Gemüse ergänzt und durch fettlösliche Vitamine (A, E, F) und Zink zum Aufbau der betroffenen Haut und Schleimhäute unterstützt.
Eine antimikrobielle Behandlung erfolgte während der ersten 18 Tage im Rahmen der Lokaltherapie mit entsprechenden Salbenzubereitungen sowie oral viermal täglich mit Nystatintropfen und Etacridinlaktat Globuli gegen die festgestellen Darminfekte.
Nachdem die Akutphase überwunden war und der Juckreiz zum Stillstand kam, wurde die Lokaltherapie auf Vitamin- und Zinksalben bzw. die Darmbehandlung auf ein Laktobazillenpräparat umgestellt. Kurz vor der Entlassung wies eine erneute mikrobiologische Stuhluntersuchung Candida- und Proteus-Zahlen im Normbereich (1×10^2 bzw. $< 10^5$ Kol./g Stuhl) auf.
Nach 31 Tagen Entlassung in beschwerdefreiem Zustand. Es folgten drei Kontrolluntersuchungen innerhalb der nächsten acht Monate zur Anpassung der diätischen und pflegerischen Maßnahmen. Der kleine Patient ist seit viereinhalb Jahren beschwerdefrei.

Beschwerdefrei nach Asthma, Vaginalinfekten, Schwermetallbelastung

T. R., 25 Jahre, weiblich, seit dem 6. Lebensjahr mit allergischem Asthma, multiple Nahrungsmittelintoleranzen und rezidivierenden Vaginalinfekten.

Die mikrobiologische Untersuchung des Bronchialsekrets zeigte eine Mischinfektion mit Schimmelpilzen (Aspergillus fumigatus) und pathogene grampositive Bakterien (Staph. aureus).

Im Darm und auf der Vaginalschleimhaut stark erhöhte Hefepilzbesiedlung mit Candida albicans (6 x 10^5 Kol./g Stuhl), wobei beide Pilzstämme im Resistenztest unempfindlich gegen Nystatin waren.

Außerdem Schwermetallbelastung mit positivem Epikutantest gegen Quecksilber und Palladium aus den Dentallegierungen und 13 positive IgE-Faktoren gegen Nahrungsmittel-, Aspergillus- und Candida-Antigene im RAST-Test.

Auffalend war auch eine deutlich geschwächte zelluläre Immunreaktion im Multitest Merieux.

Therapieverlauf: Die anfängliche Antipilzdiät der Klinik wurde nach 15 Tagen in eine individuelle kohlenhydratarme Reduktionsdiät umgewandelt.

Die Lungen-, Darm- und Vaginalbehandlung der festgestellten Pilzstämme erfolgte entsprechend der Antimykogrammergebnisse mit einem systemischen, oral gegebenem Mittel (Itraconazol, zweimal täglich eine Kapsel) für die Dauer von 25 Tagen. Die Darmsanierung wurde durch regelmäßige Hydro-Colon-Therapieansätze und mit oralen Laktobazillen und Bifiduspräparaten unterstützt. Für den Aufbau der Vaginalflora erhielt die Patientin Laktobazillen-Zäpfchen.

Die Aktivierung des geschwächten Immunstatus erfolgte mit makrophagenstimulierenden Pflanzenextrakten (Echinacea, Thuja).

Nach der regelrechten Entfernung der Dentallegierungen in einer benachbarten zahnärztlichen Praxis erfolgte eine Chelattherapie mit DMPS i.v. zum Abbau der erhöhten Schwermetallbelastungen mit Quecksilber und Palladium.

Parallel dazu wurde eine antitoxidative Therapie mit Vitamin-C-Infusionen, Beta-Carotin und Zink unter Kontrolle der Blut-Redox-Potentiale in den letzten zwei Behandlungswochen und für die Nachbehandlungsphase verordnet.

Die Patientin ist nach 34 Tagen in beschwerdefreiem Zustand und mit entsprechenden diätischen, immunstimulierenden und darmfloraaufbauenden Verordnungen entlassen worden. Die Schwermetallausleitungen wurden in den nächsten fünf Monaten fortgesetzt und bei den nachfolgenden Kontrolluntersuchungen überprüft. Die Patientin ist seit knapp zwei Jahren beschwerdefrei.

Von Psoriasis und Mykosen befreit

R. N., 38 Jahre, männlich, seit dem 19. Lebensjahr Psoriasis vulgaris mit stark exacerbierten Effloreszenzen auf der behaarten Kopfhaut, Rücken, Abdomen, Ellbogen, Knie und Unterschenkel. Hepatitis B in Anamnese, ein deutlich geschwächter Leberfunktionstest (Bensoesäure, Aspirin, Koffein) und eine ausgeprägte Alkoholintoleranz.

Die mikrobiologische Untersuchung der juckenden Effloreszenzen und der Darmflora zeigten einen Befall mit Schimmelpilzen (Penicillum sp. bzw. im Darm Geotrichum sp. 3×10^5 Kol./g Stuhl) und stark erhöhte Zahlen von Anaerobiern (Clostridium dificile 2×10^8 Kol./g Stuhl) bei drastisch reduzierten Milchsäurebakterien.

Deutliche Intoleranzen gegen Gewürze und biogene Amine aus Rotwein, Käse, Wurst, Ketchup und anderen Nahrungspräparaten führten nebst Alkohol zu rapider Ausbreitung der psoriatischen Effloreszenzen.

Therapieverlauf: Nach Untersuchung verschiedener Intoleranzen gegen Nahrungsmittel und Zusatzstoffe wurde eine kohlenhydratarme, biogenamin- und alkoholfreie Antipilzdiät mit Gemüse, Geflügel, Fisch und Salaten verordnet, unterstützt durch Milchsäurebakterien-Kapseln, Lebertee und regelmäßige Hydro-Colon-Anwendungen.

Die spezifische Antipilzbehandlung im Darm erfolgte laut Antimykogrammergebnissen mit Natamycin-Tabletten oral (viermal zwei täglich) und mit Magnesiumperoxid für die Darmanaerobier. Extern wurde nach 15 Tagen Behandlung mit Ketoconazol-Lösung dreimal täglich für die betroffenen Hautstellen eine antipsoriatische Kombination (Teer/Dithranol) bis zur Aufhellung aller erythrodermischen Areale verwendet. Mikrobiologische Haut- und Darmuntersuchungen bestätigten die Sanierung der Schimmelpilznester. Der Aufbau der antitoxischen Funktion der Leber erfolgte gleichzeitig mit Phospholipid- und Sylmarinpräparaten in welchselnder Anordnung.

Für die Dauer der Therapie in der Klinik und für weitere sechs Wochen in der Nachbehandlungsphase wurde ein Fumarsäurepräparat in ausreichender Dosierung abschließend verordnet.
Der Patient wurde nach 30 Tagen beschwerdefrei entlassen und mit entsprechenden diätischen, pflegerischen und leberunterstützenden Zubreitungen für die Nachbehandlungsphase versorgt. Er ist beschwerdefrei seit dreieinhalb Jahren.

Dr. G. Ionescu
Spezialklinik Neukirchen
93453 Neukirchen

Ich habe gelernt, daß die Natur stets Meisterin bleibt und sogar auf ihre Weise eine Art Kontrolle über uns Menschen ausübt.
So gesehen sind Erkrankungen ihre Sendboten, mit denen sie uns wieder auf den rechten Weg führen will.
Ingo F. Rittmeyer

Erfahrungen mit der Therapie von Mykosen

Gabriele Halsband, Heilpraktikerin, Bochum

Die Diskussion um die Pilze und ihre Therapie hört nicht auf. Sie spaltet sich seit Jahren nun schon in zwei Lager. Die einen, und das sind meist Heilpraktiker oder naturheilkundlich arbeitende Ärzte, therapieren Mykosen erfolgreich, die anderen sprechen von Hysterie oder streiten das Vorhandensein krankmachender Pilze und deren Auswirkung schlichtweg ab. So ist es in der heutigen Zeit nicht gerade einfach, einen Standpunkt zu finden und ihn auch zu behaupten. Bereits in meiner Ausbildung zur MTA im Bergmannsheil in Bochum von 1969–1971 lernte ich die Anzüchtung und Identifizierung von Pilzen und deren Auswirkungen auf den menschlichen Organismus.

Als junge MTA hatte ich das Glück und auch Vergnügen, den Altmeister der Mykologie (Lehre über die Pilze), Prof. Dr. Dr. Hans Rieth persönlich in einem Seminar kennenzulernen. Er behauptete damals schon, „die Bakterien haben wir in Griff, aber durch die vielen Antibiotika werden uns die Pilze gehörig zu schaffen machen". Wie recht er doch hatte! In einem Vorwort des Buches von Walter H. Rauscher „Tödliche Mykosen" schreibt er: „Die Pilze sind älter als die Menschheit, und sie haben größere Erfahrungen im Überleben" (1)

Nun mag manchem die „Jagd" auf die Pilze ein wenig übertrieben vorkommen. Tatsache ist jedoch, daß viele Erkrankungen ihre Ursache im Darm haben, und zwar durch Verpilzung.

Die Naturheilkunde ist eine ganzheitliche Behandlungsmethode und unterdrückt keine Symptome. Meinen Patienten erzähle ich immer zum besseren Verständnis einen Vergleich: Wenn ich im ganzen Haus kein Licht habe, tausche ich auch nicht sämtliche Glühlampen aus, sondern schaue zunächst einmal, ob die Sicherung drin ist. So kann jeder verstehen, wenn ich von Ursachenbekämpfung spreche.

Meine Behandlung umfaßt in erster Linie die klassische Homöopathie neben anderen naturheilkundlichen Methoden. Die Erfahrung lehrt mich jedoch (meine Praxis existiert nun seit sieben Jahren), daß die homöopathischen Mittel, auch in Hochpotenzen, und wenn sie noch so gut ausgewählt sind, kaum eine Wirkung

haben, wenn systemisch vom Darm etwas nicht stimmt. Die pathogenen (krankmachenden) Pilze verursachen Therapieblockaden, die es zu durchbrechen gilt.
„Der Pilz ist nicht für alles verantwortlich," Zitat von Dr. Hauss, Eckernförde, „er macht keine abstehenden Ohren, oder eine zu klein gewachsene Brust."
Viele Erkrankungen sind jedoch durch eine Diät inklusive Therapie von dem krankmachenden Pilz zu heilen und: „Wer heilt, hat Recht!"
Mögliche Zusammenhänge zwischen Mykosen und chronischen Krankheiten sind beispielsweise zu finden bei: Diabetes mellitus, Psoriasis, Neurodermitis, chronische Urtikaria, seborrhoisches Ekzem, chronische Darmerkrankungen (2), ich möchte ergänzen, Heuschnupfen, chronischen oder gehäuft auftretende Infektionen im Nasen-Rachen-Raum oder im Urogenitaltrakt.
Daß z. B. die Candidaarten aus ihrer kugeligen Gestalt Fäden bilden, die sogenannten Hyphen, ist bekannt. (3) Patienten, die fasten möchten, sollten daher unbedingt auf pathogene (krankmachende) Pilze im Darm untersucht werden. Die Hefen sind nachweislich nicht auszuhungern, sie wandern innerhalb von Stunden durch Bildung von Hyphen aus dem Darm auf andere Organe über. Daher ist es nicht verwunderlich, daß Pilze auch in anderen Organen, außer dem Darm, nachzuweisen sind. Es ist in solchen Fällen erforderlich, den Ort des Geschehens ausfindig zu machen, was nicht immer ganz einfach ist. Patienten, die unter chronischen Nebenhöhlenerkrankungen leiden, sollten immer daraufhin untersucht werden, ob sich in den Nebenhöhlen Pilze angesiedelt haben, was nicht selten der Fall ist. Auch Gehörgangmykosen sind keine Seltenheit, ebenso wie die Verpilzung der Harnblase oder Nieren.
Pilze leben bekanntlich im sauren Milieu, und selbst die aggressive Magensäure ist scheinbar nicht imstande, die Sporen verschiedener Schimmelpilze zu vernichten. Aspergillus niger z. B. überlebt in Sporenform Generationen von Menschen. Als schwarzer Tod wurde er bekannt, als Forscher in ägyptischen Pyramiden nach der Untersuchung von Mumien an Lungenmykosen erkrankten und daran starben.
Patienten mit Verpilzung der Nebenhöhlen schlucken die Sporen und müssen immer zweigleisig behandelt werden, d. h. Inhalation und Behandlung der Darmflora.

Jedoch macht nicht jeder Kontakt mit Pilzen krank. Auch hier gilt das Wort von Prof. Dr. med. S. Nolting/Münster: „Nicht der Pilz ist die Erkrankung, sondern die Reaktion des Makroorganismus auf den Pilz!" (2) D. h., ein gesunder, intakter Makroorganismus erkrankt nicht, sondern scheidet den Pilz durch Passage wieder aus bzw. wehrt sich gegen seine Ansiedelung.
Aber nicht nur die Besiedelung des Pilzes selbst, sondern besonders auch seine Giftstoffe und Stoffwechselprodukte haben entscheidende Auswirkungen auf die Gesundheit des Menschen.
Jedesmal, wenn mir Patienten von Durchschlafstörungen neben anderen Symptomen, wie Blähungen, Verlangen nach Süßigkeiten, Durchfall und/oder Verstopfung, Kopfschmerzen, Konzentrationsstörungen, Leberwerterhöhungen berichten, denke ich an eine Darmmykose.
Da die Hefen bei Vergärung sowohl Gase bilden, die so stark sind wie Nervengase, als auch Alkohole, und das sind hochtoxische Alkohole, wie Butyl- und Methylalkohol, ist es nicht verwunderlich, daß Leberwerterhöhungen nachzuweisen sind. Aber selbst die nicht labortechnisch nachweisliche Störung des Lebermeridians läßt an Pilze denken. Diese Patienten wachen nachts gegen 2 Uhr auf, weil dann nach chinesischer Denkweise der Lebermeridian auf seinem höchsten Aktivitätspunkt ist. Umgekehrt hat er um 14 Uhr seine niedrigste Aktivität und der Mensch reagiert mit Müdigkeit und Schläfrigkeit.
Nicht zuletzt ist die Bildung des hochgiftigen Aflatoxins von Aspergillus flavus bekannt. Rauscher beschreibt in seinem Buch (1) sehr gut die Zusammenhänge von pathogenen Pilzen und Krebserkrankungen.
Bei allen von mir bisher nachbehandelten Krebspatienten konnte eine Darmmykose nachgewiesen werden.

Nachweismethoden

Die moderne Pilzdiagnostik berücksichtigt vermehrt Pathogenitätsfaktoren (das sind Faktoren, die Aussage über die krankmachenden Eigenschaften eines Erregers machen). So berichtet die Zeitschrift „Naturheilkunde" in ihrer Ausgabe 4/97 von den 3. Stuttgarter Mykosetagen. (4)
Die Diagnostik heute ist vielfältig. Zunächst einmal kann Stuhl vom Patienten in ein Labor eingeschickt werden. In meiner Praxis hat sich das Labor Drs. Hauss, Eckernförde, sehr bewährt. Die

Befundung ist zuverlässig, was Qualität, Quantität, Pathogenitätsnachweis durch Testung auf Produktion und Sekretion lytischer Enzyme z. B. bei Candidaarten und Therapieempfehlung betrifft. (5). Eine gute Fachinformation und Fortbildung (Eckernförder Therapietage) ist gewährleistet. Die Therapieempfehlung lautet immer: falls klinisches Bild die Therapie erfordert.
In Fällen, in denen ich einen negativen Stuhlbefund erhalte, aber m. E. das klinische Bild eine Therapie erfordert, behandele ich trotzdem. Außerdem gibt es die Möglichkeit einer serologischen Diagnostik (Laboranalyse aus dem Blut des Patienten), über eine differenzierte Bestimmung von candida- bzw. aspergillusspezifischem IgA-, IgG-, und IgM. Diese sogenannten Immunglobuline sind Bestandteile des menschlichen Eiweißes und für die Abwehrkraft des Organismus zuständig. Für mich ist eine Diagnostik mit den Spenglersan-Kolloiden unerläßlich. (6)

Spenglersan-Kolloide sind aufgrund ihrer Eigenschaft sowohl zur Testung, als auch zur Therapie zu verwenden. Es handelt sich um homöopathisch (D9) aufgearbeitete Bakterienstämme, deren Antigene, Antikörper, sowie Antitoxine.
Antigene sind Substanzen, die in den Körper eindringen und die Bildung von Abwehrstoffen = Antikörpern hervorrufen. Im Blut bereits vorhandene Antikörper verhindern eine erneute Erkrankung. Antitoxine sind Gegengifte.
Jedes Kolloid hat eine spezifische Therapiespitze. Besonders wertvoll hat sich Spenglersan-Kolloid G erwiesen, weil es sowohl antibakteriell, als auch antimykotisch wirkt (Siehe nachfolgende Fallbeschreibungen bei Haut-, Nagel- und Genitalmykosen). Zur Zeit sind 10 verschiedene Kolloide verfügbar: Spenglersan-Kolloid : A, D, Dx, E, G, K, M, Om, R und T.
Bei der Spenglersan-Testung handelt es sich um eine Antikörper-Antigen-Agglutination, welche darüber Auskunft gibt, wie die Intaktheit des Immunsystems beschaffen ist. Eine Agglutination ist eine Zusammenballung von zueinanderpassenden Antigenen mit Antikörpern. Das kann man sich wie ein Schlüssel-Schloß-Prinzip vorstellen. Nur ein passender Schlüssel öffnet das entsprechende Schloß. D. h. wenn ein Mensch durch die Auseinandersetzung mit einem Antigen Antikörper gebildet hat, so reagieren diese mit den in den verschiedenen Spenglersan-Kolloiden vorhanden Antigenen und umgekehrt. Zu sehen ist das mit bloßem Auge bei der

Testung als eine Zusammenballung roter Blutkörperchen, ähnlich einer Gerinnung.
Je mehr Spenglersan-Kolloide reagieren, um so schlechter ist die Abwehrkraft des Organismus. Zu beobachten ist, daß sich das Blut mit den Spenglersan Kolloiden D und Dx im Test braun verfärbt. Das ist ein Hinweis auf eine gestörte Darmflora, entweder eine Salmonellose, oder, was nahezu immer der Fall ist, eine Verpilzung. Stuhlanalysen sind von mir lange Zeit parallel als Bestätigung angefordert worden.
Eine, von mir modifizierte Methode zur Testung der Spenglersan-Kolloide wurde in der„Volksheilkunde“ 5/95, sowie in „HP aktuell“ 1/96 veröffentlicht. Eine weitere Studie dazu erscheint in der „Naturheilkunde“ 6/97.
In Fällen, in denen das klinische Bild eine Antipilztherapie- und Diät erfordert, die Stuhlanalyse keinen Befund ergibt, der Spenglersan-Test jedoch bedenklich ausfällt, empfehle ich eine antimykotische Therapie.

Therapie von Darmmykosen
Bei der Therapie von Darmmykosen empfehle ich nach wie vor die Nystatinbehandlung. Vor einiger Zeit wurden Therapeuten, die so behandeln, in Heilpraktikerkreisen oft angegriffen.
Einige Versuche, nicht alle, mit anderen Mitteln, z. B. homöopathisch (Candida albicans D 30, Borax D 12) waren für mich nicht zufriedenstellend, nicht sicher genug.
Völlig klar ist, daß die Pilze nicht 100prozentig aus dem Darm zu eliminieren und bei ungünstiger Ernährung schnell wieder in pathologischer Konzentrationen nachzuweisen sind.
Die Therapie mit Nystatin und ein gleichzeitiger Wiederaufbau des mikroökologischen Gleichgewichts hat eine mindestens halbjährige Beschwerdefreiheit aufzuweisen.
Nystatin ist nach Aussagen von Dr. Hauss et al. ein natürliches Präparat. Es wirkt nicht systemisch, sondern nur am Ort des Geschehens. Bisher gab es keine Resistenzen und auch lebertoxische Wirkungen wurden nicht beobachtet. Unter Resistenz versteht man die Gewöhnung eines Krankheitserregers an das Mittel, so daß das Medikament wirkungslos bleibt.
Auch Allergien habe ich bisher nicht erlebt, allerdings starke Reaktionen auf die Freisetzung der Pilzgifte. Dabei kam es zu Hauterscheinungen, in einem Fall sogar zu stark allergischen Reaktionen.

Die Patientin, bei der diese Reaktionen auftraten, war magersüchtig und konnte anscheinend durch ihr niedriges Körpergewicht die Anflutung der Gifte aus den Pilzen nicht bewältigen. Bei der stationären Untersuchung wurden keinerlei Allergien nachgewiesen.
In solchen Fällen empfiehlt sich eine gleichzeitige Entgiftung mit z. B. homöopathischen Komplexmitteln (Entoxin Pur N, Derivatio H oder Phönix Antitox) und viel zu trinken.

Therapieempfehlung bei Darmmykosen:
1. Woche:
3 bis 4 x täglich 1 Pipette Nystatin
3 bis 4 x täglich 1 Tablette Nystatin
1 x täglich 1 Präparat mit E. coli, z. B. Mutaflor (Ardey-Pharm) je nach Alter 4 mg bei Kindern, 20 mg bei Jugendlichen, oder 100 mg für Erwachsene. (7) Mutaflor ist ein apathogener, physiologischer Colistamm (Nisle), also ein Keim der normalerweise im Darm vorhanden ist.
Gleichzeitig soll eine Antipilzdiät nach Prof. Rieth eingehalten werden, bei der es darum geht, sämtliche Zucker zu vermeiden. Nach heutigem Standpunkt muß diese Diät nicht mehr ganz so streng eingehalten werden, wie es seinerzeit Prof. Rieth empfohlen hat, da bekannt ist, daß der Pilz nicht auszuhungern ist. Jedoch sollen die Luxuskohlenhydrate, wie Süßigkeiten, Kuchen, usw. vermieden werden.
2. Woche:
3 bis 4 x tgl. 2 Tabl. Nystatin
1 x tgl . z. B. 1 Mutaflor
Die Diät ist einzuhalten und erst nach dieser Zeit vorsichtig zu lockern.

Fallbeschreibungen

Regenbogenhaut des Auges wieder gesund

Patientin 71 Jahre: Seit etwa 10 Jahren wiederholtes Auftreten von Entzündungen der Regenbogenhaut des Auges, wechselseitig oder auch auf beiden Augen gleichzeitig. Eine Ursache ist nicht bekannt. Die Rheumaserologie ist negativ. Bis auf einen leichten Bluthochdruck sind keine anderen Erkrankungen vorhanden. Die Entzündung erscheint sowohl bei gutem, wie auch bei schlechtem

Wetter, sowohl in Phasen der Ruhe, als auch bei Belastung. Der behandelnde Augenarzt kann keine Ursache feststellen, behandelt symptomatisch. Im Juni 96 erfolgt eine Stuhlanalyse auf Pilze, die negativ ausfällt. Der Spenglersan-Test ergibt positive Ergebnisse bei den Spenglersan-Kolloiden A, K, Om, R und T, die Kolloide D und Dx werden deutlich braun.
Es folgt eine 14tägige Antipilztherapie mit korrekter Durchführung der Antipilzdiät nach Prof. Rieth. Seit diesem Zeitpunkt, bis heute April 97, sind keinerlei Symptome mehr aufgetreten. Der Augenarzt findet keinen Zusammenhang zwischen Darmmykose und Retinitis, ich jedoch auf jeden Fall, da das Immunsystem anscheinend sehr schlecht reagiert hat, vermutlich durch eine Verpilzung der Darmflora. Dieser Fall macht mich besonders glücklich, da es sich bei der Patientin um meine Mutter handelt.

Mittelohrentzündung geheilt
Die kleine Lisa, 4 Jahre alt, erscheint am 19. 11. 93 mit ihren Eltern, die sich große Sorgen machen. Lisa ist ständig krank, besucht den Kindergarten nur selten, die Mutter selber arbeitet als Kindergärtnerin. Der Kinderarzt und der HNO-Arzt haben zum wiederholten Male Antibiotika verordnet, aber kaum ist die eine Mittelohrentzündung ausgeheilt, folgt die nächste. Zu diesem Zeitpunkt hat Lisa einen starken Husten, ist sehr blaß, ißt schlecht und ist ansonsten auch überhaupt nicht mehr fröhlich. Der Verdacht auf eine Verpilzung des Darms durch die wiederholten Gaben von Antibiotika wird am 13. 12. 93 durch eine Stuhlanalyse bestätigt. Lisa bekommt Nystatin-Suspension, anschließend soll sie Paidoflor, ein Milchsäurekeim und Mutaflor 4 mg nehmen. Während 14 Tagen sind die Süßigkeiten zu vermeiden.
Am 30. 12. 93 kommt die Familie vom HNO-Arzt mit der Diagnose: Mittelohrentzündung und der Verordnung eines Antibiotikums. Bei der Untersuchung des Ohrs finde ich Rötung, Anhebung des Trommelfells. Das Kind ist leicht fiebrig, relativ guter Allgemeinzustand. Ich erbitte mir 24 Stunden Zeit, behandele mit Ohrkerzen, Pulsatilla, für den Fall, daß Fieber auftritt, mit Belladonna. In der Tat ist das Kind nach 24 Stunden beschwerdefrei, die Rötung des Gehörgangs verschwunden, das Trommelfell ohne Befund. Am 22. 2. 94 erfolgt eine Kontrolle des Stuhls: kein Befund.
Am 16. 04. 94 sehe ich Lisa wieder. Sie ist vollkommen gesund, kräftig, lebhaft, fröhlich, wie die Eltern es kennen, ich aber glau-

be, ein anderes Kind vor mir zu haben. Diese Art von Fällen habe ich sehr oft erlebt.

Säugling wieder frei von Soor

Säugling, männlich, 3 Monate alt. Die Mutter kommt völlig verzweifelt und vollkommen nervlich erschöpft, weil ihr Kind nur schreit. Sobald sie es hinlegen will, fängt es an zu weinen und ist auch tagsüber kaum zu beruhigen. Das Schreien ist aber um so heftiger, sobald das Kind hingelegt wird. Dieses Symptom erinnert mich sofort an das Arzneimittelbild von Borax und dies wiederum ist ein homöopathisches Mittel gegen Soor. Im Gespräch ergibt sich, daß das Kind gleich nach der Geburt ein Antibiotikum erhielt, weil das CRP erhöht und das Blutbild zugunsten der stabkernigen Granulozyten verschoben ist. Das sind Laborbefunde, die an eine Entzündung denken lassen.
Ich verordne auf Verdacht Borax D 12 und Candida albicans D 30, was beides schon eine Besserung bewirkt. Die angeforderte Stuhlanalyse ergibt den Befund Candida albicans. Das Kind erhält dann noch Nystatin-Suspension und entwickelt sich prächtig.

Keine Neurodermitis mehr

Am 9. 2. 94 erscheint die Schülerin K. W., 15 Jahre alt . Aus der Vorgeschichte ist eine Neurodermitis bekannt, die sie aber selber durch Nahrungsumstellung zur Zeit in den Griff bekommen hat. Von März bis Juni behandelte ich sie wegen Magersucht, 53,6 kg bei einer Körpergröße von 180 cm. Zum jetzigen Zeitpunkt beklagt sie sich über eine Genitalmykose, nach Gabe eines Antibiotikums, welches sie wegen eines Harnweginfekts erhalten hatte. Der Gynäkologe verordnet lokal Antimykotika. Die Stuhlanalyse weist hohe Konzentrationen von Candida albicans auf. Bei der nachfolgenden Therapie mit Nystatin treten Hautausschläge mit starkem Juckreiz, später Atemnot und Pfötchenstellung auf, was zu einer Krankenhauseinweisung führt. Es findet sich keinerlei Hinweis auf irgendwelche Allergien. Es folgt eine Cortisontherapie. Am 22. 4. 94 kommt sie wieder in meine Behandlung. Wir setzen die Nystatinbehandlung vorsichtig dosiert fort und geben gleichzeitig Paidoflor und Mutaflor zur Stabilisierung der Darmflora, zusätzliche Empfehlung viel zu trinken und zu entgiften. Eine Stuhlkontrolle am 8. 8. 94 ist ohne Befund.
Auch in diesem Fall mußte zunächst die Ursache, nämlich die

Darmverpilzung beseitigt werden, damit keine weiteren Beschwerden mehr auftraten. Selbst die Haut (Neurodermitis) ist bis heute ohne Symptome.

Beschwerdefrei bei Darmmykosen

Am 11. 12. 95 stellt sich der 56jährige Handelskaufmann J. P. vor. Er leidet seit langer Zeit unter unerträglichen Blähungen, Völlegefühl und starken Geräuschen im Bauch nach jeder Nahrungsaufnahme. Der Bauch ist oft hart, aufgebläht und zwingt dazu, den Hosenbund zu öffnen. Das läßt mich an Lycopodium denken. Nach 4 Wochen ist jedoch keine Besserung eingetreten. Die Stuhlanalyse bringt den Befund Candida albicans. Borax und Candida albicans bringen keine Besserung. Erst die Gabe von Nystatin mit gleichzeitigem Aufbau der Darmflora lassen den Patienten einige Zeit beschwerdefrei. Erst im Februar 97 ist eine erneute Therapie erforderlich.

Von Blasenentzündung befreit

Die Rentnerin M. Sch., jetzt 67 Jahre, wird schon längere Zeit von mir behandelt. Migräne steht immer wieder im Vordergrund, sowie Myogelosen (Muskelverspannungen) im Schulter-Nacken-Bereich. Am 22. 1. 96 erscheint sie wegen ständig wiederkehrender Blasenentzündung, die sehr schmerzhaft ist. Im Urin sind Blut, Bakterien und Eiweiß nachzuweisen. Sie erhielt bisher u. a. Notakehl und Cantharis comp. Der angeforderte Laborbefund weist Candida albicans in massiv erhöhter Konzentration nach. Es erfolgt eine Therapie mit Nystatin, sowie Aufbau der Darmflora. Bis zum heutigen Zeitpunkt ist keine Blasenentzündung aufgetreten.

Hautentzündung des Säuglings geheilt

Die kleine Sara, am 21. 7. 93 geboren, wird von ihren Eltern am 26. 11. 93 angemeldet. Bisher war bei ihr lediglich ein leichter Husten homöopathisch behandelt worden und eine Therapie des linken Ärmchens erfolgt, welches sie nach ihrer Geburt nicht richtig bewegt hat.

Jetzt hat sie einen wunden Po. Der Abstrich zeigt nach 3 Tagen auf Kimmig-Agar ein Hefewachstum, welches sich durch Weiterkultivierung auf Reisagar als solches bestätigt. Sara bekommt die Nosode Candida albicans und Mirfulan-Spray unter dessen Therapie die Haut schnell wieder in Ordnung ist.

Am 7. 2. 94 erneuter Pilzbefall, zusätzlich Hautausschläge, die wie Neurodermitis aussehen.
Ebenso am 21. 6. 95. Wieder homöopathische Behandlung. Am 26. 3. 96 erneut Candida, aber nur mäßiges Wachstum. Jetzt erhält sie Nystatin.
Bis zum 14. 1. 97 keine Windeldermatitis mehr. Sara ist immer noch nicht sauber und hat ein großes Verlangen nach Süßigkeiten. Der Spenglersan-Kolloid-Test zeigt positive Reaktionen bei den Kolloiden A, K, Om, R und T, D und Dx verfärben sich braun. Daraufhin gebe ich wieder Nystatin Suspension und Eigenblut C 5.

Frei von Haut- und Darmmykosen
Patientin, 51 Jahre, wird am 7. 11. 95 erstmalig vorstellig. Sie leidet seit Jahren unter Morbus Crohn, hat seit Jahren einen künstlichen seitlichen Darmausgang. Ständig liegt Eisenmangel vor. Jetzt sind die Beschwerden massive Hautausschläge, die sehr jucken und schuppen. Sie kratzt, bis es blutet an Armen, Beinen, Gesicht, Hals und Bauch. Ihre Zunge ist dick belegt, gefurcht (Landkartenzunge), brennt unerträglich, sogar nach Wasser. Es sind Hautausschläge um den Mund mit Einrissen der Mundwinkel zu sehen. Sie arbeitet stundenweise als Reinigungsfrau in einem großen Betrieb und reagiert auf Hausstaub mit Schnupfen, Niesen, Rötung, Jukken der Augen und Husten. Zuerst fällt mir ein entzündetes Fingernagelbett auf, der Nagel ist weiß verändert, dick und blättert ab. In der von mir entnommenen Probe des Nagels lassen sich verschiedene Pilze nachweisen. Am 24. 1. 96 ist ein Stuhlbefund stark positiv, nachgewiesen Candida albicans. Daraufhin erfolgt eine Nystatintherapie. Die Stuhlqualität ändert sich zum Positiven. Die Hautausschläge um den Mund sind völlig verschwunden und, was für die Patientin besonders wichtig ist, die Zunge brennt nicht mehr. Nachfolgend erhält sie Borax D 12, Candida albicans D 30. Am 4. 7. 96 fällt der Spenglersan-Kolloid-Test folgendermaßen aus: Reaktion der Kolloiden A, K, R, T, Om, D und Dx, die zusätzlich braun werden. Dieser Befund ist zu beachten, da bei solcher Schwächung des Immunsystems auch an eine Präkanzerose (Vorstadium von Krebs) gedacht werden muß. Das Spenglersan-Kolloid-Om weist ebenfalls darauf hin.
Frau Sch. erhält wieder Nystatin, unter dessen Therapie sich auch die Hautausschläge um den After verbessern.

Auch am 31.10. 96 fällt der Spenglersan Test nicht besser aus. Daher verordne ich nochmals Nystatin, ohne das sie anscheinend kaum auskommt. Zumindest die Heilung der Hautausschläge, des Zungenbrennens und der regelrecht geformte Stuhl bei vorhandenem künstlichen Darmausgang sind Erfolge durch die Beseitigung der Verpilzung.

Leberwerte wieder im Normalbereich

Patient, männlich, 55 Jahre, lerne ich am 30. 1. 96 kennen. Seit Jahren stellt sein Hausarzt erhöhte Leberwerte fest. Seine Gallenblase soll entfernt werden, da dort Steine per Ultraschall nachgewiesen wurden, die aber keine Beschwerden machen. Der Patient trinkt keinen Alkohol. Ein am 26. 2. 96 erhaltenes Laborergebnis ergibt den Befund einer Candida species novum Art, die pathogenen Charakter hat und von der Menge des Wachstums her therapiebedürftig ist.
Es wird eine antimykotische Therapie einschließlich Diät verordnet, mit gleichzeitiger Gabe eines pflanzlichen Leberschutzpräparates und eines Entgiftungsmittels. Eine Kontrolluntersuchung am 13. 5. 96 ergibt den Befund eines Aspergillus niger in der Stuhlprobe, der nicht therapiebedürftig zu sein scheint. Weitere Laboruntersuchungen beim Hausarzt ergeben, daß die Leberwerte ständig sinken und jetzt im Normbereich sind.

Jetzt wieder reine Haut

Die Tochter eines befreundeten Arztes, zum Zeitpunkt der Erstanamnese 14 Jahre alt, klagt über unreine Haut im Gesicht und besonders auf dem Rücken. Die Irisdiagnose läßt vermuten, daß die Darmflora nicht in Ordnung ist. Es zeigt sich eine schmutziggelbliche Verfärbung der Darmkrause. Laborbefund am 12. 7. 94: massives Vorkommen von Candida albicans. Es folgt eine antimykotische Therapie, die die Schülerin mit einer diszipliniert ausgeführten Diät unterstützt. Die Haut bessert sich sehr. Äußerlich wendet sie Spenglersan Kolloid G an. Dieses Präparat eignet sich zur Therapie von Grippe, Erkältungskrankheiten, usw. aber auch für alle Beschwerden, die entzündlichen Charakter haben. Spenglersan G wirkt antibakteriell und antimykotisch (6).
Erst am 28. 6. 96 bedarf es einer Nachbehandlung. Jetzt zeigt sich im Spenglersan-Test eine Verfärbung von Spenglersan-Kolloid D und Dx ins grünliche, die anderen Kolloide A, K, Om, R und T

sind stark positiv. Jetzt erhält sie Candida albicans D 30 und Borax D 10, was anscheinend ausreicht. Keine Klagen mehr über Hautprobleme.
Dieser Fall hat natürlich einige andere nach sich gezogen, weil Mädchen in diesem Alter oft unter Akne leiden. Meist ist tatsächlich die Darmflora nicht in Ordnung und mit einer Therapie, die das mikroökologische Gleichgewicht wiederherstellt, lassen sich diese Fälle oft gut lösen. Da Spenglersan Kolloid G antimykotisch wirkt, ebenso wie Teebaumöl, kann bei Verpilzung des Darms folgendes versucht werden:
Morgens: 1 Glas Wasser + 3 Tropfen Spenglersan Kolloid G + 1 Tropfen Teebaumöl. Das Gemisch soll gut umgerührt und nach dem Essen getrunken werden.
Abends: 1 Glas Wasser + 3 Tropfen Spenglersan G.
Ebenso empfehlenswert sind Einläufe, denen einige Tropfen Spenglersan G zugesetzt sind. Dabei erreicht man allerdings nicht die höheren Stellen des Dickdarms.

Soor der Mundschleimhaut läßt sich ebenfalls sehr gut mit Spenglersan G behandeln. Die befallenen Stellen werden direkt mit dem Mittel eingerieben, oder es sollen Mundspülungen vorgenommen werden. Dabei gibt man 20 bis 30 Tropfen des Mittels in ein Glas Wasser und spült mehrmals täglich. Spenglersan Kolloid G kann auch auf die Zahnbürste gegeben werden, um eine Verpilzung unter Kronen, Brücken, etc. zu behandeln oder von vornherein zu vermeiden.

Mykosen der Nebenhöhlen
Wiederholt kommt es vor, daß Patienten mit chronischen Nebenhöhlenentzündungen eine Verpilzung der Nebenhöhlen aufweisen. Wenn dies tatsächlich der Fall ist, ich erhärte den Verdacht durch Anzüchtung des Sekrets auf Kimmig-Agar, so müssen meiner Erfahrung nach gleichzeitig die Nebenhöhlen und der Darm therapiert werden. Versucht werden können Inhalationen mit Zusätzen von Spenglersan Kolloid G und Teebaumöl.
Hartnäckige Fälle wird man allerdings nicht damit lösen. Hier empfiehlt sich, die Patienten mit sterilem Nystatin-Pulver, welches aufgelöst wird, inhalieren zu lassen. Dabei reicht eine einfache Dampfinhalation nicht aus. Zu verwenden ist ein Pari-Boy, der mit Druck und Dampf das Nystatin in die Nebenhöhlen befördert.

Gleichzeitige Darmsanierung ist m. E. notwendig, wenn die Patienten über entsprechende Beschwerden klagen.

Erfahrungsberichte über die Behandlung von Nebenhöhlen-Infekten:

1.) Patient, geb. 1926, leidet seit Jahren unter chronischen Nebenhöhlenentzündungen, mit Kopfschmerzen, Verstopfung der Nase und eitrigem Ausfluß. Am 9. 5. 95 wird der Spenglersantest durchgeführt. Neben Agglutination von Spenglersan Kolloid D und Dx , was auf ein Herdgeschehen hinweist, reagieren die Spenglersan-Kolloide R und T. Am 4. 9. 95 ergibt sich aus dem Beschwerdebild mit viel Blähungen, Völlegefühl im Bauch, eine antimykotische Therapie des Darms. Die Beschwerden bessern sich nur unwesentlich und verstärken sich wieder. Am 1. 7. 96 lege ich eine Kultur des Sputums an. Es wachsen auf Kimmig-Agar Hefen und Schimmelpilze verschiedener Gattungen. Jetzt wird Nystatin-Pulver zur Inhalation mit dem Pari-Boy und eine nochmalige Darmsanierung empfohlen und vom Patienten durchgeführt. Seither geht es ihm gut.

2.) Patient, männlich, geb. 1964. Erste Konsultation am 5. 9. 96. Der Patient leidet seit Jahren an chronischen Nebenhöhleninfekten, hat fünf Operationen hinter sich gebracht, bei der letzten wurde die Schädeldecke eröffnet und mit Drähten wieder verschlossen. Er wurde immer mit Antibiotika behandelt. Jetzt klagt er wieder über Kopfschmerzen, Erkältungshäufigkeit bei dem leichtesten Windzug. Das Sekret setzt sich fest, und wenn es durch Spülung zu lösen ist, riecht es faulig , hat eine grünlich und blutige Farbe und ist zäh. Es läuft den Rachen herunter, der Geruchsinn ist eingeschränkt. Die Nase ist dauernd verstopft, er bekommt keine Luft. Die Stirnhöhlen sind von Geburt an zu groß und setzen sich mit Eiter voll. Außerdem klagt er über Sodbrennen, Blähungen und Nerven-, sowie Knochenschmerzen im Schädelbereich. Er hat ein großes Verlangen nach Süßigkeiten. Der Spenglersantest ist positiv bei den Kolloiden A, K, Om, R und T, D und Dx verfärben sich braun. Die Pilzkultur aus dem Nasensekret zeigt das Wachstum von Hefen und verschiedenen Schimmelpilzen. Am 13. 9. 96 verordne ich Nystatin-Pulver steril, einen Pari-Boy besitzt er bereits. Am 28. 1. 97 hat er lediglich eine leichte Erkältung. Es fließt kein Eiter, er hat keine Kopfschmerzen mehr.

Seitdem habe ich nichts mehr von ihm gehört und gehe davon aus, daß keine Beschwerden vorhanden sind.

3.) Frau B. ist 1966 geboren. Sie wurde an einer Hasenscharte und einem Wolfsrachen als Säugling operiert. Außerdem liegt ein Herzfehler vor. Bei jeder Erkältung erhält sie Antibiotika.
Erstanamnese am 17. 8. 94, Stuhlbefund am 26. 8. 94 weist Candida albicans auf. Es folgt eine Darmsanierung. Einige Infekte folgen. Am 20. 9. 96 Spenglersantest, der unter anderem wieder auf eine Verpilzung hinweist. Jetzt erfolgt eine Anzüchtung des Nasensekrets, was eindeutig Verpilzung aufweist. Am 1. 10. 96 Verordnung von Nystatin-Pulver steril zum Inhalieren mit dem Pari-Boy und gleichzeitige Darmsanierung. Jetzt ist Frau B. beschwerdefrei.

Genitalmykosen

Zunächst einmal muß gesagt werden, daß laut Gesetz die Untersuchung und Behandlung der Genitalien Heilpraktikern verboten ist. Somit können wir nur zusätzlich begleitend zur ärztlichen Behandlung raten und das Immunsystem stärken. Einige Patientinnen jedoch sind verzweifelt, weil ständig sehr lästige Pilzinfektionen der Vagina immer wieder auftreten und bitten daher ihre Heilpraktiker/in um Mitbehandlung. Sollte unser Bemühen auch erfolglos sein, so müssen immer die Partner auf Mykosen untersucht werden. Rezidivierende Vaginalmykosen können ihre Ursache zum einen durch Darmmykosen haben, andererseits können sich Pilze in der Prostata des Partners aufhalten. Diese machen keinerlei Beschwerden oder äußerliche Symptome.
Nach erfolgter Darmsanierung empfehle ich begleitend bei Vaginalmykosen die Behandlung mit Spenglersan Kolloid G. Die betroffenen Frauen verdünnen das Kolloid: auf 1 Glas Wasser 20 bis 30 Tropfen. Ein Tampon wird kurz getränkt und in die Vagina eingeführt und möglichst über Nacht liegen gelassen.

Fallbeschreibungen bei Genitalmykosen

1.) Patientin B., geb. 1971, Erstkonsultation 7. 9. 94 wegen sich wiederholenden Vaginalmykosen. Die Stuhlanalyse auf Pilze fällt negativ aus. Außerdem leidet die Patientin unter Allergien in Form von Heuschnupfen und Sonnenallergien. Nach der Repertorisation, das ist die Erarbeitung eines homöopathischen Mittels aus allen vom Patienten beschriebenen Symptomen, erhält sie Natrium chloratum, sowie Candida albicans D 30 und Borax D 12 und die Empfehlung, Spenglersan Kolloid G auf einem Tampon einzuführen. Der Spenglersan-Test ist nicht besonders auffällig. Am 25. 11. 94 durchgeführter Abstrich ist mikroskopisch und kulturell negativ. Am 24. 4. 95 erneut Juckreiz und Ausfluß, aber wiederum kein Pilzwachstum nachgewiesen. Am 14. 6. 95 jedoch sind der Abstrich und die Kultur positiv. Außerdem gibt es allergische Hautausschläge. Therapie mit Sulfur C 200, Spenglersan Kolloid K als Umstimmungsmittel eingerieben, Tamponaden mit Spenglersan Kolloid G und Eigenblut C 5 in Form von Tropfen. Am 14. 8. 96 durchgeführter Spenglersan-Test läßt eine Darmmykose vermuten. Es folgt eine antimykotische Therapie. Bis heute keine Beschwerden mehr.

2.) Patientin Sch., geb 1954, Erstkonsultation 9. 3. 95 wegen rezidivierender Vaginalmykosen. Eine Darmsanierung war bereits ärztlicherseits durchgeführt worden. Daher erhält Frau Sch. Candida albicans D 30 und die Empfehlung der Tamponade mit Spenglersan G. Es folgten jedoch einige Rückfälle. Schließlich wurden Autovaccine (Impfstoffe, die aus Patienteneigenen Erregern gewonnen werden) injiziert, die vom Institut Mentop in Eckernförde hergestellt werden. Bei Verdacht auf Vaginalmykose hilft Frau Sch. sich sofort erfolgreich mit Spenglersan-Kolloid G.

3.) Patientin P, geb. 1969 ist schon längere Zeit in meiner Behandlung. Am 2. 11. 96 erkrankt sie an Morbus Pfeiffer (Pfeiffersches Drüsenfieber). Anscheinend durch die Überbeanspruchung des Immunsystems tritt am 8. 11. 96 eine Vaginalmykose auf. Kultur und mikroskopisches Präparat lassen auf Candida albicans schließen. Hier verordne ich neben der Tamponade mit Spenglersan-Kolloid G, Exmykehl-Zäpfchen, die aber rektal eingeführt werden. Wenn nämlich eine Schleimhaut behandelt wird, wird die andere automatisch mitbehandelt. Im Anschluß bekommt Frau P. am 25. 11. 96 Candida albicans D 30 und Borax D 12. Sie ist seither beschwerdefrei.

4.) Frau G., geb. 1964, leidet unter rezidivierenden Vaginalmykosen. Sie hat ein Kind, möchte gerne ein zweites, wird jedoch nicht schwanger. Nach Repertorisation erhält sie zunächst Sepia. Am

1. 9. 94 erkrankt sie wieder an einer Mykose und macht daraufhin Tamponaden mit Spenglersan Kolloid G. Außerdem wird eine antimykotische Darmsanierung durchgeführt. Am 12. 9. 94 ist der Abstrich negativ. Dann höre ich lange nichts von ihr. Im Juni 96 bringt Frau G. ein zweites, gesundes Mädchen zur Welt.

5.) Frau B., geb. 1943, kommt am 11. 4. 97 in meine Praxis. „Meinem Sohn haben Sie gut geholfen", sagt sie. Er klagte über dauernde Blähungen, Völlegefühl. Der Hausarzt hatte bereits eine Stuhlanalyse angefordert, die ein mäßiges Pilzwachstum aufwies, jedoch keine Therapie verordnet. Eine von mir eingeleitete Nystatinbehandlung mit Diät brachte bereits nach drei Tagen deutliche Besserung und in Folge Beschwerdefreiheit. Frau B. selbst hat unerträgliches Jucken an den Schamlippen, so daß sie nachts kratzt, bis es blutet. Wärme verschlimmert alles bis ins Unerträgliche. Der Gynäkologe hatte bereits früher einmal Vaginalmykosen behandelt.
Der Spenglersan-Test jetzt ist positiv bei den Kolloiden A, K, Om, R und T, D und Dx werden braun, was mich eine Darmmykose vermuten läßt, der Blutzucker ist im Normbereich.
Frau B. beginnt sofort mit Tamponaden mit Spenglersan Kolloid G und hat bereits nach zwei Tagen deutliche Besserung. Gleichzeitig verordne ich Albicansan D 3 Zäpfchen rektal und eine Darmsanierung mit Nystatin, sowie Aufbau der Darmflora mit Mutaflor.

Hautmykosen
Auch diese Mykosen lassen sich gut mit Spenglersan Kolloid G behandeln. Hautmykosen, die in Zwischenzehenräumen auftreten, sind folgendermaßen zu therapieren: Spenglersan Kolloid G verdünnen (20 Tropfen auf 1 Glas Wasser), ein Mull-Läppchen damit tränken, die befallenen Hautstellen damit verbinden. Dann wird eine Plastikhaushaltsfolie darüber gelegt und mit einer Mullbinde fixiert. Dieser Okklusivverband soll möglichst über Nacht liegen bleiben und täglich wiederholt werden. Andere Hautmykosen kann man mit unverdünntem Spenglersan Kolloid G behandeln.

Fallbeschreibung bei Hautmykose:
Ich selbst hatte vor zwei Jahren am Oberarm eine Mykose. Der Erreger war ein Aspergillus niger. Diese Stelle war eine der Injek-

tionsstellen der Hyposensibilisierung gegen Heuschnupfen vor einigen Jahren. Zunächst war die Stelle etwa 10 Pfennig groß und juckte furchtbar. Mein Immunsystem muß durch Überarbeitung nicht gut gewesen sein. Es war Adventszeit und ich hatte auch ein wenig von selbstgebackenen Plätzchen genascht, was normalerweise nicht meine Art ist. Außerdem folgten viele Einladungen, bei denen die Ernährung ja dann auch nicht immer so ist, wie sie sein sollte. Es wurde viel Lachs gegessen und der Sekt durfte auch nicht fehlen. Nun weiß ich ja, spätestens nach Herrn Rauschers Buch, wie verpilzt die Lachse sind und das ist für den Darm nicht gerade förderlich, was Pilzbesiedelung anbetrifft. Denkt man dann noch an den Zuckergehalt im Sekt durch die doppelte Vergärung, so ist klar, daß einer Verpilzung Tür und Tor geöffnet wird. Die Hautmykose breitete sich aus, obwohl ich konsequent antimykotische Salben verwendete. Schließlich war der halbe Oberarm betroffen und der Juckreiz schier unerträglich. Erst eine rigorose Umstellung der Ernährung ohne die „Luxuskohlenhydrate" und eine Behandlung mit Spenglersan Kolloid G brachten die Erscheinungen nach langer Behandlungszeit zum Verschwinden.

Auch **Gehörgangmykosen** werden erfolgreich mit Spenglersan Kolloid G therapiert. Man träufelt mehrmals täglich einen Tropfen in den Gehörgang, oder pinselt mit einem mit Spenglersan Kolloid G getränkten Watteträger aus. Sollte es zu sehr austrocknen, so muß das Mittel verdünnt werden.

Nagelmykosen werden ähnlich behandelt. Man schneidet ein Mull-Läppchen auf die Größe des Nagels zurecht, tränkt es mit Spenglersan-Kolloid G und läßt einen Okklusivverband, wie oben beschrieben, täglich über Nacht liegen. Bei konsequenter Anwendung verschwindet die Mykose relativ schnell. Das Problem bei Nagel- und Fußmykosen ist nicht der warme, feuchte Fuß, sondern der kalte, schlecht durchblutete. Das trifft besonders für Diabetiker zu. Für eine ausreichende Durchblutung sollte hier Sorge getragen werden.

Fallbeschreibungen bei Nagelmykosen:
1.) Frau B, geb. 1925 ist seit 1990 in meiner Behandlung. Bei einer Ischialgie spritze ich ihr subcutan verschiedene homöopathische Mittel. Als sie sich anzieht, sehe ich die verpilzten Zehnnägel. Sie

sagt, der Chefarzt einer Bochumer Hautklinik meinte, es sei keine Mykose. Ich entnehme lege artis eine Probe des befallenen Nagels an der Stelle, wo der gesunde Nagel beginnt. Als Frau B. nach einer Woche wiederkommt, zeige ich ihr eine Kulturplatte, auf der verschiedene Pilze wachsen. Da Frau B. Mitglied der Rheumaliga ist und dort schwimmen geht, empfehle ich ihr, damit vorübergehend auszusetzen. Der Nagel wird konsequent mit Spenglersan-Kolloid G behandelt und ist schon nach kurzer Zeit in Ordnung.

2.) Frau P., geb. 1927, wird des öfteren mit Blutegeln von mir behandelt. Bei einer Behandlung sehe ich einen verpilzten Großzehnagel, den sie schon nach eigener Aussage jahrelang hat und der nur auf Juist besser wird, wenn sie mit bloßen Füßen im Sand läuft. Frau P. leidet ständig unter eiskalten Füßen.
Eine Behandlung mit Spenglersan-Kolloid G wird empfohlen und auch von ihr durchgeführt. Auch in diesem Fall war das Ergebnis überraschend zufriedenstellend und bis heute symptomfrei.

3.) Kürzlich stellt Frau B. ihre Tochter vor, die einen merkwürdigen Fingernagel hat. Der Hautarzt meinte, es handele sich um Schuppenflechte. Da aber das Kind keinerlei Hautausschläge am Körper, noch am Kopf hat, denke ich an einen Nagelpilz. Am 17. 4. 97 entnehme ich eine Probe und bereits am 22. 4. 97 wachsen auf Kimmig-Agar sowohl Hefen, als auch Aspergillus fumigatus. Eine Behandlung mit Spenglersan-Kolloid G wird täglich durchgeführt. Außerdem verordne ich Hand-Bäder in Chinosol-Lösung.

Literaturhinweise

(1) Walter H. Rauscher „Tödliche Mykosen“
(2) Prof. Dr. med. Siegfried Nolting/Münster „Mykosen des Verdauungstraktes“
(3) Thomas Weiss „Alles über Pilzerkrankungen und was Sie dagegen tun können“
(4) 3. Stuttgarten Mykosetage/Naturheilkunde 4/97
(5) Labor Drs. Hauss/Eckernförde
(6) Firma Meckel Spenglersan Postfach 1418, Bühl/Baden
(7) Ardeypharm Herdecke

Gabriele Halsband, Heilpraktikerin
Haarholzer Str. 43, 44797 Bochum

So befreite ich mich von Darmpilzen

Harald Fleig, Heilpraktiker, Wehr

Die Frage nach der Ursache meiner ständigen Blähungen ließ mir eines Tages keine Ruhe mehr. So begab ich mich in die internistische Praxis eines Arztes, dem ich meine gesundheitlichen Probleme schilderte. Nachdem ich diesem Arzt über meine Blähungen und weitere Beschwerden berichtet hatte, stellte er die zweifelsfreie Diagnose, daß hier eine Störung der Gallenblase vorliege, die ich schnellstmöglich operativ entfernen lassen sollte. Er stützte seine These auf eine Gallenerkrankung, wegen der ich ihn ein Jahr zuvor konsultiert hatte. Meinem Glauben an die Richtigkeit meiner eigenen Wahrnehmungen habe ich zu verdanken, daß ich mich heute noch meiner Gallenblase erfreuen darf.

Verschiedene meiner Wahrnehmungen ließen auf eine andere Ursache meiner Beschwerden schließen, jedoch nicht auf die Gallenblase. So hatte ich beispielsweise, auch wegen der Gallenprobleme, früher eine 42tägige Fastenkur durchgeführt, bei der mir aufgefallen war, daß ich selbst in den letzten Fastentagen noch leichte Blähungen hatte. Jedenfalls mußte ich mich heftig gegen die Diagnose des Arztes zur Wehr setzen, um ihn zu einer Stuhluntersuchung zu bewegen. Dies veranlaßte ihn, die dafür erforderlichen Unterlagen auf seinen Schreibtisch zu knallen und einen neuen Überredungsversuch zu starten, seinem Sachverstand Folge zu leisten und nicht meinen laienhaften Wahrnehmungen. Dies gelang ihm jedoch nicht und ich halte es für vorstellbar, daß hier mancher Patient klein beigegeben hätte.

Schließlich wurde die Stuhlprobe eingeschickt, aber der Befund des Untersuchungslabors ergab keinen Pilzbefall im Darm. Nachdem der Arzt mir dies erläutert hatte, war er über meine Entscheidung überrascht, daß ich lieber weiterhin meine Luft (Darmwinde) ablassen würde als meine Gallenblase einem Chirurgen zu überlassen. Die Arztpraxis verließ ich leicht enttäuscht aber immer noch überzeugt davon, daß meine Beschwerden im Darmbereich von einem Pilzbefall verursacht waren. So nutzte ich jede Gelegenheit, mich mit Menschen zu unterhalten, die gleiche oder ähnliche Erlebnisse und Beschwerden hatten. Bei solchen Gesprächen hörte ich immer wieder, daß nach einer Gallenoperation in vielen Fällen immer noch Beschwerden und Blähungen auftraten und daß sich häufig noch weitere Symptome dazugesellten, die logischerweise als Auswirkung oder Überbleibsel des operativen Eingriffes vermutet wurden.

Inzwischen wurde ich darauf aufmerksam gemacht, daß es spezielle Untersuchungslabors gibt, die sich auf die Untersuchung von Darmpilzen und Störungen der Darmflora spezialisiert haben. Meine Erkundungen führten mich zu einem naturheilkundlich orientierten Arzt, der mit solch einem Labor zusammenarbeitete. Das Ergebnis einer erneuten Stuhluntersuchung ergab einen klaren Befund von Candida albicans in meinem Darm sowie eine starke Beeinträchtigung der Darmflora. Mit dem Befund lieferte das Untersuchungslabor gleich einen Therapievorschlag mit. Nun beschloß ich, die Sanierung meines Darmes bei einer mir bekannten und in meiner unmittelbaren Nähe wohnenden Naturheilärztin durchzuführen. Sie hatte sich zwar auf Allergien spezialisiert. Damals war mir der häufige Zusammenhang zwischen Darmpilzerkrankungen und der dadurch verursachten Allergie noch nicht bekannt. Allergische Reaktionen hatte ich ja auch. Diese äußerten sich in Heuschnupfen und mehreren starken gesundheitlichen Störungen beim Verzehr von Äpfeln.
Damals reichte das Vorbeigehen an einem Apfelstand schon aus, um meine Nasenschleimhäute so stark anschwellen zu lassen, daß die Atmung durch die Nase für die nächsten Stunden nicht mehr möglich war. Die Ärztin hörte sich meine Krankengeschichte sehr geduldig an und nahm sich viel Zeit, mir einige Zusammenhänge zu erklären. Leider wurde eine sinnvolle Behandlung, wie ich sie jetzt bekommen sollte, zum damaligen Zeitpunkt von den gesetzlichen Krankenkassen nicht übernommen. Glücklicherweise war ich privatversichert. Ansonsten hätte ich alles selbst bezahlt, denn eine vernünftige und hilfreiche Therapie war mir die Hauptsache. Die Ärztin riet mir, den Stuhl zur Bestätigung in ein anderes Labor zu schicken, das auch spezifisch auf Pilzuntersuchungen eingerichtet ist. So wurde die Stuhlprobe zu dem Labor Dr. Hauss, 24332 Eckernförde, Kieler Straße 71 geschickt. Das zweite Untersuchungsergebnis brachte genau die gleiche Diagnose wie beim letzten Labor.

Die Therapie erfolgte über rund vier Monate mit Muronal, Adiclair, Perenterol und Mutaflor zur Darmsanierung.

Schließlich waren danach immer noch Darmpilze vorhanden, wie sich aus der Einsendung einer Stuhlprobe an das Labor Dr. Schuler in Berg ergab. Die Therapie erfolgte danach über sechs Monate mit Symbiontenkulturen und Laktobazillenkulturen.

Die Petroleum-Therapie schaffte es

Ein halbes Jahr nach der Darmsanierung schickte ich erneut den Stuhl zu einer Nachuntersuchung ein. Das Ergebnis war zwar die Feststellung einer Verbesserung des Pilzbefalles, doch war noch nicht alles in Ordnung. So entschloß ich mich damals zu einer recht ungewöhnlichen Therapie. In einem Bericht hatte ich gelesen, daß durch die Einnahme von gereinigtem Petroleum Pilze, Viren und Bakterien im menschlichen Organismus beseitigt werden können.
Da ein Freund und ein ihm bekannter Arzt diese Kur gerade eben durchgeführt hatten und sich danach bester Gesundheit erfreuten, entschloß ich mich, dies ebenfalls zu versuchen.

Das gereinigte Petroleum erhält man in der Apotheke, meist nur in Gebinden zu 1 Liter. Kleinere Mengen von 250 ml des Artikels G 179 geruchsarm, sind lieferbar über den Brigitte Versand in 73614 Schorndorf, Johannesstraße 118, Telefon 07181-73292. Lieferanten für Apotheken sind die Firmen Caesar & Lorentz, in Hilden, mit Artikel Nr. G 179 geruchsarm und Vaseline-Fabrik in Bonn, mit Artikel Nr. 538.4 geruchsarm.
Für eine Petroleum-Kur ist eine Menge von insgesamt ca. 250 ml erforderlich.

Der Ablauf der Therapie ist wie folgt: Man nimmt täglich ca. 2 Stunden vor dem Frühstück 1 Teelöffel voll reines Petroleum pur ein. Auf die konsequente Einnahme täglich 2 Stunden vor dem Frühstück muß besonders geachtet werden. Allerdings ist es ratsam, die Kur nur dann durchzuführen, wenn die Leberfunktion nicht beeinträchtigt ist.

Diese Petroleum-Kur dauerte 6 Wochen. Nach einer achtwöchigen Pause schloß eine zweite vierwöchige Kur an.

Als Begleiterscheinung der Kur beobachtete ich anfangs eine Neigung zu leichtem Stuhl, im wahrsten Sinne des Wortes wie geschmiert.
Natürlich achtete ich während des gesamten Therapieverlaufes ganz besonders auf meine Ernährung. Vor allem mied ich alle Produkte, in denen Fabrikzucker, Weißmehle und Hefe verarbeitet waren.
Über die problemlose Durchführung der Petroleum-Therapie und das gute Ergebnis war ich sehr überrascht. Weitere Literatur über die therapeutische Anwendung von Petroleum ist mir nicht bekannt.
Meine Beschwerden, die ich in Zusammenhang mit dem Befund an Candida albicans brachte, waren nach der Petroleum-Kur nicht mehr vorhanden. Daraufhin ließ ich nochmals eine Stuhluntersuchung machen und bekam prompt die Antwort, daß diesmal meine Darmflora in bester Ordnung sei. Gleichzeitig waren auch meine Allergie gegen Äpfel, Tomaten, usw. und mein Heuschnupfen völlig beseitigt. Und das ohne schädliche Nebenwirkungen.

In diesem Zusammenhang muß ich auf die oft verantwortungslose Verschreibungssituation in der Medizin hinweisen, wobei hochgefährliche Medikamente ohne Rücksicht auf die gesundheitschädigenden Nebenwirkungen eingenommen werden. Ich denke, Verantwortung zu übernehmen ist eine Sache, der Glaube an die eigene Unfehlbarkeit eine andere. Das heißt, ein vernünftiger und verantwortungsbewußter Arzt arbeitet nicht gegen, sondern mit dem Patienten.

Auf Anraten meiner Ärztin ließ damals auch meine Frau ihren Stuhl untersuchen. Auch bei ihr zeigte das Untersuchungsergebnis Candida-Befall im Darmbereich sowie eine starke Störung der Darmflora. Da es in unserer Vergangenheit so Mode war, jede kleine Infektion gleich mit starken Antibiotika zu behandeln, war für uns die Ursache der Schädigung der Darmflora klar. Wenn man heute weiß, daß auch die Antibabypille einen Beitrag zur Zerstörung der Darmflora leistet, so sind bei meiner Frau damit gleich zwei Ursachen möglich gewesen.
Auch bei ihr hatte das Labor verschiedene Präparate vorgeschlagen, durch dessen Einnahme die Darmflora wieder saniert werden sollte. Da sie nicht privatversichert war, mußte sie die Untersu-

chung selbst bezahlen. Um wenigstens die Medikamente bezahlt zu bekommen, wandte sie sich an ihren Hausarzt und nahm den Befund mit. Der Hausarzt zeigte sich höchst erstaunt und äußerte sich folgendermaßen: Er habe in den letzten 40 Jahren seiner Arbeit als Arzt bis jetzt nur einen Fall von Candida albicans gehabt. Bei der betreffenden Patientin wäre schon der ganze Mund zerfranst und zerfressen gewesen und er glaube nicht an den von meiner Frau ihm präsentierten Befund, der aussagte, daß meine Frau von Candida albicans befallen sei. Bei diesem Arzt mußte man also im übertragenen Sinn mit dem Kopf unterm Arm ankommen, um als Patient ernst genommen zu werden.

Damals wußte ich schon aus der Fachliteratur, daß viele Schulmediziner von der Mykosen-Problematik keine Ahnung haben. So sei auch jedem verziehen, der durch fehlende Kenntnisse keine sinnvolle Vorgehensweise beim Erkrankten findet. Ich hoffe allerdings, daß sich alle im Bereich des Gesundheitswesens Verantwortlichen objektiver verhalten und somit dringend notwendigen Veränderungen nicht länger im Wege stehen. Heute bin ich in der glücklichen Lage, bei einem Verdacht auf eine Pilzerkrankung schnell zu reagieren und meine Patienten an die mir inzwischen bekannten Spezialisten zu empfehlen. Auf diese Weise konnte ich bisher schon vielen Patienten helfen, denn die Erkennung von Ursachen und deren Beseitigung ist noch immer der schnellste und beste Weg zum Gesundwerden. So wünsche ich jedem Erkrankten, daß er schnellstmöglich einen guten Weg zum Heilwerden findet.

Naturheilpraxis Harald und Brigitte Fleig,
Schopfheimer Straße 4,
D-79664 Wehr, Telefon 07762/35 67

Wie wirkt die Urin-Therapie?

Ingo F. Rittmeyer,
mit Patientenberichten von Dr. med. Ulrich Hasler, St. Gallen

Über Urintherapie war mir bis 1992 nur englischsprachige Literatur bekannt, beispielsweise das Buch „The Water of Life" (Das Wasser des Lebens). Es gab noch keine deutschsprachige Literatur zu diesem Thema.

Als ich zur Bekämpfung eines Infektes erstmals meinen Urin trank, mußte ich zunächst gegen die durch meine Erziehung eingepflanzten negativen Vorurteile gegenüber der Verwendung von Urin als trinkbares Medikament angehen. Aber wollte ich nicht von allen chemotherapeutischen Medikamenten frei und unabhängig sein? Tatsächlich bedeutet doch auch die Anwendung des Eigenurins eine Stärkung des Bewußtseins der Unabhängigkeit und der Handlungsfähigkeit in gesundheitlich schwierigen Situationen. Schließlich erinnerte ich mich daran, daß Eigenurin bei vielen Völkern schon seit Jahrtausenden zu den wichtigsten Medikamenten gehört, daß man beispielsweise in Indien die Eigenurintherapie noch heute anwendet, daß auch der indische Reformator Gandhi Urintrinker war und daß im englischen Sprachraum Gruppen bzw. Vereine bestehen, die das Urintrinken pflegen wie bei uns die Kneippvereine Wassertherapie pflegen. Und als ich dann das mit Urin gefüllte Glas an die Lippen setzte, war ich überrascht, daß der Urin keinen Ekel erregenden Geruch hatte und daß der Geschmack zwar etwas fremd, aber durchaus nicht ekelerregend war. Fortan gehörte also die Urintherapie in gesundheitlich schwachen Zeiten mit zu meinen Anwendungen. Bald lernte ich, wie erstaunlich vielseitig Urin einzusetzen ist. Inzwischen gibt es fast ein Dutzend deutschsprachige Bücher, die sich mit der Urintherapie auseinandersetzen und ich lerne immer mehr Menschen kennen, die die Urintherapie für sich nutzen, um von pharmazeutischen Medikamenten mit ihren oft gefährlichen Nebenwirkungen unabhängig zu sein.

Bei oberflächlicher Betrachtung könnte man meinen, daß die Urintherapie eine Art medikamentöse Behandlung ist, die nicht auf die Erkrankungsursachen wirkt. Die Wirkungsweise der Urin-

therapie ist nicht erforscht, weil daran niemand verdient. Deshalb wird ein Arzt normalerweise die Urintherapie nicht empfehlen. Eine solche Therapie würde den Patienten ja völlig von einer ärztlichen Behandlung unabhängig machen. Wie aber wirkt die Urintherapie?
Der Heilpraktiker Hans Höting schreibt in seinem Buch: „Lebenssaft Urin - Die heilende Kraft“ unter anderem über Körperreaktionen bei Eigenharntherapie, daß beim Trinken der gesamten Eigenharnmenge pro Tag Durchfall eintreten kann, ebenso Schweißausbruch, weil die Haut als Ausscheidungsorgan die Reinigungsprozesse unterstützt. Auch Kopfschmerzen sind nicht auszuschließen. Das sind Zeichen einer verstärkten inneren Reinigung, bei der eingelagerte Schlacken mobilisiert werden. Diese Zeichen bewertet Höting positiv, denn durch die inneren Prozesse der Reinigung werden verstärkt Körperherde aktiv. Auch Kreislauflabilität bezeichnete Höting als ein Zeichen einer Belastung des Körpers mit Toxinen. Durch die Urintherapie werden also die im Körper deponierten krankmachenden Schlacken und Toxine gelöst. Diese können dann als eine Art „Erstverschlimmerung“ Beschwerden auslösen, die dann verschwinden. Deshalb sollten diese Toxine und Schlacken verstärkt ausgeleitet werden. Somit unterstützt die Urintherapie die Lösung von Giftstoffen und erleichtert deren Ausleitung. So gesehen ist Urin ein Heilmittel. Zur Beschleunigung der Ausleitung von Toxinen sollte neben dem Urin mehr Wasser getrunken werden, um die im Körper gelösten Stoffe herauszutransportieren. Ich kenne eine Dame reiferen Alters, die berichtete, daß sie sich seit einigen Jahren, nachdem sie sich mit Urin von einer schweren Erkrankung befreit hatte, täglich am ganzen Körper mit ihrem Urin einreibt. Sie sieht immer adrett und gepflegt aus.

Wie wenden Sie Urin an? Normalerweise trinkt man vom eigenen frischen Urin jeweils den Mittelstrahl, der in einem Glas aufgefangen werden kann. Dabei kann man den ersten und den letzten Teil des Urinstrahles wegfallen lassen. Es ist ratsam, die so gewonnene gesamte Urinmenge täglich als Getränk oder teilweise als Einreibung unverdünnt zu verwerten.

So ist die Urintherapie als Ausleitungstherapie wichtig und trägt bei zur Gesundung von Arthrose, Gicht, Rheuma und vielen weiteren Zivilisationserkrankungen. Das lesen Sie in dem Buch „So besiegte ich Arthrose, Gicht, Rheuma, Infekte und Verstopfung", Unikat-Verlag.

Bewährt ist die Urintherapie auch bei Mykosen, denn einzelne Therapeuten empfehlen die Urin-Therapie mit dem Hinweis, daß eine Darm-Mykose bei konsequenter Anwendung der Urin-Therapie ausgeheilt werden kann.
Bei der Urintherapie trinkt man die gesamte Tagesmenge an Eigenurin und führt diese Therapie über wenigstens drei Wochen fort. Allerdings muß auch hier klar sein, daß die ausschließliche Anwendung eines Medikamentes keine Heilung bringen kann, denn nach dessen Absetzen ist ja das Milieu für die Erreger unverändert günstig, so daß sie sich wieder explosionsartig vermehren können. Deshalb: Grundlage der Heilung eines Mykosen-Infektes ist auch die langfristig wirksame Umstimmung des gesamten Körpermileus durch vollwertige Ernährung und Meidung einer unnatürlichen Lebensweise, wie an anderer Stelle schon ausführlich beschrieben.

Über eine Heilung von Candida-Pilz berichtet Ingeborg Allmann im Zusammenhang mit der Beseitigung von Knie-Beschwerden in Band II meines Buches „So besiegte ich Arthrose, Gicht, Rheuma, Infekte und Verstopfung", Unikat-Verlag. Ingeborg Allmann hatte der Patientin empfohlen, täglich einen Liter Urin zu trinken, die Lebensmittelallergene und Zucker zu meiden und Urinumschläge um das schmerzende Knie zu legen. Die Heilung hat bis zur Berichterstattung angehalten, so daß die Patientin den anberaumten Operationstermin absagen konnte.

Im Zusammenhang mit meiner Suche nach Therapieansätzen bei Mykosen kam das Buch „Die Apotheke in uns" von Dr. med. Ulrich Hasler, CH-St. Gallen in meine Hände. Die darin beschriebenen Anleitungen zur Urintherapie begeisterten mich so sehr, daß ich Dr. Hasler um einen Beitrag für dieses Buch bat. So erhielt ich von ihm die folgenden Patientenberichte:

Urin gegen Gelenkschmerzen

Ich bekam das Buch „Die Apotheke in uns" vor zwei Jahren geschenkt. Es hat mir Eindruck gemacht und ich folgte den Empfehlungen. Mit einiger Überwindung begann ich ganz vorsichtig mit der Trinkkur und merkte bald, daß sie eine gute Wirkung hatte. Seither nehme ich morgens nüchtern und abends vor dem Schlafengehen 1 bis 2 dl der frisch gelösten Flüssigkeit. Ich mache Augenbäder damit, ziehe durch die Nase hoch, spüle im Mund umher, gurgle und tröpfle ein wenig ins Ohr. Am Morgen reibe ich nach dem Bürsten und Duschen den ganzen Körper von Kopf bis Fuß mit einem uringetränkten Waschlappen ab und öle mit Weleda Arnikaöl. Schmerzt am Abend wegen Überanstrengung mal dieses oder jenes Gelenk, ist nach einem nächtlichen Urinwickel am Morgen nichts mehr zu spüren. Auch kleine Wunden heilen sehr rasch. Zusammen mit einer gesunden Lebensweise – ohne Medikamente – und abwechselnder körperlicher und geistiger Tätigkeit fühle ich mich sehr wohl. Ich bin viel interessierter geworden an allem, was mich umgibt. Ich fahre auch wieder Auto, was ich aufgeben wollte, bevor ich die Urin-Therapie kennen lernte. Mit meinen fast 85 Jahren bin ich gesund und beweglich und erlebe voller Dankbarkeit ein reiches Alter. Nach zwei Jahren Erfahrung kann ich daher die Urin-Therapie wärmstens empfehlen. *G. S.*

Urin als Haarwuchswasser

Jahrelang hatte ich unerklärlicherweise auf dem Kopf eine kahle Stelle mit einem ungefähren Durchmesser von 1,5 bis zwei Zentimetern. Immer wieder versuchte ich mit verschiedenen Haarwässern das Übel zu beseitigen, jedoch erfolglos. Eines Tages erzählte mir eine Bekannte von einem Besitzer eines Kräuterladens in Luzern. Dieser Mann habe ihr einmal gesagt, wenn bei Haarausfall Urin nichts nütze, dann nütze gar nichts mehr. Diesen Ratschlag hatte ich beherzigt und bestrich vor dem Zubettgehen und nach dem Aufstehen meine Sorgenstelle mit Urin (nach diesen Prozeduren sprühte ich jeweils Eau de Cologne auf die Haare – des Duftes wegen). Nach maximal zwei Monaten sprossen junge Haare, widerspenstig wie Schnittlauch, aus der kahlen Stelle, und bis heute erfreue ich mich eines normalen Haarwuches an der einstmals kahlen Stelle. Eine Inhaberin eines Friseursalons in Zürich hatte mich anläßlich eines Services gefragt, warum ich so junge Haare mitten auf dem Kopf habe. Nachdem ich ihr von dem „Wunder" erzählt hatte, rief sie ihren Gatten aus dem Herrensalon, und auch dieser hat, wie seine Frau, das Ergebnis bestaunt. *M. L.*

Urin bei Hautverbrennungen

Getrunken habe ich Urin noch nie, wußte aber von diesem Brauch seit meiner Kindheit, weil ich Kontakt mit Indern hatte. Gandhi soll diese Methode ebenfalls benutzt haben.

Aber Sie interessieren sich vielleicht für folgendes: Im 2. Weltkrieg war mein Mann bei der Festungswache Sargans. Wenn sie mit schweren Geschützen schossen, urinierten alle Mann in einen Kübel. Und wenn sich einer am heißen Geschütz verbrannte, tauchte er die betroffene Stelle in den Urin. Das half.

Offenbar braucht der Urin nicht unbedingt körpereigen zu sein. Mein Mann hat sich zweimal die Hand verbrannt und konnte nicht urinieren, mein Produkt half ihm aber auch. Ich selbst habe auch schon zweimal Verbrennungen auf diese Art sehr rasch kuriert. Und gestern spritzte mir der äußerst giftige Saft von Riesenkerbel (Schierling, Bärenklau) auf beide Arme. Ich hatte Angst, wußte ich doch, daß man dafür meistens einen Arzt braucht. Meine Arme schwollen an, bekamen rotviolette erhabene Flecken und brannten wie Feuer. Der Urin, diesmal körpereigen, mit dem ich sie behandelte, ließ den ganzen Spuk innerhalb von einer Stunde verschwinden. *M. I.*

Knie beschwerdefrei

Vor zwei Jahren kaufte ich Ihr Buch „Eine eigene Apotheke". Im Dezember 1994 wurde ich am Knie operiert und bekam ein künstliches Gelenk. Beim ersten Gehversuch spürte ich keine Schmerzen, die Schwester meinte, daß ich der erste Patient sei, der so gut gelaufen ist. Diesen guten Gesundheitszustand verdanke ich dem Urin, mit dem ich heute noch täglich mein Knie einreibe. Und täglich genehmige ich mir ein Glas des guten „Saftes". *A. G.*

Katze mit Urin geheilt

Telefonischer Bericht: Vor ca. zwei bis drei Wochen rief eine Frau Meyer an: Katze sehr krank, Nieren stark vergrößert, Nierenwerte (sie konnte nicht sagen, was für Werte) seien 2075 (Normalwerte bis 180). Der Tierarzt riet ihr dringendst, die Katze einzuschläfern, sie sei praktisch schon tot.

Frau Meyer wollte von uns wissen, ob sie mit Urin behandeln solle. Dr. Hasler sagte, er habe keine Erfahrung mit Katzen, aber versuchen könnte man es ja, zumal die Katze keinerlei Schmerzen zu haben schien.

Am 5. 9. 95 rief Frau Meyer wieder an: Sie hat die Katze in der Nierengegend rasiert, dort Urinumschläge (von ihrem oder dem ihres Mannes) gemacht, dazu das ganze Fell mit Urin naßgemacht, die Katze hat es aufgeleckt, dazu bekam die Katze Schonkost. Jetzt sind die Nierenwerte 200 (vorher 2075) und der Tierarzt spürte keinerlei Vergrößerung der Niere. Er spricht von einem absoluten Wunder. *M.*

Wer ist der Natur sonst Feind, als der, der sich klüger schätzt als die Natur, so sie doch unser aller oberste Schule ist.

Paraceslus

Leckere Heilkost-Rezepte zur Stärkung der Immunkraft

Waltraud Wasserberg, Lindenberg

Allgemeines

So halten Sie Mykosen in Schach:

- Lassen Sie alles Zuckerhaltige weg und essen Sie stärkereiche Lebensmittel nur, wenn gleichzeitig reichlich Ballaststoffe (Rohfaser) darin sind.
- Verzichten Sie auf süße Früchte und auf alle Produkte daraus – selbst wenn auf der Packung „zuckerfrei" steht.
- Mindestens einmal täglich eine Portion frisches Gemüse auf den Tisch bringen.
- Täglich mindestens 2 Eßlöffel rohes Sauerkraut essen.
- Machen Sie um alles Alkoholartige einen großen Bogen. Besonders Bier, Schnaps, Liköre und süße Weine sind tabu!
- Keimlinge gehören nicht in eine Anti-Pilz-Diät, mit Ausnahme der Kresse-Keimlinge.

Keimlinge gelten als gesund und vitaminreich. Aber ihr Vitamingehalt ist nicht viel höher als bei den meisten Gemüsesorten. Es stimmt zwar, daß sich der Vitamin-C-Gehalt vervielfacht, aber die Samenkörner enthalten selbst so wenig Vitamin-C, daß selbst ein fünffacher Anstieg nicht reichen würde, um Keimlinge so vitaminreich wie Kohl oder Paprikaschoten zu machen. Thiamin, ein B-Vitamin, und Beta-Carotin, eine Vorstufe von Vitamin A, nehmen beim Keimen sogar ab.
Die feuchtwarme Atmosphäre, die Samen zum Keimen brauchen, läßt auch Pilze sprießen. Die Parasiten wachsen oft besser als die Keimlinge selbst und werden dann mit dem vermeintlich gesunden Salat höchst lebendig verspeist. Menschen mit bereits geschädigtem Immunsystem können sich so sehr einfach mit pathogenen Pilzen infizieren. Im schlechtesten Fall könnte sich im häuslichen Keimgerät auch noch eine ansehnliche Menge von Pilzgift bilden. Fazit: Keimlinge gehören nicht in eine Anti-Pilz-Diät. Ausnahme: Kresse. Alle Kressesorten enthalten Senföle, die Pilze in Schach halten. Trotzdem sollte man die kleinen Kressebeetchen im Kühlschrank aufbewahren.

Kresse: Die kleinen Blättchen der Gartenkresse und die größeren runden Blätter der Brunnenkresse (Nasturnium) sind durch ihre Senföle wirkungsvolle Hilfsmittel gegen Pilzinfektionen im Darm. Außerdem stärken Kräuter ganz allgemein die Abwehrkräfte. Experten empfehlen deshalb 50 g Kresse pro Tag.

Speiseplan für zwei Wochen (Rezepte anschließend)

(Empfehlung Rittmeyer: Rohköstler lassen die erhitzten Speisen weg.)

Montag

Frühstück: 2–3 EL rohes Sauerkraut
2–3 Scheiben Vollkornknäckebrot mit Sauerrahmbutter und Gurkenscheiben
Salbeitee

Mittagessen: Eisbergsalat
Rettichsalat
Krautkrapfen

Abendessen: Rohkostteller mit verschiedenen Dips
Vollkornknäckebrot mit Sauerrahmbutter

Dienstag

Frühstück: 2–3 EL rohes Sauerkraut
2 Scheiben Backfermentbrot mit Sauerrahmbutter
Avocadoscheiben
Kümmeltee

Mittagessen: Blumenkohl-Brokkoli-Salat
Kopfsalat
Chicoree auf indische Art mit Kräuterrisotto

Abendessen: Italienischer Salat
Russische Gemüsesuppe

Mittwoch

Frühstück: 2–3 EL rohes Sauerkraut
2 Scheiben Vollkornknäckebrot mit Sauerrahmbutter und Rettichscheiben
Melissentee

Mittagessen: Schwarzwurzel-Frischkost
Radicchio mit Walnüssen
Gurken-Tomaten-Gemüse mit Blechkartoffel

Abendessen: Vollkornnudelsalat

Donnerstag

Frühstück: 2–3 EL rohes Sauerkraut
Backfermentbrot mit Sauerrahmbutter und Tomatenscheiben
Fencheltee

Mittagessen: Spinatsalat mit Radieschen
Weißkrautsalat
Gemüse-Weizen-Risotto mit Kurkumasoße

Abendessen: Pikanter Kartoffelsalat
2 Scheiben Backfermentbrot mit Sauerrahmbutter

Freitag

Frühstück: 2–3 EL rohes Sauerkraut
Pikanter Gerstenbrei
Rosmarintee

Mittagessen: Ackersalat
Tomatensalat
Kohlrabi mit Buchweizenfüllung

Abendessen: Avocadococktail

Samstag

Frühstück: 2–3 EL rohes Sauerkraut
2 Scheiben Vollkornknäckebrot mit Sauerrahmbutter und Avocadoscheiben
Salbeitee

Mittagessen: Endiviensalat
Sauerkrautsalat
Champignon-Gurkengulasch
Petersilienkartoffel

Abendessen: Getreidesalat Lakmé

Sonntag

Frühstück: 2–3 EL rohes Sauerkraut
2 Scheiben Backfermentbrot mit Avocadobrotaufstrich
Eisenkrauttee

Mittagessen: Schweizer-Rübli-Frischkost
Gemischte Frischkost
Reistopf kunterbunt

Abendessen: Avocado „Richelieu“
1 Scheibe Backfermentbrot mit Sauerrahmbutter

Montag
Frühstück: 2–3 EL rohes Sauerkraut
2 Scheiben Vollkornknäckebrot mit Sauerrahmbutter und Rettichscheiben
Wermuttee
Mittagessen: Provencalischer Salat
Kidneybohnenpfanne
Abendessen: Andalusischer Salat

Dienstag
Frühstück: 2–3 EL rohes Sauerkraut
Pikanter Haferbrei
Fenchel-Kümmel-Tee
Mittagessen: Bunter Feldsalat
Rote-Bete-Frischkost
Reispfanne
Abendessen: Currysalat mit Pilzen

Mittwoch
Frühstück: 2–3 EL rohes Sauerkraut
2 Scheiben Vollkornknäckebrot mit Sauerrahmbutter, Gurken- und Tomatenscheiben
Rosmarintee
Mittagessen: Endiviensalat mit Nüssen
Sauerkrautsalat mit Brokkoli
Kartoffel-Lauch-Puffer
Abendessen: Gurkencocktail
Kartoffelsuppe

Donnerstag
Frühstück: 2–3 EL rohes Sauerkraut
Pikanter Gerstenbrei
Wermuttee
Mittagessen: Bunte Salatschüssel
Ratatouille mit Gemüseravioli
Abendessen: Reissalat Chita

Freitag

Frühstück:	2–3 EL rohes Sauerkraut
	2 Scheiben Backfermentbrot, Sauerrahmbutter und Tomatenscheiben
	Eisenkrauttee
Mittagessen:	Italienischer Schnittsalat
	Gurken-Tomaten-Salat
	Mexikanisches Bohnengericht
Abendessen:	Kressefrischkost
	Vollkornknäckebrot mit Avocadoaufstrich

Samstag

Frühstück:	2–3 EL rohes Sauerkraut
	2 Scheiben Vollkornknäckebrot mit Sauerrahmbutter und Rettichscheiben
	Fenchel-Kümmel-Tee
Mittagessen:	Gärtnerinsalat
	Karotten-Gurken-Frischkost
	Gemüseeintopf
Abendessen:	Gefüllte Tomaten
	Radieschen-Rohkost
	2 Scheiben Backfermentbrot mit Sauerrahmbutter

Sonntag

Frühstück:	2–3 EL rohes Sauerkraut
	Pikanter Haferbrei
	Salbeitee
Mittagessen:	Feldsalat
	Karotten-Sellerie-Frischkost
	Blumenkohl mit Tomatenhaube
Abendessen:	Rote-Bete-Frischkost
	Blattsalat mit Paprikastreifen
	Knoblauch-Nudeln mit Tomaten

Rezepte

Tip: Salatsoßen werden besonders fein, wenn Sie erst das Vollmeersalz in Essig oder Zitronensaft – je nach Rezept – auflösen, dann das Öl mit einem kleinen Schneebesen unterschlagen, dann mit Gewürzen und Kräutern je nach Rezept abschmecken.

Eisbergsalat
1/4 Kopf Eisbergsalat
1 mittelgroße Möhre
2 EL kaltgepreßtes Sonnenblumenöl
2 EL Zitronensaft, frisch gepreßt
Vollmeersalz
1–2 EL gehackte Kräuter (Dill, Petersilie, Schnittlauch)
1 EL grob gehackte Haselnüsse
Eisbergsalat waschen, in Streifen schneiden, dazu die gewaschene, grob geraffelte Möhre reiben. Marinieren mit Öl, Zitronensaft, Kräutersalz und den gehackten Kräutern. Mit Nüssen bestreuen.

Rettichsalat
1 großer Rettich
1 Bund Radieschen
2 rote Zwiebeln
2 Bund Schnittlauch
2 EL Rotweinessig
4 EL kalt gepreßtes Sonnenblumenöl
1 EL mittelscharfer Senf
1 EL frisch geriebener Meerrettich
Vollmeersalz
Das Meersalz im Rotweinessig auflösen, mit Senf, Meerrettich und Pfeffer abschmecken und das Öl darunterschlagen. Den Rettich putzen, waschen und in hauchdünne Scheiben schneiden, ebenso die Radieschen. Die Zwiebeln in dünne Ringe schneiden, den Schnittlauch sehr fein schneiden. Den Salat mit der Soße gut vermengen und ungefähr 15 Minuten ziehen lassen, dann ev. nochmals abschmecken.

Krautkrapfen
Nudelteig:
300 g Dinkelvollkornmehl

2 EL kaltgepreßtes Sonnenblumenöl
ca 1/8 l Wasser
1 Prise Vollmeersalz
Füllung:
600 g rohes Sauerkraut
1 säuerlicher Apfel
1 große Zwiebel
4 EL kaltgepreßtes Sonnenblumenöl
1 TL Kümmel
1 Lorbeerblatt

Vollkornmehl, Salz, Öl und Wasser zu einem geschmeidigen Teig verarbeiten und ungefähr 10 Minuten ruhen lassen.

Zwiebel und Apfel in kleine Würfel schneiden und in 2 EL Öl glasig dünsten. Sauerkraut und Gewürze zugeben (evtl. auch etwas Wasser). 10 bis 15 Minuten köcheln lassen, dann das Kraut in ein Sieb geben und gut abtropfen (den Sauerkrautsaft auffangen!) und auskühlen lassen.

Den Nudelteig dünn auswellen und das ausgekühlte Sauerkraut darauf verteilen. Den Teig aufrollen wie bei einem Strudel. Dann etwa 5 cm große Stücke schneiden. In einer großen Pfanne das Öl und Butter heiß werden lassen. Die Krautkrapfen aufrecht nebeneinander in die Pfanne setzen, mit dem Krautsaft ablöschen und zugedeckt ca. 20 Minuten bei mäßiger Hitze dünsten.

Rohkostteller mit verschiedenen Dips

1/2 Salatgurke
1 Zucchini
2 Stangen Staudensellerie
4–6 Frühlingszwiebeln
2 Möhren
1 Chicoreestaude
2 säuerliche Äpfel

Das Gemüse putzen und waschen und in mundgerechte Stücke schneiden. Von der Salatgurke das Kerngehäuse entfernen. Beim Chicoree den bitteren Strunk entfernen, und die Staude in einzelne Blätter teilen. Auf die Apfelstücke etwas Zitronensaft träufeln, damit er seine Farbe behält. Auf Cocktailspieße stecken. Alles dekorativ auf einem großen Teller anrichten und die Dips dazu reichen.

Meerrettich-Dip
100 g Creme fraiche
Saft einer halben Zitrone
2 EL frisch geriebener Meerrettich
Vollmeersalz, frisch gemahlener weißer Pfeffer
einige Petersilien-Röschen.
Die Creme fraiche mit dem Zitronensaft schaumig schlagen, den Meerrettich zugeben und mit Vollmeersalz und Pfeffer kräftig würzen. Die feingehackte Petersilie daruntermischen und in einer kleinen Schüssel anrichten.

Mandel-Dip
1/2 Tasse gemahlene Mandeln
100 g Sahne
1 EL mittelscharfer Senf
2 EL Obstessig
Vollmeersalz, frisch gemahlener weißer Pfeffer, Cayennepfeffer
frisch geriebener Ingwer
Die Sahne in einer Schüssel schaumig schlagen, die Mandeln, Senf und den Obstessig unterziehen. Danach mit den Gewürzen abschmecken und in einer kleinen Schüssel anrichten.

Backfermentbrot
300–400 g Roggenmehl
300–400 g lauwarmes Wasser (30 Grad)
10 g Grundansatz (gehäufter TL)
3 g Sekowa-Spezial Backferment (1 gehäufter TL)
(erhältlich im Reformhaus)
Den Grundansatz zusammen mit dem Backferment in Wasser auflösen. Dann das Ganze über das Roggenmehl gießen und zu einem homogenen Brei vermischen. Über Nacht (mindestens 12 Stunden) gut abgedeckt stehen lassen.
700 g Weizenvollkornmehl
ca. 350 g sehr warmes Wasser (50 Grad)
20 g Vollmeersalz
je 1/2 TL Koriander, Kümmel, Anis und Fenchel
Die Gewürze in einem Mörser zerstoßen und in etwas Wasser aufkochen, dann abkühlen lassen. Das Vollkornmehl und die Gewürze zu dem Vorteig geben und alles gut durchkneten, daß ein geschmeidiger Teig entsteht. Den Brotteig in einer Schüssel gut ab-

gedeckt nochmals 30 bis 50 Minuten an einem warmen Ort gehen lassen. Der Teig muß danach eine gute Lockerung zeigen.
Nun wird der aufgegangene Teig kurz durchgeknetet und Brote geformt. Die Laibe auf eine gut gefettete Backform legen, mit Alu-Folie abdecken und nochmals kurz gehen lassen. Den Backofen auf ca. 220 Grad vorheizen. Die Brote mit der Folie in den Backofen geben. Nach ca. 30 Minuten die Alu-Folie entfernen und weitere 30 Minuten backen.

Blumenkohl-Brokkoli-Salat
200 g Brokkoli
200 g Blumenkohl
1/2 Bund Frühlingszwiebel
150 g saure Sahne
2 EL Obstessig
Saft einer halben Zitrone
1/2 TL Currypulver
1 Prise Vollmeersalz, schwarzer Pfeffer
1 Bund Schnittlauch
etwas frisch geriebener Ingwer
Den Blumenkohl und Brokkoli in kleine Röschen teilen, waschen und gut abtropfen lassen. Die Frühlingszwiebel putzen, waschen und in hauchdünne Streifen schneiden. Aus den übrigen Zutaten eine Soße zubereiten, das Gemüse vorsichtig unter die Soße mischen und mit der Frühlingszwiebel garnieren.

Kopfsalat
1 kleiner Kopfsalat
1 Bund Schnittlauch
2 EL Sonnenblumenkerne
1 EL gehackte Zwiebel
2 EL kaltgepreßtes Sonnenblumenöl
3 EL Obstessig
1 Prise Vollmeersalz, Pfeffer
1/2 TL Meerrettichsenf
Kopfsalat gut waschen, zerkleinern, abtropfen lassen. Schnittlauch fein schneiden, Sonnenblumenkerne in einer trockenen Pfanne anrösten. Aus den übrigen Zutaten
eine Soße bereiten, den Salat zugeben und mit den Sonnenblumenkernen und Schnittlauch garnieren.

Chicoree auf indische Art mit Kräuterrisotto

4 Stück mittelgroße Chicoreestauden
Vollmeersalz, Kräuter fein gehackt
1 kleine Zwiebel
1 EL Sauerrahmbutter
1 TL Currypulver
1 EL Weizenvollkornmehl
1/8 l Gemüsebrühe (oder Kochbrühe vom Chicoree)
2 EL Sahne
2 EL Kokosraspel

Den Chicoree halbieren, den bitteren Strunk ausschneiden und in leicht gesalzenem, kochenden Wasser ca. 10 Minuten garen. Die feingewürfelte Zwiebel in Sauerrahmbutter glasig andünsten, mit Vollkornmehl stäuben, Curry beigeben und kurz andünsten lassen. Mit der Chicoreekochbrühe aufgießen, aufkochen lassen und mit Vollmeersalz abschmecken und mit Sahne verfeinern.
Den Chicoree auf eine vorgewärmte Platte legen, mit Currysoße überziehen und den goldgelb angerösteten Kokosraspeln bestreuen.

Italienischer Salat

4 EL kalt gepreßtes Olivenöl
2 EL Rotweinessig
Saft einer Zitrone
Vollmeersalz, frisch gemahlener Pfeffer
1 Bund Basilikum, fein gehackt
2 Zwiebeln
2 Paprikaschoten (rot und grün)
2 Tomaten
30 g schwarze Oliven
1/2 kleiner Kopf Eisbergsalat
frische Kräuter

Die Marinade bereiten, indem das Vollmeersalz in Zitronensaft und Rotweinessig aufgelöst wird. Dann das Öl unterschlagen und mit Pfeffer und fein gehacktem Basilikum abschmecken.
Die Paprikaschoten putzen, waschen und in Würfel schneiden. Die Zwiebel und auch die Tomaten in grobe Würfel schneiden und mit den Oliven vermengen, die Salatsoße beigeben und 10 bis 15 Minuten ziehen lassen. Den Eisbergsalat waschen und zerkleinern, mit dem Salat vermengen. Mit Kräutern garniert anrichten.

Russische Gemüsesuppe

1 Knoblauchzehe
1 Zwiebel
2 Möhren
50 g Lauch
50 g Staudensellerie
2 Petersilienwurzeln
2 kleine Rote Bete
200 g Kartoffeln
2 - 3 EL Sauerrahmbutter
50 g unerhitztes Sauerkraut
2 EL Tomatenmark (selbstgemacht)
1 l Gemüsebrühe
1 Lorbeerblatt
1 TL Kümmel, Vollmeersalz, frisch gemahlener Pfeffer, Pimentpulver
100 g saure Sahne

Das Gemüse waschen und in kleine Würfel schneiden. Die Butter leicht erhitzen, die fein gehackte Knoblauchzehe darin andünsten, die ebenfalls fein gehackte Zwiebel dazugeben und glasig dünsten. Das restliche Gemüse außer den Kartoffeln dazugeben und mitdünsten. Das Sauerkraut auflockern und zum Gemüse geben, ebenso die klein gewürfelten Kartoffeln. Das Tomatenmark unterrühren und mit Gemüsebrühe auffüllen. Lorbeerblatt und Kümmel dazugeben und mit den restlichen Gewürzen pikant abschmekken. Das Ganze ungefähr 20 Minuten bei mittlerer Hitze kochen. Am besten wird die Suppe mit je einem Klecks saurer Sahne serviert.

Schwarzwurzel-Frischkost

3 geschälte Schwarzwurzeln
2 EL Zitronensaft
1 säuerlicher, mittelgroßer Apfel
50 g grob gehackte Haselnüsse
1 TL geriebener Meerrettich
2 EL Sahne
1 EL frisch geschnittene Zitronenmelisse

Die rasch geraffelten Schwarzwurzeln und den Apfel sofort mit Zitronensaft beträufeln und vermengen. Dazu gibt man die gehackten Haselnüsse, Sahne, Zitronenmelisse und Meerrettich. Auf

Salatblättern anrichten, eventuell mit kleinen Melisseblättchen garniert servieren.

Radicchio mit Walnüssen
1 kleiner Kopf Radicchio
50 g Walnuß, grob gehackt
2 EL kaltgepreßtes Öl
2 EL Sahne
2 EL frisch gepreßten Zitronensaft
Vollmeersalz, frisch gemahlener Pfeffer
Den Radicchiosalat putzen, waschen, zerkleinern, und kurz in warmem Wasser liegen lassen. Aus Öl, Sahne, Zitronensaft und den Gewürzen eine pikante Soße bereiten. Radicchioblätter und die grob gehackten Walnüsse untermengen.

Gurken-Tomaten-Gemüse mit Blechkartoffel
2 Zwiebeln
3 kleine Gemüsegurken
3 Tomaten
2 EL kalt gepreßtes Sonnenblumenöl
Vollmeersalz, frisch gemahlener Pfeffer
1/2 Bund Dill
Das Öl erhitzen und die fein geschnittene Zwiebel darin anschwitzen, die Gurken dazugeben und ungefähr 5 Minuten leicht dünsten. Dann die Tomatenwürfel dazugeben, mit den Gewürzen und den Kräutern pikant abschmecken.

Blechkartoffeln
2 große Kartoffeln
Vollmeersalz, Kümmel
1 EL Sauerrahmbutter
Kartoffeln, waschen, schälen, halbieren und auf ein gut befettetes Blech legen. Mit Salz und Kümmel bestreuen und ungefähr 35 Minuten bei 220 Grad backen.

Vollkornnudelsalat
150 g Vollkornnudeln ohne Ei
3 Tomaten
1 Bund Radieschen
160 g Gurke

2 Zwiebeln
2 EL Obstessig
3 EL kalt gepreßtes Sonnenblumenöl
4 EL saure Sahne
Vollmeersalz
frisch gemahlener Pfeffer
1/2 Bund frische Kräuter (Schnittlauch, Dill, Kresse)
Die Nudeln in reichlich Salzwasser 10 Min. (al dente) kochen und nach dem Abgießen abschrecken. Tomate, Radieschen und Gurke waschen und klein schneiden. Eine Marinade bereiten aus Obstessig, Öl und saurer Sahne und mit den Gewürzen und Kräutern fein abschmecken, vermengen und ca. 30 Min. ziehen lassen.

Spinatsalat mit Radieschen
2 Handvoll junge Spinatblätter
1 Bund Radieschen
2 EL kaltgepreßtes Öl
1 EL Obstessig
2 EL Sahne
etwas Meerrettichsenf, Vollmeersalz, Tamari und Pfeffer
Spinatblätter waschen, Stiele abschneiden. Die Radieschen putzen und vierteln. Aus Öl, Essig, Sahne und Gewürzen eine pikante Soße bereiten und mit dem Gemüse vermengen.

Weißkrautsalat
100 g Crème fraiche
2 EL Weinessig
Saft einer halben Zitrone
1/2 TL gemahlener Kümmel
1 Prise Cayennepfeffer
200 g Weißkraut
Vollmeersalz
1/2 Tasse Gemüsebrühe
1 Zwiebel
1 EL Walnüsse
1 Bund Estragon
Eine Marinade bereiten aus Crème fraiche, Weinessig, Kümmel und Cayennepfeffer. Das sehr fein geraspelte Weißkraut mit Vollmeersalz bestreuen. Die kochend heiße Gemüsebrühe über das Weißkraut träufeln und dieses durchkneten, damit es weicher

wird. Die fein gehackte Zwiebel, die Walnüsse und den feingehackten Estragon der Soße beimengen. Das Weißkraut gut mit der Salatsoße vermengen.

Gemüse-Weizen-Risotto mit Kurkumasoße

100 g Weizen
300 ml ungesalzene Gemüsebrühe
2 Zwiebeln
50 g Petersilienwurzeln
50 g Möhren
100 g grüne Bohnen
50 g Lauch
Vollmeersalz
gemahlener Koriander
frisch gemahlener Pfeffer
einige Zweige frischer Majoran
1 EL Sauerrahmbutter

Den Weizen gut waschen und über Nacht in der ungesalzenen Gemüsebrühe einweichen.
Am nächsten Tag die Weizenkörner aufkochen, dann zurückschalten und bei schwacher Hitze etwa 1 Stunde zugedeckt garen lassen. Das Gemüse putzen und klein schneiden. Ungefähr 15 Minuten vor Garende die Petersilienwurzeln und die Möhren, danach die Bohnen und ganz zum Schluß den Lauch hinzufügen. Das Gericht ist gar, wenn die Weizenkörner zu platzen beginnen. Dann mit den Gewürzen fein abschmecken. Kurz vor dem Servieren die Butter untermischen.

Kurkumasoße
20 g Sauerrahmbutter
20 g Dinkelvollkornmehl
2 TL Kurkuma
200 ml Gemüsebrühe
3 EL Sahne
Vollmeersalz, Pfeffer

Die Butter in einem Topf schmelzen, das Vollkornmehl dazugeben und anschwitzen. Den Kurkuma dazugeben, kurz anschwitzen und mit der kalten Gemüsebrühe ablöschen. Alles fein sämig kochen. Kurz vor dem Servieren die Sahne dazugeben und mit den Gewürzen fein abschmecken.

Pikanter Kartoffelsalat

400 g Kartoffeln
1 kleine Zwiebel
2–3 EL Obstessig
100 ml heiße Gemüsebrühe
Vollmeersalz
frisch gemahlener Pfeffer
1/4 Salatgurke
2 Radieschen
1 Tomate
4 EL kalt gepreßtes Sonnenblumenöl
1 Bund frische Kräuter (Schnittlauch, Petersilie, Liebstöckl, Kresse, Borretsch)

Die Kartoffeln waschen und in wenig Salzwasser garkochen. Die gewürfelte Zwiebel mit dem Essig und der heißen Gemüsebrühe mischen. Die heißen Kartoffeln schälen, in Scheiben schneiden und mit der Marinade vermischen, noch mit Vollmeersalz und Pfeffer abschmecken. Die Gurke, Radieschen und Tomate in kleine Stücke schneiden und vorsichtig unter die Kartoffeln mischen. Nun das Öl beimengen. Den Salat mit fein gehackten Kräutern bestreuen.

Pikanter Gerstenschrotbrei

8 EL grobes Gerstenvollkornschrot
100 ml Gemüsebrühe
Meersalz
8 EL Sahne
einige Zweige Petersilie oder Schnittlauch

Das Gerstenvollkornschrot abends in 1/4 l Wasser einweichen und über Nacht quellen lassen. Am Morgen mit der Gemüsebrühe zum Kochen bringen und 8 bis 10 Minuten auf kleiner Hitze köcheln lassen. Danach mit dem Meersalz würzen und die Sahne unterrühren. Mit fein gehackten Kräutern garnieren.
Dieses Rezept kann zur Abwechslung auch mit Hafer anstelle von Gerstenvollkornschrot bereitet werden.

Ackersalat

80 g Ackersalat
80 g Karotten

80 g Fenchel
2 EL Joghurt
1 EL Zitronensaft
Vollmeersalz
gehacktes Fenchelgrün, etwas Tamari
Fenchel waschen (Strunk ausschneiden) und in feine Scheibchen schneiden. Karotte putzen, waschen und grob raspeln. Mit dem gut gewaschenen Ackersalat in der vorgefertigten Salatsoße vermengen und mit Fenchelgrün bestreuen.

Tomatensalat
200 g Tomaten
1 kleine Zwiebel, in feine Würfel geschnitten
1 TL frisch gehackte Zitronenmelisse und Pfefferminze
1/2 Knoblauchzehe, zerdrückt (nach Wunsch)
5 schwarze Oliven
2 EL Obstessig
2–3 EL kaltgepreßtes Öl
Vollmeersalz
schwarzer Pfeffer, gemahlen
2 große Salatblätter
Die Tomaten waschen, Strunk ausschneiden und in Scheiben schneiden. Die Scheiben in einer flachen Schüssel schuppenartig auf die Salatblätter legen. Die Oliven darauf verteilen. Aus den restlichen Zutaten eine Salatmarinade herstellen und auf die Tomaten verteilen.

Kohlrabi mit Buchweizenfüllung
4 Knollen Kohlrabi
60 g Buchweizen ganz
30 g Sauerrahmbutter
3 EL Creme fraiche
1 EL Weizenvollkornmehl
Vollmeersalz, Pfeffer, Oregano, Paprika
2 TL Tomatenmark
1 EL Vollkornmehl
1 TL Gemüsebrühe
2 EL Rahm (süße Sahne)
Die Kohlrabi schälen und aushöhlen. Den Buchweizen in 2 Tassen Wasser 10 Minuten köcheln lassen. Das ausgehöhlte Innere

des Kohlrabi raspeln, die Herzblättchen fein schneiden, mit dem Buchweizenbrei vermengen. Mit der Creme fraiche und den Gewürzen abschmecken und die gewürzte Masse in die Knollen füllen. Die Knollen in einem Topf mit 1/4 l Gemüsebrühe und dem Tomatenmark setzen, garziehen lassen. In die Soße Vollkornmehl einstreuen und eindicken. Vor dem Servieren Butter zugeben und mit Rahm legieren.

Avocadococktail
2 Avocados
Saft einer halben, unbehandelten Zitrone
2 EL gekochter Weizen
1 TL frisch geriebenen Meerrettich
1 TL Senf, mittelscharf
1 EL fein geschnittene, frische Zitronenmelisse
1 Spritzer Tamari
2 EL kaltgepreßtes Öl
Die Avocados halbieren, Kern herausnehmen. Die Avocados dünn schälen, das Fruchtfleisch in große Würfel schneiden, sofort mit Zitronensaft beträufeln. Das kaltgepreßte Öl, die Zitronenmelisse, Senf, Meerrettich und den gekochten Weizen untermengen. Mit einem Spritzer Tamari würzen. Cocktailglas mit Radicchioblättern auslegen, Avocadococktail verteilen, mit Zitronenscheibenspirale garnieren.

Endiviensalat
1 kleiner Kopf Endivien
1 rote Paprikaschote
1 mittlere Zwiebel
1 Knoblauchzehe
1/2 ausgepreßte Zitrone
5 EL kaltgepreßtes Öl
2 EL Kräutersenf
Vollmeersalz
frische Kräuter
Den Salat putzen, die Blätter waschen und in feine Streifen schneiden. Paprikaschote entkernen und in Streifen schneiden. Eine Schüssel mit Knoblauch ausreiben, die restlichen Zutaten zu einer Marinade verwenden, mit Salatzutaten vermengen und mit feingeschnittenen Zwiebelringen garnieren.

Sauerkrautsalat
200 g rohes Sauerkraut
1 EL Leinsamen
2 EL gekochten Weizen
frisch geriebenen Meerrettich
kaltgepreßtes Öl
gehackte Petersilie
Salz, Pfeffer, Majoran
Sauerkraut ungewaschen kleinschneiden und mit den oben genannten Zutaten anmachen

Champignon-Gurkengulasch
200 g frische Champignons
150 g Salatgurke
20 g Butter
1 EL feingehackte Zwiebel
1 EL Weizenvollkornmehl
1 TL Gemüsebrühe
2 EL gehackte Kräuter (Dill, Petersilie, Sauerampfer)
Vollmeersalz, Curry, Pfeffer
1 EL frisch gepreßter Zitronensaft
Die frischen Champignons waschen und vierteln, die Gurke schälen, vierteln und in Würfel schneiden. Zwiebel in Butter glasig andünsten, Zwiebel und Champignons und Gurken beigeben, 5 Minuten andünsten, dann mit Vollkornmehl bestäuben und mit Gemüsebrühe aufgießen. Noch 10 Minuten köcheln lassen, abschmecken mit Kräutersalz, Curry und Pfeffer. Kurz vor dem Servieren Zitronensaft und die Kräuter beigeben.

Petersilienkartoffel
4 mittlere Kartoffeln
1 Bund Petersilie
Die Kartoffeln in der Schale kochen. Wenn Sie gar sind, das Kochwasser abgießen, die Kartoffeln schälen und die kleingeschnittene Petersilie über die Kartoffeln streuen.

Getreidesalat Lakmé
12 EL Grünkern
1 rote Paprikaschote
1 EL feingehackte Zwiebeln

100 g Staudensellerie
1 EL feingehackte Petersilie
2 EL kaltgepreßtes Öl
Kräutersalz, Curry und Obstessig nach Belieben
2 Tomaten zur Garnierung.
Grünkern über Nacht einweichen.
Die Kerne der Paprikaschote herausnehmen, gut waschen und fein würfeln. Staudensellerie in feine Streifen schneiden. Grünkern mit geschnittenem Gemüse, Petersilie, Zwiebeln und Öl vermischen und würzen. Auf grünen Salatblättern anrichten, mit Tomaten und evtl. mit Zwiebelringen garnieren.

Avocadobrotaufstrich
1 reife Avocado
1 EL feingehackte Zwiebel
1 EL feingehackte Petersilie
1 EL kaltgepreßtes Öl
Vollmeersalz, Pfeffer
Die reife Avocado halbieren, den Kern herauslösen. Mit dem Löffel das Fruchtfleisch auslösen, in eine passende Schüssel geben und mit dem Öl mittels einer Gabel zerdrücken. Mit Zwiebeln, Petersilie, Vollmeersalz und Pfeffer würzen.

Avocadobrotaufstrich in Kombination mit Nuß
1 reife Avocado
1 EL kaltgepreßtes Öl oder weiche Sauerrahmbutter
1 TL Zitronensaft
50 g grob oder fein gehackt Walnüsse
Vollmeersalz
Die Avocadofrucht teilen, Kern herausnehmen, das Fruchtfleisch mit einem Löffel auslösen mit dem Öl mittels einer Gabel fein zerdrücken. Zitronensaft, Salz und Nüsse beimengen in die Avocadohälften gefüllt mit Walnußhälften verziert servieren.

Schweizer-Rübli-Frischkost
150 g Karotten
2 EL grobgehackte Walnüsse
Saft einer Zitrone
Vollmeersalz
4 Blätter frische Pfefferminze

Die Karotten waschen, putzen, wenn nötig schälen und auf der Rohkostreibe grob raspeln. Mit Zitronensaft und Vollmeersalz abschmecken. Zuletzt die Walnüsse und feingeschnittene Pfefferminzblätter untermischen.

Gemischte Frischkost

200 g Weißkraut
50 g Kresse
50 g Ackersalat
6 Radieschen
2 EL Rahm
1 EL kaltgepreßtes Öl
1 EL Obstessig
Vollmeersalz, Pfeffer, Paprika, etwas geriebener Meerrettich

Weißkraut fein hobeln, mit etwas Vollmeersalz bestreuen und gut durchkneten, daß es etwas weicher wird. Die Radieschen putzen, halbieren und in Scheiben schneiden. Ackersalat und Kresse gründlich waschen und in die Salatmarinade geben.

Reistopf kunterbunt

100 g Naturreis
750 ml Gemüsebrühe
1 Zwiebel
1 rote Paprikaschote
1 kleine Zucchini
150 g Mais (Glas)
2 EL kaltgepreßtes Sesamöl
Meersalz
frisch gemahlener Pfeffer
einige Zweige frischer Oregano und frisches Basilikum, 1 Bund Petersilie

Den Naturreis gut waschen, mit der Gemüsebrühe aufkochen, dann auf kleiner Hitze 30 bis 40 Minuten kochen. Das Semsamöl erhitzen, die feingeschnittene Zwiebel und die klein geschnittene Paprikaschote dazugeben und kurz anschwitzen. Dann die Zucchini dazugeben und auch anschwitzen. Den Mais 2 bis 3 Minuten blanchieren, dann in kaltem Wasser abschrecken, damit er seine Farbe behält. Ca. 15 Minuten vor Garende des Reises das Gemüse zufügen, mit Meersalz, Pfeffer und fein gehacktem Oregano und Basilikum würzen. Mit fein gehackter Petersilie bestreut anrichten.

Avocado „Richelieu“

2 reife Avocado
100 g Sellerie
1 EL feingeriebene Haselnüsse
1 Prise Vollmeersalz
1 EL Sahne
Saft einer Zitrone
2 EL gekochte Gerste

Avocado teilen, Kern herausnehmen, mit einem Löffel das Fruchtfleisch auslösen und feinwürfelig schneiden, Sellerie fein raspeln, alles vermengen, mit Zitronensaft beträufeln, Haselnüsse und Gerstenkörner beigeben. Das Ganze mit Vollmeersalz und Sahne fein abschmecken. In die ausgehöhlten Avocadohälften füllen, garniert mit Zitronenstückchen und Petersilie.

Provencalischer Salat

1/2 Kopfsalat
1 Zwiebel
2 Fleischtomaten
1/2 gelbe Paprikaschote
1/4 Salatgurke
50 g gekochte grüne Bohnen, abgekühlt
1 Staude Chicoree
30 g schwarze Oliven
1/2 Knoblauchzehe
1 TL Zitronensaft
1 TL Obstessig
2 EL kaltgepreßtes Sesamöl
2 EL gekochten Weizen
Kräutersalz, weißer Pfeffer, 1 EL gehackte Kräuter (Schnittlauch, Basilikum, Dill)
3 EL gekeimter Weizen

Kopfsalat zerkleinern und waschen, gut abtropfen lassen. Gurken und Tomaten waschen und in Scheiben schneiden, Paprika in Streifen schneiden, Chicoree teilen, Strunk ausschneiden und in Streifen schneiden. Aus Zitronensaft, Obstessig, Öl, Kräutersalz, Pfeffer, den Kräutern und zerdrücktem Knoblauch eine würzige Salatsoße bereiten. Salatzutaten und schwarze Oliven beigeben, mit Zwiebelringen garnieren und den gekochten Weizen darüber streuen.

Kidneybohnenpfanne
250 g Kidneybohnen
1 Zwiebel
2 Möhren
50 g Lauch
1 Peperoni
2 EL kaltgepreßtes Olivenöl
3/4 l ungesalzene Gemüsebrühe
1 rote Paprikaschote
2 EL Tomatenmark (selbstgemacht)
3 EL feines Weizenvollkornmehl
1 EL Paprikapulvel
1 TL Currypulver
100 g saure Sahne
1 Bund Schnittlauch
Vollmeersalz
Die Kidneybohnen in ungesalzener Gemüsebrühe über Nacht einweichen.
Die Zwiebel fein hacken, die Möhren eventuell abschaben und würfeln. Den Lauch putzen, waschen und ebenfalls fein würfeln. Die Peperoni waschen und fein hacken. Die Hälfte des Öls in einem Topf erhitzen und die Zwiebel darin andünsten. Die Bohnen mit der Gemüsebrühe zugeben und das Ganze bei mäßiger Hitze 40 bis 50 Minuten köcheln lassen. Das restliche Gemüse 15 bis 20 Minuten vor Ende der Garzeit zugeben und garen. Die Paprikaschoten halbieren, entkernen, waschen, in feine Würfel schneiden. Das restliche Olivenöl erhitzen, die Paprikawürfel zugeben. Das Tomatenmark unterrühren und das Ganze mit Vollkornmehl bestäuben. Leicht abkühlen lassen und unter die Bohnen rühren. Die Bohnen mit Paprika- und Currypulver, Meersalz und Pfeffer kräftig abschmecken. Das Gemüse mit einem Klecks saurer Sahne anrichten und mit Schnittlauch bestreuen.

Andalusischer Salat
250 g Breite Vollkorn-Nudeln ohne Ei*
2 EL kaltgepreßtes Öl
2 EL gehackte Zwiebeln
1 rote Paprikaschote
1 Karotte grob geraspelt
1 EL Tomatenmark, 1 Tasse Gemüsebrühe

50 g Oliven
etwas Knoblauch, Kräutersalz, Senf und Pfeffer
Die Nudeln (* selbstgemacht siehe Vollkornnudelteig, siehe Ravioli) in reichlich, leicht gesalzenem Wasser mit einem Schuß Öl garen. Öl mit Zwiebeln, die in Streifen geschnittene Paprika und die Karottenraspeln dazu geben, anrösten, Tomatenmark einrühren mit 1 Tasse Gemüsebrühe ablöschen. Zuletzt die Oliven kleingeschnitten zufügen und pikant abschmecken. In die Mitte der abgetropften Nudeln geben.

Bunter Feldsalat
100 g Rapunzelsalat (Ackersalat)
1 Tomate
1 mittelgroße Karotte
6 Radieschen
Senf, Vollmeersalz, Pfeffer nach Belieben
1 EL kaltgepreßtes Öl
2 EL Sahne
2 EL Obstessig
Tomaten achteln, die Karotte raspeln, Radieschen in Scheiben geschnitten, mit dem Rapunzelsalat vermengen mit der vorgefertigten Salatmarinade vermengen.

Rote-Bete-Frischkost
100 g Rote Bete
100 g Sellerie
2 EL kaltgepreßtes Öl
1 EL Obstessig
1 EL Kräuter, feingeschnitten (Borretsch, Dill, Schnittlauch)
Vollmeersalz, grüne Salatblätter, angeröstete Sonnenblumenkerne
Die geschälten Sellerie und Rote Betestücke fein raffeln. Marinieren mit Öl, Obstessig, Vollmeersalz und Kräutern. Auf Salatblättern, mit Sonnenblumenkernen bestreut anrichten.

Gemüse-Reispfanne
1 Knoblauchzehe, 1 Zwiebel
2 EL kaltgepreßtes Olivenöl
200 g Naturreis
600 ml Gemüsebrühe
2 Möhren, 250 g Brokkoli

1 rote Paprikaschote
Vollmeersalz
frisch gemahlener Pfeffer
1 TL Paprikapulver edelsüß
Currypulver
50 g Sahne
1 Bund Schnittlauch

Die Knoblauchzehe und die Zwiebel schälen und sehr fein hakken. Die Hälfte des Olivenöls erhitzen, den Knoblauch und die Zwiebel darin andünsten.

Den Naturreis gut waschen, abtropfen lassen, zur Zwiebel-Knoblauch-Masse geben und so lange andünsten, bis die Körner vom Fett überzogen sind. Die Gemüsebrühe angießen, aufkochen und den Reis bei geringer Hitze 30 bis 40 Minuten kochen.

In der Zwischenzeit die Möhren putzen, eventuell schaben, waschen und in Würfel schneiden. Die Brokkoli putzen, in kleine Röschen teilen und waschen. Die Paprikaschote halbieren, entkernen, waschen und in kleine Würfel schneiden.

Das Gemüse im restlichen Olivenöl kurz andünsten. 15 Minuten vor Ende der Garzeit des Naturreises das Gemüse dazugeben. Wenn Reis und Gemüse gar sind, mit Meersalz, Pfeffer, Paprika und Currypulver würzen, die Sahne angießen und den Reis auf der ausgeschalteten Herdplatte kurz nachquellen lassen. Mit frischem Schnittlauch bestreuen.

Currysalat mit Pilzen

100 g Naturreis
etwa 300 ml Gemüsebrühe
1/2 TL Currypulver
100 g Schalotten
Vollmeersalz, frisch gemahlener Pfeffer
2 EL Obstessig
4 EL kalt gepreßtes Sonnenblumenöl
100 g Champignons
Saft von einer Zitrone
150 g Zucchini
2 Tomaten

Den Reis gut waschen und in der Gemüsebrühe mit Currypulver 30 bis 40 Minuten auf kleiner Hitze garen, dann auf der ausgeschalteten Herdplatte nachquellen lassen.

Die Schalotten schälen und vierteln, 6 bis 7 Minuten vor Garende zum Reis geben und mitdünsten.
Das Meersalz mit dem Obstessig so lange verrühren, bis es sich aufgelöst hat. Das Öl unterrühren, mit Pfeffer abschmecken. Die Pilze putzen, in Zitronenwasser kurz waschen und in feine Scheiben schneiden. Dann sofort mit etwas Zitronensaft beträufeln. Die Zucchini waschen, grob raspeln, die Tomaten waschen, den grünen Stielansatz entfernen, die Tomaten in Würfel schneiden.
Zucchini, Tomaten, Pilze und den abgekühlten Reis vorsichtig mit der Salatsauce verrühren.

Endiviensalat mit Nüssen
1 kleiner Kopf Endiviensalat
1 Zwiebel
1 EL grob gehackte Haselnüsse
3 EL kaltgepreßtes Walnußöl
2–3 EL Rotweinessig
1 EL mittelscharfen Senf
Saft einer halben Zitrone
Vollmeersalz, frisch gemahlener schwarzer Pfeffer
1 Bund gemischte Kräuter
Die Marinade bereiten: In Rotweinessig das Vollmeersalz auflösen, dann den Senf, den Zitronensaft zugeben. Nun das Walnußöl unterschlagen und dann die fein gehackten Kräuter dazugeben, gut mischen und mit Pfeffer pikant würzen. Den Endiviensalat waschen, zerkleinern. Den Salat mit der fein gehackten Zwiebel und den grob gehackten Haselnüssen vermengen, die Marinade zugeben und alles gut vermischen.

Sauerkrautsalat mit Brokkoli
200 g rohes Sauerkraut
100 g Brokkoli
1/2 Paprikaschote
1 kleine Zwiebel
1 EL Pinienkerne
1 Bund Schnittlauch
2 EL kaltgepreßtes Sonnenblumenöl
1 EL Obstessig
1 TL frisch geriebener Meerrettich
Vollmeersalz, frisch gemahlener weißer Pfeffer

Die Zwiebel in feine Scheiben schneiden. Die Paprikaschote vom Kerngehäuse befreien, waschen und in Streifen schneiden. Die Brokkoli-Röschen putzen, waschen und ebenfalls sehr fein schneiden.
Die Marinade bereiten: Das Vollmeersalz im Obstessig auflösen, das Öl unterschlagen, dann den Meerrettich dazugeben und mit Pfeffer kräftig würzen. Das rohe Sauerkraut mit einer Gabel lokkern und zusammen mit dem restlichen Gemüse vermischen, die Marinade zugeben und nochmals gut mischen. In einer trockenen Pfanne (ohne Fett) die Pinienkerne anrösten, den angerichteten Salat damit bestreuen und mit dem fein geschnittenen Schnittlauch garnieren.

Kartoffel-Lauch-Puffer
100 g Lauch
200 g Kartoffeln
2 EL Weizenvollkornmehl
etwas Liebstöckl und Oregano
Muskatnuß (frisch gerieben)
Vollmeersalz, frisch gemahlener schwarzer Pfeffer
2 EL kaltgepreßtes Olivenöl
Den Lauch waschen und in feine Streifen schneiden und in Butter leicht andünsten. Die Kartoffeln gut waschen, evtl. schälen und grob reiben. Vom abgekühlten Lauch entstandene Flüssigkeit abgießen. Den Lauch mit den Kartoffeln und dem Weizenvollkornmehl mischen. Die Masse mit den Gewürzen und Kräutern pikant abschmecken. Schnell kleine Puffer formen (sonst zieht die Masse Flüssigkeit) und in heißem Öl von beiden Seiten goldgelb backen. Anstelle von Lauch können Sie auch anderes Gemüse wie Karotten, Zucchini, Sellerie, Rote Bete usw. verwenden.

Gurkencocktail
1/4 Salatgurke
100 g Spargel (möglichst dicke und zarte Stengel)
2 EL Crème fraiche
1 TL Zitronensaft, etwas Senf, Vollmeersalz
1 EL gehackter Dill, etwas Estragon
2 große Radicchioblätter, Zitronenscheiben
Das gewaschene Gurkenstück schneiden: erst in 1/2 cm breite Scheiben, dann in gleichmäßig dünne Streifen. Den rohen, ge-

schälten Spargel auf einer Rohkostreibe fein raspeln. Beides in die bereits vorgefertigte Cocktailmarinade aus Crème fraiche, Zitronensaft, Senf, Dill, Estragon, gewürzt mit etwas Vollmeersalz, geben. Cocktailgläser mit Radicchioblättern auslegen, Gurkencocktail einfüllen, mit Zitronenscheiben garnieren.

Kartoffelsuppe
1 Zwiebel
1 Stange Lauch
1 Petersilienwurzel
1 Möhre
200 g Kartoffeln
2 EL Butter
3/4 l Gemüsebrühe
Vollmeersalz, Muskatnuß (frisch gerieben)
1 TL Kräutermischung 'Provence'
1/4 Bund Estragon
1/4 Bund Blattpetersilie
2 EL Hafer (grob geschrotet)
100 g Crème fraiche
Das Gemüse waschen, putzen und klein schneiden: den Lauch in ganz feine Streifen schneiden, die Petersilienwurzel fein hacken, die Möhre und die Kartoffeln in kleine Würfel schneiden. In einem Topf Butter erwärmen und die feingeschnittene Zwiebel darin glasig dünsten. Dann das vorbereitete Gemüse zugeben, ebenfalls etwas andünsten. Mit der Gemüsebrühe ablöschen, mit Vollmeersalz, Muskatnuß und der Kräutermischung 'Provence' abschmecken. Auf kleiner Flamme ca 15 Minuten köcheln lassen. Estragon und Petersilie waschen, fein hacken und in die Kartoffelsuppe geben. Das Hafervollkornschrot kurz anrösten. Angerichtet wird die Suppe mit einem Klecks Crème fraiche. Das Hafervollkornschrot darüberstreuen.

Bunte Salatschüssel
1 kleiner Kopfsalat
50 g Feldsalat
50 g Kresse
2 Tomaten
1/2 Bund Radieschen
je 1 EL gehackte Petersilie, Schnittlauch
3 EL kaltgepreßtes Sonnenblumenöl

3 EL Obstessig
Vollmeersalz, frisch gemahlener schwarzer Pfeffer
1 EL geriebener Meerrettich
Kopfsalat, Ackersalat und Kresse zerkleinern, waschen und gut abtropfen lassen. Die gewaschenen Tomaten vom Strunk befreien und achteln. Radieschen putzen, waschen und in Scheiben schneiden. Aus den übrigen Zutaten eine Marinade bereiten und über den Salat geben und vorsichtig untermischen. Mit fein gehackter Petersilie und Schnittlauch bestreuen.

Ratatouille mit Gemüseravioli
300 ml Gemüsebrühe
1/2 TL feines Weizenvollkornmehl
1 TL Butter
1/2 Bund Petersilie
2 Zwiebeln
1 Knoblauchzehe
200 g Zucchini
200 g Champignons
4 Tomaten
1 Paprikaschote

240 g feines Dinkelvollkornmehl
ca 1/8 l Wasser
2 EL kaltgepreßtes Olivenöl
Vollmeersalz
4 Schalotten
200 g Wirsing
150 g Lauch
80 g Butter
frisch gemahlener Pfeffer

Das Dinkelmehl mit dem Wasser, dem Olivenöl, dem Vollmeersalz zu einem geschmeidigen Teig verkneten und abgedeckt etwa 30 Minuten ruhen lassen. Inzwischen die Schalotten schälen, fein würfeln; den Wirsing und den Lauch putzen und in feine Streifen schneiden. Die Hälfte der Butter erwärmen, die Schalotten, den Wirsing und den Lauch darin 10 Minuten andünsten, abkühlen lassen, abschmecken. Beim Dünsten entsteht Flüssigkeit, diese für die Soße abgießen.

Den Ravioliteig dünn ausrollen, Kreise von ca. 10 cm Durchmesser ausstechen, die Ränder mit Wasser bestreichen, etwas von der Wirsingmasse auf den Teig setzen, die Ränder zusammenklappen und mit der Gabel andrücken. Die Ravioli in kochendem Salzwasser 10 Minuten garen.
Die Gemüseflüssigkeit in einen Topf geben, das Vollkornmehl und die Butter verkneten, zur Soße geben und aufkochen lassen. Die Soße mit Vollmeersalz und Petersilie abschmecken.
Die Zwiebeln und den Knoblauch fein würfeln, Zucchini waschen und würfeln, Champignons putzen und vierteln. Die Tomaten waschen und würfeln (Strunk entfernen). Das Gemüse zusammen in der restlichen Butter dünsten, pikant abschmecken und auf einem Teller anrichten. Die Ravioli darauf legen und mit der Soße übergießen.

Reissalat Chita

75 g körnig gekochter Naturreis
1/2 Fenchelknolle
1 grüne Paprikaschote
1 EL Zwiebeln, feingeschnitten
2 Tomaten
2 EL kaltgepreßtes Öl
2 EL Obstessig
2 EL gehackte Kräuter (Petersilie, Sauerampfer, Fenchelgrün, Bohnenkraut)
Vollmeersalz, frisch gemahlener Pfeffer, Paprika, Senf
Den gekochten Naturreis abkühlen lassen, Von der Fenchelknolle Strunk ausschneiden. Die Paprikaschote vom Kerngehäuse befreien und waschen. Tomaten waschen und vierteln, ebenso vom grünen Strunk befreien. Aus Öl, Obstessig, den Kräutern und Gewürzen ein Dressing bereiten und mit dem Salat vermengen. Auf Salatblatt anrichten und mit schwarzen Oliven bestreuen.

Italienischer Schnittsalat

1 kleiner Endiviensalat
1 kleine Fenchelknolle
3 EL kaltgepreßtes Sonnenblumenöl
2 EL Obstessig
Saft einer halben Zitrone
Vollmeersalz, frisch gemahlener Pfeffer

Von der Fenchelknolle die Stengelenden und das untere Wurzelstück entfernen, Die harte Schale entfernen und gut waschen, und in kleine Streifen schneiden. Endiviensalat putzen, gut waschen und abtropfen lassen, in feine Streifen schneiden. Aus den übrigen Zutaten eine Marinade herstellen, mit dem Fenchel und Endiviensalat vermengen.

Gurken-Tomaten-Salat

1 kleine Salatgurke
2 Tomaten
1/2 Bund Petersilie
2 Zweige Basilikum
2–3 EL Erdnußkerne
Vollmeersalz
2 EL Obstessig
4 EL Sahne

Die Salatgurke schälen und in Scheiben schneiden. Die Tomaten waschen und vierteln, die Petersilie und das Basilikum fein hakken. Die Erdnußkerne anrösten und unter die Gurken und Tomaten mischen. Aus den übrigen Zutaten eine Salatsoße zubereiten und vorsichtig unter die Gurken und Tomaten mischen. Mit Kräutern bestreut servieren.

Mexikanisches Bohnengericht

250 g weiße Bohnen
3/4 l ungesalzene Gemüsebrühe
2 Zwiebeln
2 Knoblauchzehen
1 Chilischote
2 EL Butter
3 EL Tomatenmark
Vollmeersalz, frisch gemahlener Pfeffer, Chilipulver

Die Bohnen über Nacht in der ungesalzenen Gemüsebrühe einweichen.

Zwiebeln und Knoblauch schälen und fein hacken. Die gewaschene Chilischote in Streifen schneiden. Achtung, wer weniger Schärfe möchte, entferne vorher das Kerngehäuse! Knoblauch in Butter andünsten, dann die Zwiebeln und die Chilischote dazugeben und ebenfalls andünsten. Die Bohnen dazugeben, dann das Tomatenmark verrühren und mit der Gemüsebrühe aufgießen.

Das Ganze ungefähr eine Stunde köcheln lassen (evtl. Gemüsebrühe nachgießen). Abschmecken und mit Tortillas servieren.

Tortillas
60 g feines Maismehl
60 g Weizenvollkornmehl
1 Tasse Wasser
1 EL kaltgepreßtes Olivenöl
Vollmeersalz, Koriander
Die Zutaten zu einem geschmeidigen, leicht feuchten Teig verkneten. Den Teig in 10 bis 15 cm große Fladen streichen und diese in einer heißen Pfanne auf beiden Seiten backen. Dann erkalten lassen.

Kressefrischkost
100 g Kresse
2–3 Tomaten
6 Radieschen
Senf, Zitronensaft
Vollmeersalz, Pfeffer, Paprika
2 EL kaltgepreßtes Öl
1 EL frisch gehackte Petersilie
Tomaten waschen und achteln, Strunk ausschneiden. Radieschen in Scheiben schneiden. Marinade herstellen, Tomaten, Radieschen und Kresse beigeben, vermengen und auftischen.

Avocadobrotaufstrich
1 reife Avocado
1 EL kaltgepreßtes Öl
Vollmeersalz, Pfeffer
1 TL gehackte frische Zitronenmelisse
1 TL Zitronensaft
2 EL gekochter Hafer
Die reife Avocado halbieren, den Kern herauslösen. Mit dem Löffel das Fruchtfleisch auslösen in eine passende Schüssel geben und mit dem Öl mittels einer Gabel fein zerdrücken. Gewürzzutaten beigeben, zuletzt den gekochten Hafer untermengen. Die Avocadomasse kann in die ausgehöhlten Avocadohälften gefüllt und mit Zitronenscheibe und Melissenblättern garniert zu Tisch gebracht werden.

Gärtnerinsalat
1 Avocado
1/2 Staude Bleichsellerie
1/2 grüne Paprikaschote
1 mittelgroße Karotte
1/2 kleine Zwiebel
3 TL Zitronensaft
3 EL kaltgepreßtes Öl, etwas Obstessig
Vollmeersalz, frisch gemahlener weißer Pfeffer
1 EL frisch geschnittenen Sauerampfer
mittelscharfer Senf
Bleichsellerie waschen und in feine Scheiben schneiden. Die halbe Paprikaschote von den Kernen befreien, in dünne Streifen schneiden. Die gewaschene Karotte grob raspeln. Zwiebel in kleine Würfel schneiden und mit dem geschnittenen Frischkostgemüse vermengen. Die Avocado halbieren, den Kern herauslösen, dann dünn schälen und in schlanke, längliche Streifen schneiden. Sofort mit einem TL Zitronensaft beträufeln. Aus dem restlichen Zitronensaft, Öl, Obstessig, Gewürzen und Kräutern eine Marinade bereiten. Das Frischkostgemüse auf einem Teller auf einem großen Salatblatt anrichten. Die Avocadostreifen fächerartig darauf verteilen. Mit der Marinade übergießen.

Karotten-Gurken-Frischkost
125 g Karotten
1/2 Salatgurke
2 EL kaltgepreßtes Öl
1–2 EL Obstessig
1 EL gehackter Dill und Petersilie
Vollmeersalz, frisch gemahlener weißer Pfeffer
Karotten waschen, falls nötig schaben und fein raffeln. Gurke waschen, ungeschält in Scheiben hobeln und in die vorgefertigte Marinade geben.

Gemüseeintopf
1 große Karotte
1/4 Sellerieknolle
1/4 eines kleinen Weißkohls
1/2 Stange Lauch
2 EL Butter

Vollmeersalz
frisch gemahlener weißer Pfeffer, Muskat
1/4 l Gemüsebrühe
2 EL gehackte Petersilie oder Schnittlauch
Karotte und Sellerie waschen, schälen und in feine Streifen schneiden. Lauch waschen, längs halbieren und in Streifen schneiden. Weißkohl putzen, Strunk entfernen, Blätter lösen, diese feinschneiden. Butter erhitzen, das Gemüse beigeben, anschwitzen, mit Gemüsebrühe aufgießen und zugedeckt ca. 30 bis 40 Minuten garen. Evtl. nachwürzen mit Vollmeersalz, Muskat und Pfeffer. Vor dem Servieren mit Petersilie oder Schnittlauch bestreuen.

Gefüllte Tomaten
2 mittelgroße Tomaten
1 größere Kohlrabiknolle
2 EL feingeschnittener Guter Heinrich (wildwachsender Spinat)
1 EL kaltgepreßtes Öl
1 Schuß Obstessig
Vollmeersalz
2 große Salatblätter, Petersiliensträußchen
Den gewaschenen Tomaten die Kuppe abschneiden und dann mit einem Teelöffel vorsichtig aushöhlen. Schwach mit Vollmeersalz würzen. Die Kohlrabiknolle schälen und fein raspeln. Mit Guter Heinrich vermengen, würzen mit Öl, Obstessig, Vollmeersalz und in die Tomaten füllen. Die Kuppe seitlich einstechen, mit Petersiliensträußchen garnieren, auf Salatblättern anrichten.

Radieschen-Rohkost
1 kleiner Kopfsalat
2 Bund Radieschen
2 EL gemischte Kräuter, gehackt (Dill, Petersilie, Schnittlauch)
Saft einer Zitrone
etwas Senf, Vollmeersalz, Pfeffer
2 EL Zitronensaft
100 ml Sahne
Den Salat waschen und in breitere Streifen schneiden. Die gewaschenen Radieschen in dünne Scheiben zerteilen. Salat, Radieschen mit der vorbereiteten Marinade übergießen.

Feldsalat
100 g Feldsalat
1 gehackte Zwiebel
2 TL Senf
Obstessig
kaltgepreßtes Öl
Vollmeersalz, frisch gemahlener Pfeffer, Paprika
fein geschnittener Schnittlauch
Feldsalat verlesen und gründlich waschen. Aus Senf, Obstessig, Öl, gehackter Zwiebel und Gewürzen eine Salatmarinade bereiten und Feldsalat untermengen.

Karotten-Sellerie-Frischkost
100 g Karotten
100 g Sellerie
3 EL kaltgepreßtes Öl
Saft 1/2 Zitrone
Vollmeersalz, gehackte frische Zitronenmelisse
frisch gemahlener Pfeffer und Paprika
3 EL Sahne
3 EL gehackte Haselnüsse
Karotten und Sellerie waschen, schälen und fein raspeln. Die Marinade bereiten und den Salat anmachen. Mit gehackten Haselnüssen bestreuen.

Blumenkohl mit Tomatenhaube
1 kleiner Kopf Blumenkohl
Vollmeersalz, Zitronensaft
1 Lorbeerblatt
300 g Tomaten
1 kleine Zwiebel
20 g Butter
Vollmeersalz, Muskat, Estragon, frisch gemahlener weißer Pfeffer
2 EL gekochte Gerste
Den Blumenkohl putzen, waschen und in reichlich Wasser mit Vollmeersalz, Saft einer Zitrone und Lorbeerblatt bißfest garen. Inzwischen die Tomaten enthäuten (Strunk ausschneiden, oben kreuzweise einschneiden, kurz in kochendes Wasser geben, dann läßt sich die Haut leicht abziehen). Tomaten in feine Würfel schneiden, zuvor Kerne herausnehmen. Die Zwiebel in Butter

leicht anschwitzen, die Tomatenwürfel beigeben. Kurz anschwitzen und würzen. Zuletzt die gekochten Gerstenkörner untermengen und vor dem Anrichten über den Blumenkohl geben. Dazu passen gut Pellkartoffeln (mit der Schale verzehren).

Rote-Bete-Frischkost

150 g Rote Bete
50 g gehackte Walnüsse
2 EL kaltgepreßtes Öl
Saft einer halben Zitrone
2 große Salatblätter

Rote Bete fein raffeln, mit Zitronensaft marinieren und mit den Walnüssen vermengen. Portionsweise auf Salatblättern anrichten.

Blattsalat mit Paprikastreifen

1 Kopf Lollo rosso oder Eichblattsalat
etwas kalt gepreßtes Olivenöl
Vollmeersalz, frisch gemahlener weißer Pfeffer
75 g Joghurt
2 EL Créme fraiche
Saft einer halben Zitrone
1 TL grüne Pfefferkörner (nach Geschmack)
Cayennepfeffer
1 Gemüsezwiebel
2 Paprikaschoten (rot und gelb)
1 Bund Radieschen
1 Bund Schnittlauch

Den Salat putzen, waschen und zerkleinern. Auf den Tellern anrichten und mit Zitronensaft und Olivenöl beträufeln. Eine Marinade bereiten aus Joghurt, Créme fraiche, Zitronensaft. Wer möchte, kann die zerstoßenen grünen Pfefferkörner beifügen. Dann mit Vollmeersalz, Pfeffer und Cayennepfeffer pikant abschmecken.
Das Gemüse putzen, waschen und in hauchdünne Streifen schneiden, ebenso die Zwiebel. Mit dem fein geschnittenen Schnittlauch, und der Marinade mischen und auf dem Blattsalat anrichten.

Knoblauch-Nudeln mit Tomaten

250 g Vollkornnudeln ohne Ei
2 Zehen Knoblauch

3 Tomaten
2 EL kaltgepreßtes Olivenöl
Vollmeersalz, Petersilie fein gehackt
Knoblauch schälen und fein schneiden und in Olivenöl glasig dünsten. Tomaten waschen, Strunk entfernen und in Würfel schneiden. Zu dem Knoblauch geben und kurz durchschwenken. Nudeln in reichlich Salzwasser kochen bis sie gar sind, abschütten und gut abtropfen lassen. Vorsichtig mit den Tomaten und dem Knoblauch mischen und mit Petersilie (evtl. auch Muskat) bestreuen.

Praktizieren Sie diese Heilkost wenigstens über vier Wochen, möglichst länger.

Wer gesund ist, soll nicht glauben, daß er ein Patent auf seine Gesundheit hat!
Gesundheit muß täglich gepflegt und neu erweorben werden.
Es gilt, die neuen Zellen unseres Körpers, welche stündlich die verbrauchten ersetzen, mit gutem Material aufzubauen.

Ebba Waerland

Labors für Stuhluntersuchungen

Laboratorium für diagnostische Mikrobiologie
Dr. Schuler
Etztalstraße 14, 82335 Berg
Tel.: 08151-5 00 44

Dr. Reinhard Hauss
Kieler Straße 71
24340 Eckernförde
Tel.: 04351-34 11

Institut für Mikrobiologie/Ökologie, Dr. Volker Rusch
Postfach 1765
35727 Herborn/Dill
Tel.: 02772-93 10

Laboratorium für Spektralanalytische und biologische Untersuchungen
Dr. Bayer GmbH
Bopserwaldstraße 26
D-70184 Stuttgart
Tel.: 7011-16 41 80
Fax 0711-1 64 18 18

BHS-Labor
Postfach 268
CH-8808 Pfäffikon

Selbsthilfegruppen

Bundesverband Neurodermitiskranker in Deutschland e. V.
Sabelstraße 39, 56154 Boppard
Tel.: 06742-8 71 30

Arbeitsgemeinschaft Allergiekrankes Kind e. V.
Hauptstraße 29, 55758 Herborn
Tel.: 02772-4 12 37

Institut für Baubiologie und Ökologie
Holzham 25, 83115 Neubeuern
Tel.: 08035-20 39

Zahlreiche weitere Adresssen von umweltmedizinischen Labors, Selbsthilfegruppen, Gesundheitsberatern, Ernährungs- und Fastenleitern sowie von Therapeuten-Organisationen finden Sie im „Gesundheitsberater- und Therapeuten-Adreßbuch", Unikat-Verlag.

Worterklärungen

Antibiotika: biologische Wirkstoffe von Mikroorganismen, die andere Organismen im Wachstum hemmen oder töten.
Antimykotika: Gegen Pilze wirkende Stoffe.
Bakterien: Kleinlebewesen, von denen viele eine für die Gesundheit des Menschen wichtige Lebensgemeinschaft (Symbiose) mit dem Menschen bilden.
Blut-Mykosen: Die in dem Artikel von Bruno Haefeli vorgestellten Blut-Pilze sind früheste Entwicklungsstadien der Pilze. Es sind dies primitive Urformen pleomorpher (vielgestaltiger), obligater Mikroorganismen im Blut. Die Frühformen werden „prämykotische Systeasen" genannt. Prämykostische Systasen durchlaufen folgende Entwicklungsstufen:
- primitive Urformen (prämykotische Systasen),
- prämykotische Marker (höhere prämykotische Entwicklungsformen),
- pathosystasische Frühformen (vor dem Übergang zu mykoiden Strukturen) sind im Blut und der Lymphe in den niedrigsten Lebensformen auffällig als Protite, Protitschleier, Chondrite, Symprotite usw. (Enderlein). Sie sind befähigt, sich im intravasalen Bereich durch pleomorphe Entwicklungsfähigkeit zu höheren Lebensformen aufzubauen, die in ihrem Formenwandel den echten Pilzen bereits sehr ähnlich in Form und Gestalt sind und die gleichen Krankheiten verursachen können, wie echte Pilze auch.

Die z. Z. letzte bekannte Entwicklungsstufe zum Pilz als Übergang zur Vollausbildung echter Pilze mit Rasenbildung: Pilze oder Fungi setzen voraus, daß echte Zellstrukturen bestehen. Der Strukturaufbau der Pilze ist bekannt z. B. durch echte Zellkerne, Kernmembran, Kernplasma, Kernkörperchen, Chromosomen, Mitochondrien, Nucleolus u. a.
Candida: Familie der Hefepilze.
Chondrite: Urkeime (im Primitivstadium), die sich in entsprechendem Milieu in immer größere Lebensformen bis zu Wucherpilzen entwickeln können.
Darmmykose: Krankhafter Pilzbefall des Darmes.

Dermatophyt: Hautpilz, auf Haut Haaren und Nägeln lebend.
Erythrozyten: Rote Blutkörperchen.
Genitalmykose: Pilzerkrankung an den Geschlechtsorganen.
Hämatomykose: (Häm = Blut) Pilze im Blut.
Hormone: Drüsensäfte, die Lebensvorgägne steuern.
Hyphe: fadenförmige Pilzzelle.
Immunsuppressiv: die Immunkraft unterdrückend.
Immunsystem: Abwehrsystem des Körpers gegen fremde Keime und Stoffe.
Indestinalmykose: Infektion des Verdauungstraktes mit Pilzen.
Infektion: Ansteckung durch Krankheitserreger (Bakterien, Pilze Viren usw.), die sich im Körper vermehren.
Karyon: Zellkern.
Leukozyten: Weiße Blutkörperchen.
Mikroben: Kleinlebewesen, zu denen auch Pilze, Bakterien und Viren gehören.
Morphologisch: die Morphologie oder Gestalt und den Aufbau eines Organismus betreffend.
Mykose: Krankhafte Pilzbesiedelung der Haut, der Schleimhaut, der Haare, der Nägel.
Mykotoxine: giftige Stoffwechselprodukte von Pilzen. Mykotoxine können durch Erhitzen nicht zerstört werden. Sie werden vor allem von Schimmelpilzen gebildet, beispielsweise Aflatoxine.
Myzel: Pilzfäden, die meist ein Geflecht bilden.
Myzelämie: Pilzfäden im Blut.
Neurodermitis: Hauterkrankung, als allergische Reaktion des Körpers auf körperfremde Stoffe.
Nystatin: Wirkstoff gegen Pilze.
Parasit: Schmarotzer, lebt von, in oder an einem Wirt.
Pathogen: Krankmachend.
Regression: Rückgang.
Rezidiv: Rückfall, z. B. Wiederholte Infektion nach einer offensichtlichen Heilung.
Saprophyten: Mikroben, die auf abgestorbenen organischen Substanzen leben.
Soor: Meist weißlich bis grauer Schleimhautbelag, der durch eine Pilzerkrankung gebildet wird.
Sporen: Samen der Pilze.
Sporangiose: Pilzsporen in Blutgefäßen, d. h. im Blut.
Substrat: Nährboden z. B. für Pilzkulturen

Symptom: meist körperlicher Ausdruck einer Krankheit.
Symbionten: Kleinlebewesen, die eine Lebensgemeinschaft (Symbiose) mit einem anderen Lebewesen bilden.
Symbiose: Lebensgemeinschaft
Toxine: Gifte.
Vitamine: Lebenswichtige Stoffe, die der Körper in kleinsten Mengen benötigt.
Vollwerternährung: Ernährungsform aus überwiegend naturbelassenen Lebensmitteln, so daß dem Körper alle lebenswichtigen Stoffe zugeführt werden.
Wirt: Lebewesen als Träger eines Parasiten.
Zivilisationserkrankungen: Erkrankungen, hervorgerufen durch eine naturfremde Lebensweise, die die naturgesetzlichen Erfordernisse des menschlichen Lebens ignoriert.
Zivilisationskost: Ernährungsform, die die Erkenntnisse der modernen Ernährungsforschung ignoriert und daher eine der Hauptursachen von Zivilisationserkrankungen bildet.
Zyklogenetisch: durch die in der lebenden Zelle liegende Vererbungskraft hervorgerufen.

Quellen

Bilz, Alfred: Bilz Goldene Lebens Regeln, Weilrod 1996

Dr. Veronica Carstens: „Natur und Medizin", Heft 6/94

K. H. Hölzel: Schöngeising bei München „Physiologie der Darmflora und die Immunität des intestinalen Bereiches"

Kuhlmann, Dirk: Die Pilz-Invasion, Lürschau 1993

Nolting, Siegfried: Mykosen des Verdauungstraktes, Hamburg 1994

Rauscher, Walter H.: Tödliche Mykosen, Karlsruhe 1992

Rittmeyer, Ingo F.: So besiegte ich Arthrose, Gicht, Rheuma, Infekte und Verstopfung, Kreuma 1997

Literaturempfehlungen

Es ist schwierig, die hilfreiche Literatur zu finden und zu erkennen. Bücher, die Ihnen sagen, was zu tun ist, damit Sie Ihre Abwehrkraft stärken und Ihre Gesundheit wiedergewinnen und erhalten, haben wir hier zusammengefaßt.
Alle „chronischen Zivilisationserkrankungen" haben im Prinzip die gleichen Ursachen, die sich bei verschiedenen Menschen mit unterschiedlichen Symptomen an der jeweils schwächsten Stelle äußern.
Die Heilbarkeit der sogenannten „unheilbaren chronischen Zivilisationserkrankungen" ist von jedermann nachvollziehbar dargestellt am Beispiel des Buchtitels „So besiegte ich Arthrose, Gicht, Rheuma, Infekte und Verstopfung". Hier die Buchempfehlungen:

1. Glaesel: „**Heilung ohne Wunder und Nebenwirkungen**". Gesundheit biologisch gesteuert. Über den Elektrolyt- und Säure-Basen-Haushalt als Grundfunktion und erste Ursache chronischer Erkrankungen und der Genesung. 263 Seiten, mit 217 Bildern und 41 Tafeln. 2. Auflage, Labor Glaesel-Verlag
2. Haller, Albert: **„Macht und Geheimnis der Nahrung** - Die dramatischen Entdeckungen der Grundlagen von Leben und Gesundheit". Dieses in faszinierendem Stil geschriebene Standardwerk erzählt die spannenden Entdeckungsgeschichten der Forschung und enthält die Erkenntnisse des heutigen Standes der Ernährungsforschung der letzten 100 Jahre als Voraussetzung zur Gesundheit. 4. Auflage, 384 Seiten, Hardcover. Unikat-Verlag, ISBN 3-930634-07-4
3. Haller, Albert: „**Zucker: Wie gefährlich ist dieser Verführer?"** Das Buch erläutert amüsant und leicht lesbar in einem wissenschaftlich untermauerten Streitgespräch das Für und Wider des Zuckerkonsums und dessen katastrophale Auswirkungen auf die Gesundheit der Menschen. Mit Gerichtsurteil gegen gezuckerten Kindertee gegen Nestle. 80 Seiten, 19 Abb. und Tabellen. Unikat-Verlag, 4. erw. Auflage ISBN 3-930634-09-0
4. Bilz, Alfred: „**Bilz Goldene Lebens Regeln**", demonstriert an 80 teils mehrfarbige Illustrationen Ernährung, Atmung, Haut-

pflege, Leibesübungen, Licht-, Luft-, Wasserbäder, Lebensfreude. Deren Gültigkeit wurde durch die Wissenschaft vielfach bestätigt. Goldgeprägter Reprint im Jugendstil, entspricht dem Original von 1907. 114 S., Unikat-Verlag, ISBN 3-930634-13-9

5. Rittmeyer, Ingo F.: **„So besiegte ich Arthrose, Gicht, Rheuma, Infekte und Verstopfung“** Band I, Großer Erfahrungsber mit Anleitungen zur Gesundung. Unikat-Verlag, ISBN 3-930634-04-X
6. Rittmeyer, Ingo F.: „**So besiegte ich Arthrose, Gicht, Rheuma, Infekte und Verstopfung**“ Band II, Naturheilkundliche Therapiestrategien von 7 Therapeuten mit 40 Erfahrungsberichten, mit Heilkost-Rezepten.Unikat-Verlag, ISBN 3-930634-23-6
7. Rittmeyer, Ingo F.: **„So befreite ich mich von Fuß- und Nagelpilz, Darm- und Genital-Mykosen“.** Naturheilkundliche Therapiestrategien von 8 Therapeuten mit 40 Erfahrungsberichten und leckeren Anti-Mykosen-Rezepten. 1. Auflage, ca. 270 Seiten. Unikat-Verlag, ISBN 3-930634-10-4
8. Rittmeyer, Ingo F.: **„Gesundheitsberater- und Therapeuten-Adreßbuch:** Gesundheitsberater, Gesundheitstrainer, Gesundheitspraktiker, Fastenleiter, Ernährungs- und Lebensberater, Selbsthilfegruppen. Adressen mit Leistungsangeboten“ Unikat-Verlag, 1. Auflage 1997 ISBN 3-930634-15-5
9. Veith, Walter: **„Ernährung neu entdecken“,** 2. Auflage, Wissenschaftl. Verlagsges.

Alle diese Bücher und noch viel mehr können Sie beziehen vom

Bezugsquellen

Gerne erhalten Sie unsere Informationen über

- **Frischversand von Lebensmitteln** aus kontrolliert ökologischer Erzeugung

- **Versand von Tees und anderen Gesundheits- und Pflegemitteln** aus ökologischer Erzeugung

- **Bücher** über naturheilkundliche Selbsthilfe und Existenzgründung für die Berufe Gesundheitsberater, Fastenleiter, Ernährungs- und Lebensberater, Heilpraktiker, Kosmetiker/in, Fußpflegerin, Masseurin, Visagistin, Nagelstylistin, Farb- und Stilberaterin.

- **Versand von Kapok-Matratzen** sowie Ober- und Unterbett-Füllungen, Meditationskissen, Meditationsmatten usw.

Alles dies und dazu die erforderliche Beratung bekommen Sie vom

Unikat-Verlag
Ingo F. Rittmeyer
Öko-Rittergut
D-04519 Kreuma Nr. 23
Telefon 034294-7 31 10
Fax 034294-7 31 12

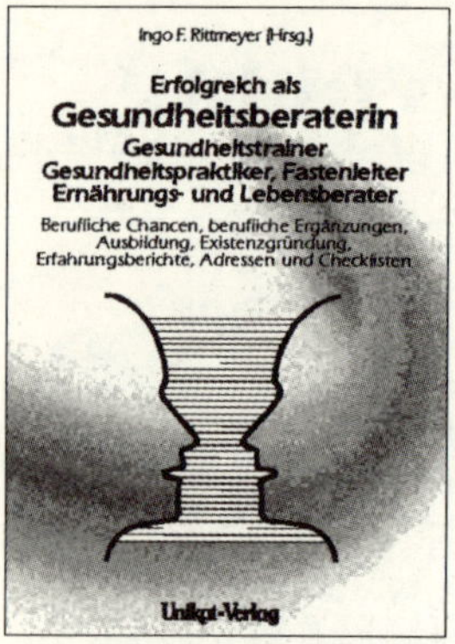

Ingo F. Rittmeyer

Erfolgreich als Gesundheitsberater, Gesundheitstrainer, Gesundheitspraktiker, Fastenleiter, Ernährungs- und Lebensberater

Mit 40 Erfahrungsberichten erfolgreicher Berater, berufliche Chancen und Ergänzungen, Ausbildungswege, Adressen, Existenzgründung. Checklisten und 1.000 Tips für die Beratungspraxis. Ca. Herbst 1998.

ISBN 3-930634-16-3,

Ingo F. Rittmeyer

Erfolgreich als Kosmetikerin, Fußpflegerin, Masseurin, Visagistin, Nagelstylistin, Farb- und Stilberaterin

Mit ca. 30 Erfahrungsberichten, berufliche Chancen, Ausbildungswege, Adressen, Existenzgründung, Checklisten. Das umfassend informierende Buch will Berufsinteressenten vor Fehlentscheidungen bewahren. Von „alten Hasen“ gibt es 1.000 Tips für die eigene Praxis. Ca. Herbst 1998.

ISBN 3-930634-17-1

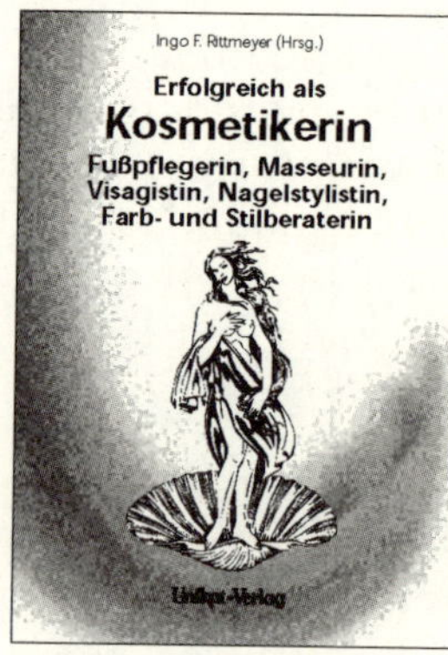

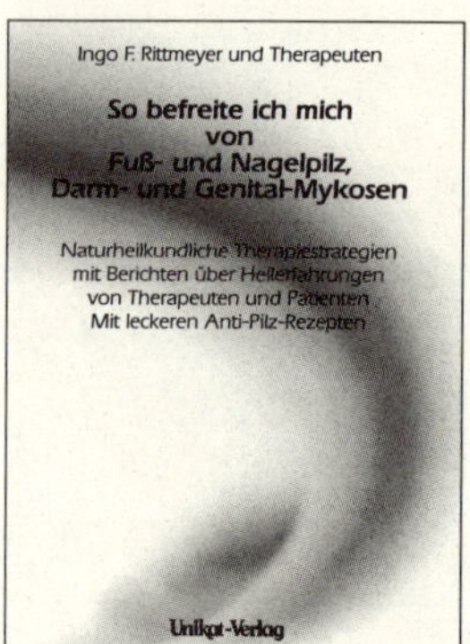

Ingo F. Rittmeyer

So befreite ich mich von Fuß- und Nagelpilz, Darm- und Genital-Mykosen

Naturheilkundliche Therapiestrategien mit Berichten über 40 Heilerfahrungen von 9 Therapeuten und Patienten. Mit leckeren Anti-Pilz-Rezepten.

1. Auflage 1998
ISBN 3-930634-10-4

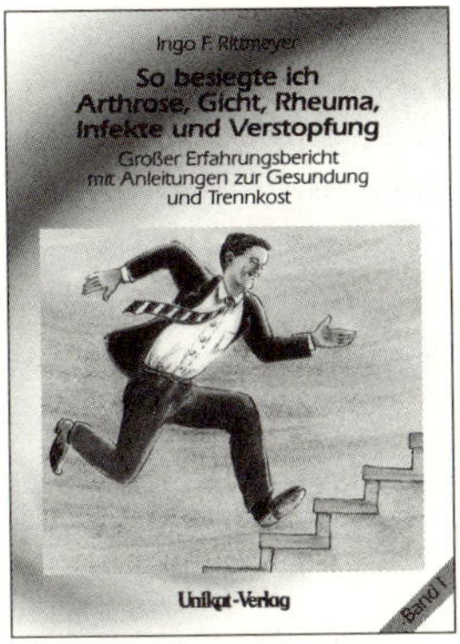

Ingo F. Rittmeyer
So besiegte ich Arthrose, Gicht, Rheuma, Infekte und Verstopfung. Band I. Großer Erfahrungsbericht mit Anleitungen und Trennkost-Rezepten. Knie, Hüften und Schulter von Arthrose, Gicht und Rheuma befallen, mußte der Autor mit 41 Jahren am Stock gehen. Sein Arzt diagnostizierte: „Damit müssen Sie leben." Daraufhin erforschte der Patient die Ursachen seiner Erkrankung, beseitigte diese und ist seit 1983 völlig beschwerdefrei.

ISBN 3-930634-04-X

Ingo F. Rittmeyer
So besiegte ich Arthrose, Gicht, Rheuma, Infekte und Verstopfung. Band II
Naturheilkundliche Therapiestrategien von sieben Therapeuten mit über 40 Berichten über Heilerfahrungen von Therapeuten und Patienten, mit Heilkost-Rezepten.
ISBN 3-930634-23-6

Ingo F. Rittmeyer
So besiegte ich Arthrose, Gicht, Rheuma, Infekte und Verstopfung. Gesamtwerk, bestehend aus **Band I und II**.
ISBN 3-930634-24-4

Ingrid Schlieske
Ab heute Trennkost – die intelligente Entscheidung
Spielend leicht schlank und gesund. Antworten zu Fragen der Ernährung, Gewichtsreduzierung, Eßsucht. Die Autorin ist Leiterin der Schule für Fitneß und Ernährung, die an ca. 450 Orten in Deutschland Trennkost-Seminare zur Gewichtsreduktion durchführt. In diesem Buch faßt sie alle Anworten auf häufig gestellte Fragen zur Trennkost zusammen. Kt., ab ca. August 1998.
ISBN 3-930634-20-1

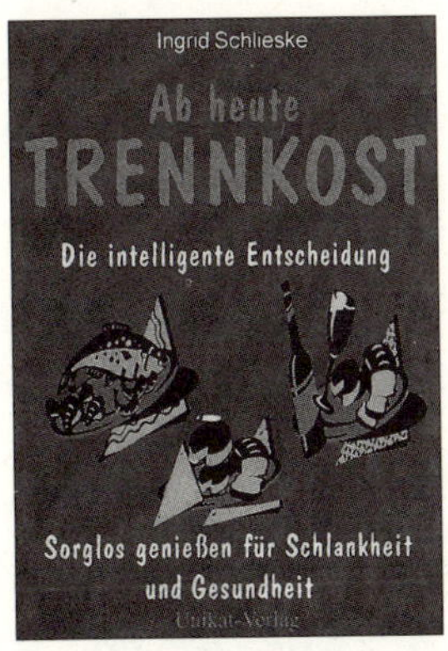

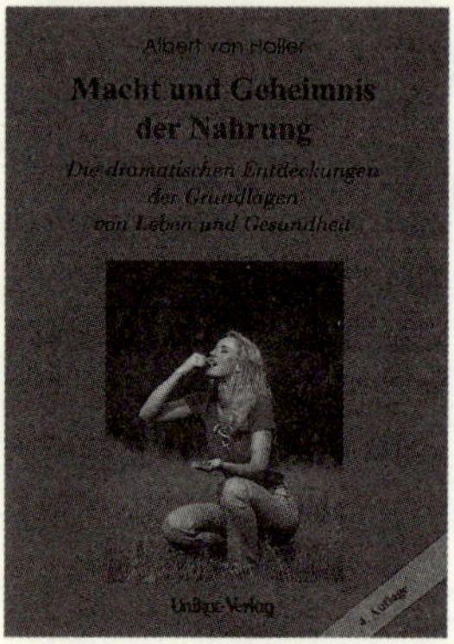

Albert v. Haller

Macht und Geheimnis der Nahrung

Die dramatischen Entdeckungen der Grundlagen von Leben und Gesundheit. Die Presse urteilt: „Dieses faszinierende und spannende Buch kann der Arzt seinen Patienten als gediegene Orientierung über den heutigen Stand der Ernährungsforschung empfehlen, vor allem aber wird er es mit großem Gewinn selber lesen und manches darin finden, was ihm in seinem eigenen Fachschrifttum nicht bekanntgeworden ist." Das Buch gehört in die Hand aller Personen, die über Ernährungsfragen entscheiden. 4. Aufl., 384 S., 76 Abb. und Tabellen, Hardcover. ISBN 3-930634-07-4

Albert v. Haller

Zucker: Wie gefährlich ist dieser Verführer?

Der Autor erläutert die Folgen des Zuckerkonsums und dessen katastrophale Wirkungen. Der Japaner Katase hat nachgewisen: Zucker kann die Knochen von Kindern entkalken, nicht nur die Zähne. 80 Seiten. 19 Abb. und Tabellen. Kt., 4. Auflage. ISBN 3-930634-09-0

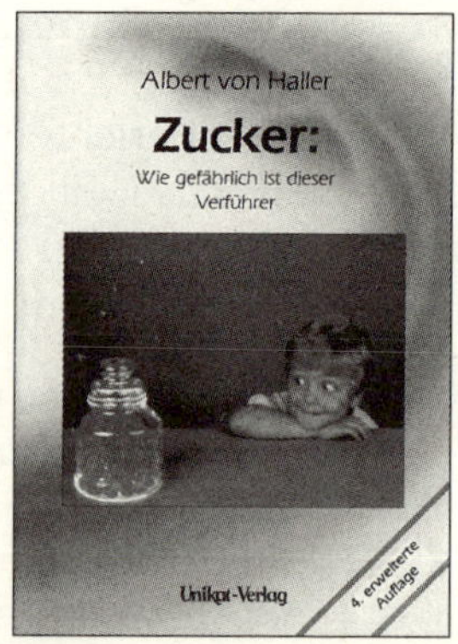

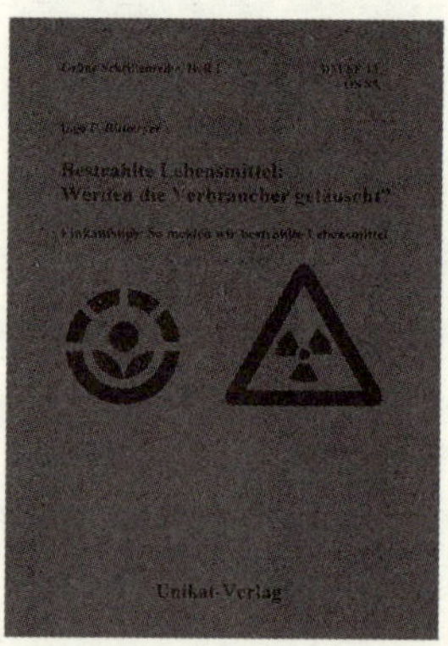

Ingo F. Rittmeyer

Bestrahle Lebensmittel: Werden die Verbraucher getäuscht? Mit Einkaufstips

Bei Verabreichung bestrahlter Lebensmittel in Tierversuchen und an Kindern wurde ein Anstieg der Zahl abnormer Lymphozyten beobachtet, die beim Menschen gewöhnlich bei Vergreisung, Krebs und Virusinfekten feststellbar sind. 32 Seiten. broschürt. ISBN 3-930634-00-7

Ingrid Schlieske

Das Niemand-mag-mich-Kind

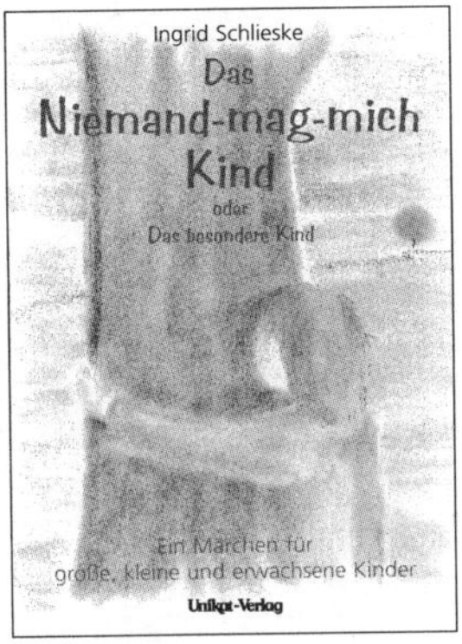

In die Form eines Märchens für kleine, große und erwachsene Kinder gekleidet, beschreibt die Autorin aus der Erfahrung als Mutter die Verwandlung eines „Problemkindes“ zum echten Sonnenschein. Janina wünscht sich eine Waffe, um ihren Feinden den Garaus zu machen. Eine gute Fee pflanzt ihr die Waffe „Liebe“ ins Herz. Das Märchen hilft uns, mit unserer eigenen „Wunderwaffe“ besser umzugehen. Mit 24 farbigen Illustrationen. ISBN 3-930634-19-8

Das Buch ist auch als Tonkassette lieferbar ISBN 3-930634-25-2

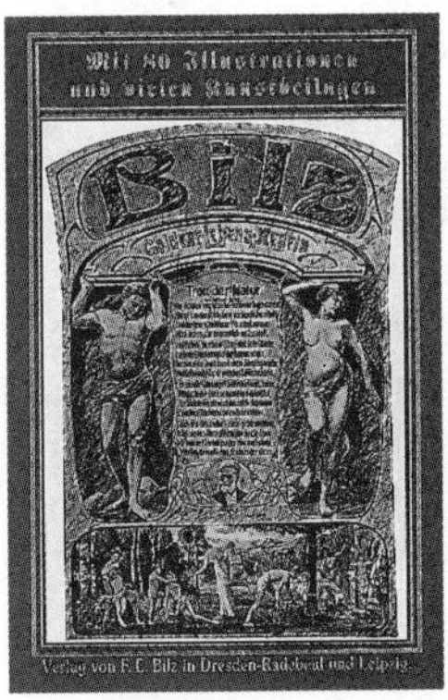

Alfred Bilz

Bilz Goldene Lebens Regeln

Demonstriert an 80 zum Teil farbigen Illustrationen: Lebensführung, Ernährung, Atmung, Hautpflege, Leibesübungen, Licht-, Luft-, Wasserbäder, Lebensfreude und Psychohygiene. 114 Seiten.

Der goldgeprägte Reprint im Jugendstil entspricht dem Original von 1907.

ISBN 3-930634-13-9

Dr. med. Dieter Biertümpel

Schmerzen müssen nicht sein

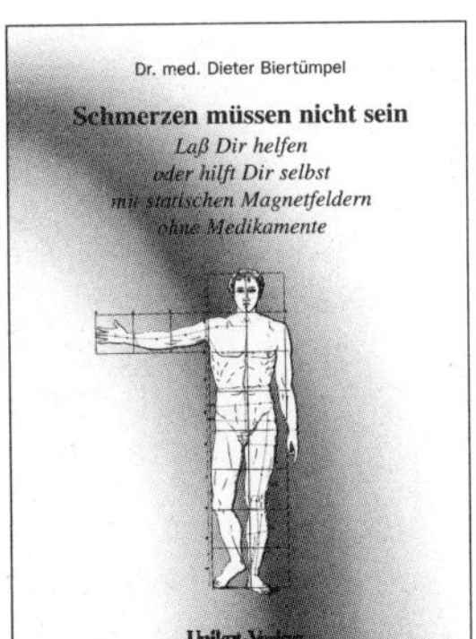

Statische Magnetfelder als Hilfe zur Selbsthilfe ohne Medikamente. Statische Magnetfelder wurden in Magneteisenstein schon vor Jahrtausenden zur nebenwirkungsfreien Schmerzlinderung genutzt. Heute gibt es dafür leichte Magnetfolien, die in Textilien verarbeitet und waschbar sind. Kt., ab ca. Sommer 1998.

ISBN 3-930634-14-7

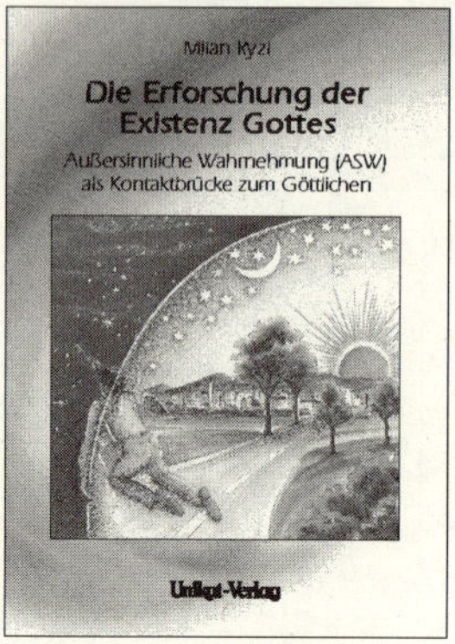

Milan Ryzl

Die Erforschung der Existenz Gottes – Außersinnliche Wahrnehmung (ASW) als Kontaktbrücke zum Göttlichen

Der bekannte Autor (bisher 10 Titel im Ariston-Verlag) ist Professor der Physik und Chemie. Er geht auf Probleme ein, die die Menschen unserer Zeit bewegen: Wie kann ich mir Gott vorstellen? Bei seinen Forschungen kommt der Autor zu dem Ergebnis: Parapsychologie beweist die Existenz Gottes. Der Autor ermutigt uns, ASW im Alltag selbst anzuwenden und sich von ihr führen zu lassen. 112 Seiten, 9 Abb., Kt.

ISBN 3-930634-12-0

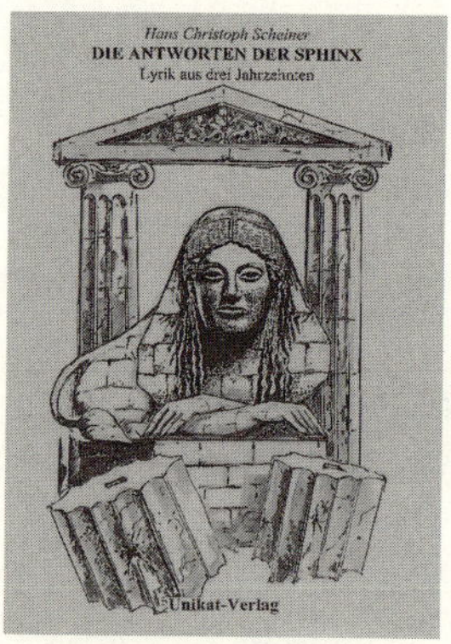

Hans-Christoph Scheiner

Die Antworten der Sphinx

Für den Arzt, Psychotherapeuten und Leiter des „Institutes für Holistische Medizin“, Dr. med. Hans-Christoph Scheiner, ist Kunst die kreative Anwort des Menschen – auch aus den Tiefen des Unterbewußtseins – auf die Rätsel des Lebens als solches. „Die Antworten der Sphinx“ reflektieren Scheiners lyrisches Schaffen von der Gegenwart bis in seine ersten Studienjahre. 142 Seiten, Kt.

ISBN 3-930634-21-X